Die Influenza-Pandemie 1889/90,

nebst einer Chronologie früherer Grippe-Epidemien

Von

Jakob Ruhemann

Die
Influenza-Pandemie
1889/90,

nebst einer Chronologie früherer Grippe-Epidemien

Von

Jakob Ruhemann

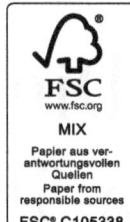

Impressum:
© 2020 Conrad Thiess (Hrsg. u. Bearb.)
Herstellung und Verlag: BoD – Books on Demand, Norderstedt.
ISBN: 978-3-75195-631-4

Vorwort.

BEI der Beurteilung der vorliegenden Arbeit muß auf ihre Entstehung Rücksicht genommen werden; denn es war nur eine relativ kurze Zeit für die Abfassung der nachfolgenden Abhandlung gestattet, und ferner wurde sie in einem Zeitraum beendet, wo das literarische Material über die letzte Influenzapandemie noch lange nicht seinen Abschluß gefunden hatte; es war somit der Gesamtblick über das Bild der Krankheit hier und da beschränkt. Immerhin meinen wir, daß der in den folgenden Zeilen gegebene Abriß unserer Kenntnisse von der Geschichte, der Ursache, der Pathologie und Therapie, den Nachkrankheiten und Komplikationen der Influenza manchem willkommen sein wird und, wenn die Arbeit einem größeren Leserkreise das Interesse abzugewinnen imstande ist, das der Verfasser bei der Bearbeitung des Gegenstandes gefunden hat, so kann derselbe wohl zufrieden sein. Der Versuchung, Zusätze und Änderungen anzubringen, welche durch neuerdings erschienene Arbeiten wohl gerechtfertigt waren, mußte widerstanden werden, da die Schrift in dem Gewande erscheinen sollte, in welchem sie Beifall gefunden hatte.

Wenn nun auch der Gegenstand des Themas nicht mehr so im Vordergrund des Interesses steht, wie es zu der Zeit der letzten Influenzapandemie der Fall war, so hat er doch noch keine endgültige Erledigung gefunden, sondern bietet vielmehr eine Reihe schwierig zu lösender Fragen dar; ferner ist es anzunehmen, daß auf der Basis der bisher über die Influenza gesammelten Ergebnisse und Erfahrungen spätere, über die Krankheit arbeitende Autoren nicht mehr Fragen, die bereits erledigt sind, immer wieder als unangegriffene behandeln; denn man denke daran, daß bei dem Wiedererscheinen von Influenzapandemien die historisch deponierten Erfahrungen gewöhnlich meist vergessen sind, und die Schriftsteller ihre Beobachtungen, die indes häufig längst in dem Buche der Geschichte verzeichnet sind, als neue mitteilen; wir alle haben gesehen, daß der Mangel an Kenntnis der geschichtlichen Medizin gerade bei der Influenzapandemie die Ärzte bezüglich der prophylaktischen Maßregeln,

(5)

der Behandlung und der prognostischen Aussprüche vielfach in die Irre geführt hat.

Einige nachträgliche Anordnungen sind unter den Text gesetzt worden.

Der Verfasser.

Inhaltsverzeichnis.

I.
Rückblick auf frühere Influenzapandemien.

DER Entwurf einer Geschichte der Influenza ist gleichbedeutend mit einer kulturhistorischen Betrachtung der Medizin und ihren in den verschiedenen Zeitabschnitten differierenden Anschauungen über Pathologie und Therapie. Aber nicht das Interesse hierfür war es, das den geschichtlichen Rückblick auf die der Epidemie von 1889/90 ähnlichen früheren Influenzainvasionen so weit ausspinnen ließ, vielleicht weiter, als es in dem Sinne dieser Arbeit liegen sollte, sondern vielmehr die Erwägung, daß bei einer so seltenen, oft erst nach Jahrzehnten wiedererscheinenden Völkerkrankheit die geschichtlichen Erfahrungen höchst wertvoll, ja gar nicht zu entbehren sind. Sie bestätigen uns einerseits die in der letzten Epidemie gemachten Beobachtungen, welche man meist unabhängig von der Kenntnis früherer Epidemien gesammelt hat, andererseits lehren sie uns, Wahrnehmungen im Zusammenhang mit der Epidemie zu betrachten, deren Connex mit der Krankheit den zeitgenössischen Autoren fraglich erscheint oder unglaublich dünkt, während doch in der Geschichte überaus zahlreiche Erfahrungen diesbezüglich vorhanden sind, die in der kurzen Zeit einer bestehenden, stets so überraschend wirkenden Epidemie nicht immer ausreichend gesammelt werden können.

Ich lasse bei diesem historischen Rückblick der Influenzapandemien – denn nur um Pandemien handelt es sich hier – die Witterungsverhältnisse, Windrichtungen, barometrischen Ergebnisse und atmosphärischen Zustände, welche vor und während der Epidemie zur Beobachtung gelangten, fort, weil dieselben von den meisten Schriftstellern in detaillierter Weise aufgezeichnet, aber nach meiner Ansicht für das Entstehen und die Weiterverbreitung der Influenza belanglos sind, beziehungsweise nicht verwertet werden können; sagt doch bereits schon Metzger[1] bei der Beschreibung der Epidemie aus dem Jahre 1800: „Es ist also vergebene Mühe, wenn diejenigen, welche epidemische Krankheiten beschreiben, erst sorgfältig die ganze vorhergegangene halbjährige oder jährige Witterung, nebst den während dieser Zeit herrschenden Krankheiten und Konstitutionen schildern oder hererzählen."

Ich lasse ebenso die Behandlungsmethoden, soweit sie die Influenza betreffen und von den alten Ärzten vorgeschlagen sind, fort. Ferner enthalte ich mich der Anführung der einzelnen Arbeiten über die Influenza, da dieselben von Most[2], Schweich[3], Gluge[4], A. Hirsch[5], Zuelzer[6] und anderen ausgezeichnet

---

[1] J. D. Metzger, Beitrag zur Geschichte der Frühlings-Epidemie im Jahre 1800. Altenburg 1801.
[2] G. F. Most, Influenza Europaea. Hamburg 1820.
[3] H. Schweich, Die Influenza. Berlin 1836.
[4] G. Gluge, Die Influenza oder Grippe. Minden 1837.
[5] A. Hirsch, Handbuch der histor.-geograph. Pathologie. Stuttgart 1881.

zusammengestellt sind; ich führe nur hier und da Werke an, die ich bei jenen Autoren nicht aufgefunden habe und stelle erst von dem Jahre 1837 an, bis zu welchem das vortreffliche, fleißige und durchaus zuverlässige Buch von Gottlieb Gluge: „Die Influenza oder Grippe" reicht, mehr Material zusammen, das indes keinen Anspruch auf Vollständigkeit und Erschöpfung macht, sondern nur insofern berücksichtigt ist, als es bei der Arbeit Verwendung fand. –

„Höher hinauf als das Jahr 1323 lassen sich keine Influenzaepidemien konstatieren, obwohl die Wahrscheinlichkeit dafür spricht, daß dieselben schon früher geherrscht haben. Nur fehlen die historischen Belege." Dieses ist Gluges Ansicht. Nach anderen beginnt unsere Kenntnis der Epidemie früher. So bezeichnet A. Hirsch als erste 1173, Webster [7] 1174, Kusnezow und Hermann[8] sogar 412 vor Chr.; Zeviani[9] nimmt als erste 1239, Schweich 1387 an. In England wurde, wie aus den Thompson'schen[10] Annalen der Influenza hervorgeht, die erste sicher verbürgte Epidemie 1510 beobachtet, und ebenso beginnt Saillant, „der die erste historische Monographie über Influenza lieferte" und dessen Anfangsworte das Motto der Arbeit bilden, in, seinem *Tableau historique et raisonne des Epidémies catarrhales* mit der gewaltigen Epidemie von 1510. In gleicher Weise bemerkte O. Seifert[11], daß die Geschichte der Influenza erst von dem Anfange des 16. Jahrhunderts zu datieren sei, wo die Aufzeichnungen charakteristisch und eingehend sind. Jos. von Zlatarovich[12], der eine kurze Geschichte des epidemischen Katarrhs (Influenza, Grippe), soweit sie Wien betraf, verfaßte und besonders die Epidemie von 1833 beschrieb, will noch sicherer gehen. Er meint zwar, daß mit Sydenham[13] die Beschreibungen der Influenzaepidemien anfangen, etwas mehr Klarheit zu gewinnen, aber bei weitem noch nicht mit jener Bestimmtheit und Ausführlichkeit gegeben seien, um als gültige Belege für eine Naturlehre der Influenza benutzt zu werden. Ich kann das, wie es auch bereits Schweich bemerkt, nicht zugeben und verweise auf die weiter unten folgende Geschichte der Epidemien, deren Schilderung für sich selbst sprechen möge. Kurz, der zu vorsichtig urteilende Zlatarovich be-

---

[6] Zuelzer in Ziemssens Handb. der speciellen Pathol. u. Therapie. Bd, II, Th. 2, 1874, p. 491.

[7] N. Webster, History of epidemic and pestilential diseases. Hartfort 1799.

[8] Kusnezow u. Hermann, Influenza. Eine geschichtliche und klinische Studie. Nach dem Russischen bearbeitet von Jos. Drozda. Wien 1890.

[9] Zeviani in: Memorie di Mathematica e di Fisica della societa Ital. delle scienze. Modena 1804. T. XI, p. 476.

[10] Th. Thompson, Annals of influenza or epidemic catarrhal fever in Great Britain from 1510 to 1837. London 1852.

[11] O. Seifert, Über Influenza. Sammlung klin. Vortrage, herausgeg. von Rich. Volkmann. 1884.

[12] Jos. v. Zlatarovich, Geschichte des epidemischen Katarrhs (Influenza, Grippe), welcher im Frühjahr 1833 in Wien grassierte. Wien 1834.

[13] Sydenham, The epidemic coughs of the year 1675, with the pleurisy and peripneumony that supervened. From the works of Thomas Sydenham. Syd. Socfs edit. vol. I, p. 226.

ginnt erst mit dem Jahre 1742, weil ihm erst diese Epidemie vollkommene Aufschlüsse darbiete.

Im Gegensatze zu diesem Skeptiker sieht Hermann als die erste, einigermaßen sicher verbürgte Influenzaepidemie, wie wir oben erwähnt haben, die von Hippokrates und Livius beschriebene, im Jahre 412 vor Chr. auftretende Seuche an. Wir bezweifeln nicht die Möglichkeit derartiger Tatsachen und registrieren hiermit diese Annahme; aber zu vergleichenden Untersuchungen lassen sich diese fragmentarischen Nachrichten nicht verwerten. Als Curiosum möchte ich noch hinzufügen, daß Thomas Glass[14] bei seiner Beschreibung der Influenza von 1776 in den Thompson'schen Annalen seiner Phantasie soweit die Zügel schießen ließ, daß er die bei Homer in der Iliade beschriebene Pest als Influenza ansprechen wollte, ohne zu bedenken, daß ein wesentliches Merkmal der Influenza, nämlich die der letzteren eigentümliche Gutartigkeit, wenn man damit die gewaltige Dezimierung des griechischen Heeres vergleicht, von vornherein sehr deutlich gegen eine solche scheinbar geistreiche Vermutung spricht.

Sehen wir uns einmal die Daten über die ältesten Influenzaepidemien an.

Die von Webster angeführte Epidemie von 1174, deren Quellen der ungemein fleißig nachforschende Gluge nicht auffinden konnte, da Webster seine Gewährsmänner nicht anführt, ist zu wenig beschrieben, um sie als Influenza charakterisieren zu können.

Zeviani[15], der eine „vorurteilsfreie, durch gesunde Würdigung der einzelnen Erscheinungen sich auszeichnende Geschichte aus den frühesten Zeiten bis zum Anfang des 19. Jahrhunderts lieferte", führt 1239 und 1311 nach ungenannten Chroniken ohne Beschreibung an, und wir glauben demnach auch diese Epidemien wenigstens für unsere Betrachtung, die ja hauptsächlich eine vergleichende sein soll, streichen zu können.

Für den Nachweis der Epidemie von 1323, mit der Gluge die Geschichte der Influenza beginnt, bringt er eine Stelle aus Buoninsegni[16] bei, die mir nicht charakteristisch genug erscheint, obschon Gluge hinzufügt: „Die Beschreibung der Krankheit, ihre Ausbreitung über Personen und Städte scheinen mir hinreichend zur Annahme einer Influenza zu sein." Nach Most und Schweich erwähnt sie der italienische Arzt Targioni Tozetti in seinen medizinischen Beobachtungen unter der Rubrik: „Chronik über die Witterung von Toscana", und Most hält sie eher für eine Typhusepidemie mit Brustaffection, als Katarrhalepidemie. Sie herrschte in Italien und zwar im August.

---

[14] s. Thomsons Annals of influenza S. 102.
[15] s. S. 2.
[16] Buoninsegni, Istoria Fiorentina 1580. Firenza. IV, p. 167.

Für 1327 sucht Gluge den Beweis aus einer sich bei Buoninsegni findenden Bemerkung zu liefern, welche lautet: „In detto anno e mese (März) fu quasi per tutta Italia corruzione di febbre per freddo, ma pochi ne morirono."

1323 und 1327 werden übrigens auch von Zeviani angeführt. 1358 wird nur von letzterem angegeben, von Most erwähnt.

1387.

Die Epidemie von 1387, die außer Gluge auch von Zeviani und Schweich genannt wird, scheint die erste, wirklich sichere Influenza zu sein, trotzdem zu betonen ist, daß natürlich in den fragmentarischen, uns überkommenen Aufzeichnungen nicht alle die Krankheit charakterisierenden Erscheinungen enthalten sind. Auch Walther Kratz[17] führt diese Epidemie als erste an und berichtet, daß sie von Jacob von Königshofen beschrieben wurde.

Sie herrschte nach Buoninsegni in Florenz, nach Alex. Benedictus[18] in ganz Italien, wofür auch Marchesi, der sie in Forli beobachtete, und Morgagni Zeugen sind (Most); zur Fastenzeit suchte sie Deutschland (superiorem Germaniam), Augsburg, Memmingen und Straßburg heim, wahrscheinlich auch Frankreich, denn Valescus de Taranta beobachtete die Epidemie in Montpellier (Montepessulum).[19]

Sie dauerte in Florenz vier Wochen an, also ein Zeitraum, welcher erfahrungsgemäß der Durchseuchung mittelgroßer Städte durch die Influenza entspricht.

Der Ausdruck: „mira quadam epidemia", den Gassar gebraucht, scheint für das erstaunliche Umsichgreifen, die beobachteten Delirien und die gewaltige Macht der Krankheit charakteristisch zu sein, ebenso wie die Tatsache, die Buoninsegni erwähnt, daß die Krankheit fast alle Menschen befiel und doch nur sehr wenigen, höchstens alten Leuten gefährlich war, mit Sicherheit für Influenza spricht: „Del mese di gennajo comminicio in Firenze una influenza[20] que quasi ogni persona malava di freddo e con febbre e duro infino a mezzo Febrajo e morirono molti d'ogni et a ma piu di vechi", und Ähnliches berichtet Gassar, indem er sagt, daß die Menschen „molestissimis destillationibus labo-

---

[17] Walther Kratz, Materialien zu einer Geschichte der Influenza. Leipzig 1890.
[18] Alex. Benedicti de observatione in pestilentia. Venetiis 1493. 4°. Ed.II. Bon.
[19] Valescus de Taranta, Philonium aureum. Fol. p. 51.
[20] Das ist aber nicht etwa der typische Ausdruck, den wir heute für die Epidemie anwenden, sondern nur eine Bezeichnung für alle möglichen, epidemisch auftretenden Erkältungskrankheiten, welche die alten italienischen Chroniken meist mit den Worten anführen: „fu una influenza da freddo"; davon mag auch nach Zeviani der Name für unsere Krankheit entstanden sein, dessen Gebrauch erst durch Huxham für die Epidemie von 1743 und von da an für alle späteren eingeführt wurde.

rabant ac ratione privati instar phreneticorum furebant, atque inde iterum convalescebant, pau cissimis ad orcum demissis".[21] Die Extensität der Epidemie betreffend, berichtet auch der oben genannte Jacob von Königshofen: „das unter zehen kume eins gesunt bleip". Wie aus den oben gemachten Angaben ersichtlich ist, war die Richtung der Epidemie von Südwest nach Nordost; die Dauer der Krankheit bei den einzelnen Individuen wird von Gassar auf vier bis höchstens fünf Tage angegeben.

1403.

Als Beweis für eine in diesem Jahre herrschende Influenza führt Gluge nur eine Stelle aus Pasquier[22] an, die aber doch zu dürftig und inhaltlos ist, um daraus unanfechtbare Schlüsse ziehen zu dürfen. Am 26. April ist in den Registern des Parlaments notiert: „y eut une maladie de teste et de toux qui courut universellement grande, que ce jour la le greffier ne put rien enregistrer et fut on contraint dabandonner le plaidoyer". Man sieht sich nach dieser Bemerkung wohl veranlaßt, eine Influenza anzunehmen, indes ist man einem Skeptiker gegenüber nicht in der Lage, einen wirklichen Beweis dafür zu liefern.

1411.

Bezüglich dieses Jahres bringt Gluge eine charakteristische Stelle aus Pasquier bei; leider fehlen uns die höchst wichtigen Angaben über die Ausdehnung der Epidemie, welche „le Tac" genannt wurde, der erste eigene Name der seitdem so oft getauften Influenza. Eine unzählige Menge Menschen wurde durch eine Krankheit ergriffen, die den Appetit, Durst und Schlaf raubte. So oft der Kranke aß, hatte er starkes Fieber (?). Die für Influenza charakteristische Geschmacksveränderung, Prostration und Gliederschmerzen werden ausdrücklich erwähnt: „ce qu'il mangeoit (sc. le malade) luy sembloit amer ou puant, tous jour trembloit et avec ce estoit si las et rompu de ses membres que Ton ne l'osoit toucher en quelque part que ce fust'. Das Leiden wurde von einem starken, Tag und Nacht quälenden Husten begleitet. Die Dauer der Affection wurde auf drei Wochen angegeben; Tod durch dieselbe wurde nicht beobachtet. Sehr charakteristisch und bemerkenswert ist der Hinweis auf Aborte, die durch die Krankheit herbeigeführt wurden, eine Beobachtung, auf die wir hier zum ersten Male stoßen und die wir bei der Schilderung der meisten späteren

---

[21] Annales de vetustate originis etc. per Acillem Pirminium Gassarum Lindaviensem, e codice autographo bibliothecae Saxo-Gothanae. p. 1526. Anno 1387.
[22] Pasquier, Les recherches de la France. Paris 1661. FOl. p. 375.

Epidemien wiederfinden; freilich ist die Tatsache anders zu erklären, als es in folgender Weise geschieht. Pasquier[23] sagt diesbezüglich: „Bien est vray, que par la vehemence de la toux plusieurs hommes se rompirent par les genitoires et *plusieurs femmes grosses accouchèrent avant le terme.*"

Der Krankheit sollte eine „allgemeine Contagion der Luft" zu Grunde liegen, deren Ursache dunkel war.

1414.

In diesem Jahre und zwar im Februar und März herrschte eine allgemeine Krankheit in Frankreich, welche „le Tac" oder „le Horion" genannt wurde (Lobineau).[24]

Das Königlich Bayerische Kriegsministerium teilt mit, daß bei der Epidemie im Jahre 1414 im Donaukreise die Namen „Bürzel" und „Tonawäsches Fieber" zur Anwendung gezogen wurden, eine Notiz, die uns das Erscheinen dieser Influenza auch in Deutschland wahrscheinlich macht. Sie herrschte im Donaukreise zwischen Weihnachten und Ostern.[25]

Ganz vortrefflich ist die Charakterisierung der Krankheit nach Lobineau: „C'étoit une espèce de rhume qui causa un tel enrouement que le parlement et le chastelet furent obligez dinterrompre leurs séances, *on dormoit peu et l'on souffroit de gramles douleurs d la teste aux reins et par tout le reste du corps mais le mal ne fut mortel que pour les vieilles gens de toute condition.*"

1427.

Für das Jahr 1427, eine von Gluge angeführte Influenza, deren von keinem anderen Autor sonst Erwähnung geschieht, hat jener nur einen Gewährsmann, nämlich den oben genannten Pasquier. Derselbe beschreibt nach einem ungenannten Autor die Krankheit recht charakteristisch; wenn auch nicht die Hinfälligkeit der Ergriffenen betont wird, so finden sich doch die Masseninvasion und der Kreuzschmerz beschrieben; in betreff des letzteren heißt es: „elle (sc. la maladie) commencoit aux reins comme si on eust une forte gravelle". Dann stellte sich Frösteln ein und man konnte acht Tage lang nicht trinken, essen und schlafen. „Après ce", fährt Pasquier fort, „venoit une toux si mauvaise que quand on estoit au Sermon, on ne pouvoit entendre ce que le sermoneur disoit,

---

[23] (Nachträgliche Anmerkung.) Man muß bedenken, daß Pasquier Historiker und nicht Mediziner ist, aber wir können mit Fug und Recht behaupten, daß wir über die meisten älteren Epidemien bessere Beobachtungen und Schilderungen bei Laien als bei Fachleuten finden.

[24] Felibien et Lobineau, Histoire de ville de Paris. T. II, p. 776.

[25] Die Grippe-Epidemie im deutschen Heere 1889/90. Mittler & Sohn. Berlin 1890. S. 4 u. 5.

par la grande noise des tousseurs." Die Affection wurde „Ladendo" genannt, und es erinnert an unsere Epidemie 1889/90, wenn Pasquier schreibt: „s'entre mocquoit le peuple, l'un de l'autre disant: As tu point eu Ladendo".

1510.

In diesem Jahre, das, mit Ausnahme von Most, alle Influenzahistoriker, Webster, Zeviani, Schweich, Gluge, Saillant, Thompson und Hirsch, anführen, herrschte ohne Frage eine Influenza und zwar eine Pandemie. Wie oben erwähnt, beginnen Saillant und Thompson ihre historischen Monographien mit dieser Epidemie, von welcher es in den Thompson'schen Annalen heißt: „the first visitation of the disease in the British islands, of which we possess an accurate description, is that of the year 1510".

Die Thompson'schen Annalen[26] berichten, daß sich der Übergang in das sechzehnte Jahrhundert durch das Vorkommen vieler elementarer Erscheinungen vollzog, worin, wie leise anklingt, gewisse ätiologische Vorbedingungen für die Invasion dieser für Britannien ersten Influenzaepidemie gesucht wurden.

Wegen der elementaren Gewalt der Influenza konnten sich fast alle Schriftsteller – selbst auch die meisten modernen – des Gedankens nicht erwehren, daß auch elementare, tellurische und kosmische Einflüsse für das Entstehen der die Welt so allgemein durchseuchenden Krankheit beschuldet werden müßten, und haben je nach ihrer Anschauung, ihrem Wissen und dem Zeitgeist gemäß alle derartigen, in Frage kommenden Ursachen sorgfältig gesammelt. Die älteren Autoren brachten Erdbeben, Blutregen, gewaltige Insekten-, Heuschreckeninvasionen, Nordlicht, Meteore, Kometenerscheinungen etc. in gewissen Zusammenhang mit dem Entstehen der Influenza. Wir wollen nun einmal für das Jahr 1510 eine Zusammenstellung jener ätiologischen Momente, die für das Zustandekommen einer Influenza eine Rolle spielen sollten, nach den „Annals of the influenza" vornehmen, um hiermit zu zeigen, wie viel unnütze Arbeit zur Eruierung dieser für die Influenzaerzeugung unwesentlichen Erscheinungen verschwendet wurde.

Es folgte, wie die Annalen berichten, ein strenger Winter dem feuchten Sommer 1505; 1506 erschien ein Komet, und es trat eine Eruption des Vesuv ein. „In January", heißt es dann weiter, „the violent Storm arose which drove Philipp of Austria with his consort Johanna, from the Netherlands to Weymouth." In den Jahren 1507, 1508 und 1510 zeigten sich gewaltige Heuschreckenschwärme. Eine ähnliche, z.B. der Epidemie 1580 direkt vorausgehende immense Insekteninvasion erwähnt auch als Ursache der Epidemie ein anony-

---

[26] s. S. 2.

mer zeitgenössischer Autor bei Lazarus Riverius[27]; ja, auch die neuere Zeit konnte sich von der Annahme einer Insektenätiologie nicht freimachen, wie sich aus der bei Metzger (1782)[28] findenden, höchst charakteristischen Stelle ergibt, wo es wörtlich heißt: „Inwiefern aber wirklich zu glauben sei, daß das Consilium medicum zu Wien die Ursache der Epidemie von kleinen eingeschluckten Insekten hergeleitet habe, laß ich an seinen Ort gestellet sein."

Es herrschte ferner, wie die englischen Annalen weiter berichten, eine große Viehseuche in Meißen; in Norddeutschland wurden Gärten und Wälder von enormen Raupenmengen verheert. Mezeray (Histoire de France, 1685) erwähnt einen Blutregen. Sweating sickness[29] wütete in England, die auch während der Epidemie in Spanien herrschte; in dem Jahre 1509, am 14. September, trat in Konstantinopel und Umgegend ein Erdbeben auf, das einen großen Teil der Stadtmauer und der Staatsgebäude zerstörte; dasselbe dauerte mit geringer Unterbrechung einen Monat an. In dem Influenzajahr entstand ein großes Erdbeben und eine Vulkaneruption in Island, während das Jahr darauf ein Komet erschien usw.

Derartige Berichte sind wertlos; etwas anders verhält es sich mit den meteorologischen und klimatologischen Angaben, die von vielen Autoren der Influenzaepidemien fleißig aufgezeichnet sind; ihre Durchmusterung führt, wie sich auch bei der jüngsten Epidemie bestätigt, zu der Überzeugung, daß Wettereinflüsse für das Entstehen und Umsichgreifen der Influenza belanglos sind, und konnte, falls man sich nur mehr auf das Studium der Influenzageschichte einließ, denjenigen modernen Autoren, die aus dem Wetter die Ätiologie der Epidemie herleiten wollten, ein großes Stück Mühe und bedeutenden Aufwand von Scharfsinn ersparen. Die Anführung prodroinaler oder zu der Zeit der Influenza auftretender Epizootien und Menschenepidemien kann man nicht tadeln, weil sich möglicherweise hieraus durch Sammlung weiterer Tatsachen ätiologische Beziehungen ergeben könnten. Kehren wir nun zu der Epidemie selbst zurück.

Nach Schenkius[30] wurde die Krankheit als eine neue, unbekannte angesehen, welche die einen „Cephalalgia catarrhalis", andere „Coqueluche" nannten, „parceque ceux qui en étoient attaques s'étoient obliges de se couvrir la tête d'une coqueluche ou coqueluchon"[31] (Saillant). Auch „Coccoluche" oder „Coccoluccio" waren nach den englischen Influenza-Annalen Namen für die Krankheit.

---

[27] Anonymus (in Lazari Riverii observat. med. Cent. IV. Hag. Comit. 1662. p. 78).

[28] Metzger, Beitrag zur Geschichte der Frühlings-Epidemie im Jahre 1782. Königsberg 1782.

[29] Der sogenannte „Englische Schweiß", Anm. d. Hrsg.

[30] J. Schenk a Gravenberg, De Cephalalgia seu catarrho epidemico.

[31] „Coqueluche" bedeutet eine pyramidale Kopfbedeckung der Frauen.

Die Epidemie verbreitete sich von Westen nach Osten. Sie kam, soweit berichtet wird, aus Malta[32] und verbreitete sich über Sizilien, Spanien, Portugal, Frankreich, Deutschland, England und Ungarn. Bezüglich der bedeutenden Extensität der Krankheit wollen wir Joannis Fernelius[33], den Leibarzt Heinrichs II. von Frankreich, anführen, welcher schrieb: „Communis illa porro omnibus decantata gravedo anhelosa anno 1510 in omnes fere mundi regiones debacchata"; das sind also Worte, die eine pandemische Ausbreitung der Krankheit erkennen lassen.

Zur Charakterisierung des Krankheitsbildes entlehnen wir die Beschreibung den Thompson'schen Annalen: „A grievous pain of the head, heaviness, difficulty of breathing, hoarseness, loss of strength and appetite, restlessness, watchings from a terrible taring cough." Der Husten war so heftig, daß manche in Erstickungsgefahr schwebten. Den ersten Tag war er ohne Auswurf, am siebenten bis achten Tage wurde viel zäher Schleim hervor befördert; andere spieen schaumiges Wasser aus. Wenn die Expectoration reichlich war, ließen Husten und Atemnot nach. Es starb keiner, mit Ausnahme einiger Kinder. Wenn Blut gehustet wurde, zeigte sich die Krankheit „malignant and pestilential". Symptomatologisch werden ferner erwähnt: Schmerzen über dem Auge, Delirien, welche nach Sauvages zusammen mit Sehnenhüpfen und Ohnmacht oft am siebenten oder achten Tage auftraten[34], Gastrodynie, Diarrhoe und Schweiße, welche letztere sich in der Lyse der Krankheit zeigten.

1557.

Über diese Epidemie liegen bereits zahlreichere Berichte vor, von Forest, Franc. Valleriola, Pasquier, Mezeray, Lazar. Riverius, Coytard, Marcellus Donatus, Ludovicus Mercatus, Joh. Schenck.

Die Epidemie führte wieder den Namen „Coqueluche" (Riverius und Coytard) und nahm nach Gluge wie die vorige ihren Gang von Westen nach Osten. Im Gegensatze dazu melden die Thompson'schen Annalen eine entgegengesetzte Direktion. Nach diesen kam die Epidemie von Asien, ging über Konstantinopel nach Europa und erreichte nachher Amerika. Die Zeit ihres Erscheinens wurde von Gluge folgendermaßen angegeben: Im Juni war sie in Sizilien; der von Riverius' zitierte anonyme Autor, der diese Epidemie beschrieb, berichtet, daß sie in Nîmes im Juli herrschte; im August war sie nach den englischen Annalen bei Madrid; dort soll sie in Mantua Carpentaria, drei Meilen von der Hauptstadt Spaniens entfernt, ihren Ausgang genommen haben, was aber zu der

---

[32] Webster bemerkt, daß die Epidemie von Afrika gekommen sei.
[33] Joannis Fernelii Universa medicina Geneva 1644. 8: de abditis rerum causis. p. 193.
[34] s. Schweich, Die Influenza. S. 58.

oben bei Riverius (Saillant nennt ihn Rivière) sich findenden Angabe nicht paßt; ferner erwähnt Hancock das Auftreten der Epidemie in Venedig und Konstantinopel im August; im Oktober und September zeigte sie sich nach Forest in Alkmar (Holland) und nach Dodonaeus in Harderwyk.

Wenn bei einigen, z. B. bei Riverius, von einer großen Sterblichkeit durch die Epidemie selbst die Rede ist, so spricht sich Coytard dagegen für die Gutartigkeit der Krankheit folgendermaßen aus: „ut vix e millibus unum invenias, qui non eo tempore cocceluche laboravit. Quam tarnen non usque adeo periculosam aut crudelem fuisse existimes vellem, ut credas multis exitio fuisse, cum certe neminem hominum (quod sciam) viderim qui hoc symptomate gravatus satis concesserit.“

In Frankreich unterlagen nur die Schwindsüchtigen der Krankheit (Coytard).

Die Krankheit erschien nach Forest „wie angehaucht“, befiel tausend Menschen auf einmal. Die Kranken zeigten heftigen Kopfschmerz, „douleur de tete cruelle“ (Saillant), in dem ganzen Verlaufe der Affection große Mattigkeit, Appetitlosigkeit und Fieber. Auch heftige foetide Schweiße wurden erwähnt. „Le nez destilloit sans cesse comme une fontaine“ (Pasquier). Riverius erwähnt heftige Entzündung der Kehle, Valleriola Heiserkeit. Der Husten war heftig und ließ keinen Augenblick Schlaf eintreten; er war oft zum Ersticken heftig, erst trocken, nachher mit vielem Auswurf verbunden. Die englischen Annalen führen das Oppressionsgefühl auf der Brust an: „some felt as though they were corded over the breast, and“, fügen sie hinzu, „had a weight at the stomach“. Schmerzen wurden im Rücken, in den Beinen und in der Seite beobachtet; die Nierenschmerzen wie Saillant sich ausdrückte, waren so heftig, daß nur wenige gehen konnten. Die Herbeiführung von Aborten durch die Krankheit schilderte Forest; nach den englischen Annalen war der heftige Husten die Ursache des vorzeitigen Eintretens der Entbindung. Es dauerten die Krankheitserscheinungen höchstens bis zudem dritten Tage an, und waren die Ausgänge öfters folgende: „in some few it tourned to a pleurisy or fatal peripneumony“. Das Influenzafieber hatte nur selten kontinuierlichen Typus, manchmal doppelten Tertiantypus, sonst einfach intermittierenden Verlauf. Alle befanden sich nachts schlechter als am Tage, die Rekonvaleszenz war sehr langsam, der Magen blieb lange Zeit schwach.

Die von Saillant und Zeviani erwähnte Epidemie von 1574 erscheint höchst unsicher und wird von Gluge überhaupt nicht erwähnt.

1580.

Hier begegnen wir einer außer allen Zweifel gestellten Influenzapandemie, welche von zahlreichen Zeitgenossen und späteren Autoren detailliert und ausgezeichnet beschrieben wurde, so von Joh. Wittich (Arnstadt 1595), Joh.

Bokel (Helmstädt 1580), Joh. Sporisch (Ottenbach 1580), Ludwig Stengel (Wien 1580), J. Crato (Kraftheim 1595), Scholz (Frankfurt 1595), Henischius (Wien), J. Schenkius (Graefenberg 1609), J. N. Pechlin (Hamburg 1691), Falkenstein, Balthasar Brunner (Leipzig 1580), Diomedes Cornarius (Leipzig 1595), Jean Suau (Nismes 1580), Coytard de Thaire (Poitiers 1580), Riverius, Marcellus Donatus, Daniel Sennert (1653), Cesare Campana (Venedig 1597), Ludovic. Mercatus (Frankfurt 1608), Joh. Wierus (1660), Hieronymus Reussner (1668), Crusius und vielen anderen.

Die Namen, die dieser Völkerkrankheit beigelegt wurden, waren sehr verschieden. Wittich nannte sie „hirntobendes epidemisches Fieber", nach Bokel nannten die meisten Ärzte die Krankheit „catarrhus febrilis" oder „febris catarrhalis"; auch „febris epidemia", „tussis epidemia" wurde sie bezeichnet. In Deutschland wurde die Influenza „spanischer Ziep" genannt, was nach Gluges Ansicht die Richtung der Epidemie andeuten sollte, ferner „Schafhusten, Schafkrankheit, Hühnerweh, Hühnerziep". In Frankreich gab man ihr wie den Epidemien von 1510 und 1557 den Namen „Coqueluche", in Italien „Cocculuccio" (Mercurialis bei Crato). Die falsche Deutung dieses Namens, der später für Keuchhusten gebräuchlich wurde, hat manchen bewogen, die diesen Namen führenden Epidemien fälschlich für Keuchhustenepidemien zu halten. In Italien waren auch die Benennungen „Malo di castrone", „Mazouchi" und „Montone" gebräuchlich.

Zur Charakterisierung der über die Epidemie schreibenden zeitgenössischen Autoren wollen wir die Arbeiten zweier Ärzte anführen, von denen der eine die nüchtern und sachgemäß beobachtenden, der andere die phantasiereichen und durch ihre Erklärungswut in ihrem Blick getrübten Autoren repräsentiert. Während z. B. Joh. Bokel bei ruhiger Beobachtung der Tatsachen ein anschauliches Bild der Epidemie entrollte, verfiel sein Zeitgenosse aus Helmstädt, Joh. Sporisch, bei dem Versuche, die schwer zu enträtselnden Ursachen der Influenza zu ergründen, auf mystische Spekulationen, in denen die Sünden der Menschen, der Zorn Gottes, die Konstellationen usw. eine große Rolle spielten; die Krankheit selbst wurde von ihm nur sehr dürftig beschrieben.

In Bezug auf die Richtung der Epidemie stehen sich die Angaben in den Thompson'schen Annalen und die Gluges gegenüber. Dort wird der Gang von Osten und Süden nach Westen und Norden angegeben, bei letzterem und Mercurialis finden wir einen von Westen nach Osten gerichteten Kurs verzeichnet. Wir meinen nun den örtlichen Verlauf der Epidemie in dem Sinne der Annalen annehmen zu sollen und stützen uns dabei auf den durchaus glaubwürdigen Zeugen, den oben erwähnten Bokel, der sich an einer Stelle, die dem fleißigen Gluge entgangen sein mag, folgendermaßen äußert: „Ab austro enim principium assumens sub Siry ortum tempestate illa Aquilonia, celeberrimo cursu ad nos transyt. Primo Hungaros, Pannonas, Bohemosque vicinos, post Francos Thuringosque inuasit, Belgas Britan nosque." Auch nach Fonseca, Disput. de Garatillo, befiel die Epidemie Asien, kam von da nach Konstantinopel, ging dann über ganz Europa und nachher nach Amerika.

Obschon wir also in diesem Punkte mit Gluge nicht übereinstimmen, so erwähnen wir doch die von der Epidemie befallenen Gegenden und Städte nach Gluge, weil bei diesem das reichste Material gesammelt ist. Im Mai 1580 war sie in Frankreich (Lobineau), in Nîmes (nach dem anonymen Arzte bei Riverius) und in der Lombardei (Cicarelli und Summonte). Im Juni kam sie nach Delft (vom 20. Juni bis Ende Juli, Forest), nach Portugal, Lissabon (Summonte), im Juni und Juli war sie in Poitiers (Coytard), in Tübingen (Crusius), im August in Neapel (Summonte) und ganz Italien (Campana), in Prag vielleicht erst im September (Crato). Nach Short (Annals of influenza) herrschte die Influenza von Mitte August bis Ende September in Großbritannien, im Oktober nach Bokel in Helmstädt, nach Cicarelli außerdem in Konstantinopel. Nach Short, Bokel, Mercurialis bei Crato wütete sie in ganz Europa, nach Suau habe sie beide Hemisphären befallen, und Fonseca erwähnt ja auch ausdrücklich ihr Erscheinen in Amerika.

Sennert (de cat. et tussi epid. tom. II, p. 753) gibt an, daß sie speziell in Deutschland von dem Ende des Sommers bis Anfang Herbst verbreitet war.

Neben der Masseninvasion und der großen Extensität der Influenza können wir zunächst auch ihre relative Gutartigkeit hervorheben. In Montpellier starb nach Short (Annalen der Influenza) von Tausenden keiner. Saillant ferner berichtet: „Cette maladie attaquoit indifferemment presque tout le monde: peu lui echappoient, mais il y en avoit peu qui succombassent, et il en mouroit à peine un sur mille." Wie lassen sich hiermit die scheinbar entgegengesetzten Berichte anderer erklären, die im Gegenteil eine ungemein große Mortalität der Epidemie zur Last legen? Nach Schenkius raffte sie in Rom mehr als 9000 Einwohner hin; Short gab an, daß in Rom am ersten Tage der Invasion mehr als 2000 Personen starben; auch Riverius hatte ungünstige Erfahrungen zu verzeichnen. Aber dadurch wird die pathognomonisch wichtige Gutartigkeit der damaligen Influenza nicht in Abrede gestellt; sagt doch unter anderen z. B. Summonte: „ma in cinque o sei giorni passava e pocchi ne morirono".

Wenn man jene überaus große Mortalität der Epidemie zur Last legte, so erklärt sich das einmal aus der absoluten, nicht relativen Steigerung der Todesfälle, wie sie bei jeder Influenzaepidemie zur Erscheinung kommt, ferner aus den durch die staunenswerte Krankheit bedingten Übertreibungen; endlich kann man sich nicht der Ansicht verschließen, daß damals bei der maßlosen Anwendung der Venaesection die Todesziffer auch wirklich größer war als in späteren Epidemien, wo man die Krankheit sich selbst überließ; sagt doch Summonte von der Epidemie 1580 geradezu, daß diejenigen starben, welche zur Ader gelassen wurden. In der Tat wendeten z. B. Forest und der Anonymus bei Riverius den Aderlaß häufig an, und berichtet auch Mercurialis bei Crato, daß man sich in Portugal der Venaesection bei Influenzaerkrankungen bis zum Überdruß bediente. Andere dagegen erkannten die Gutartigkeit der Krankheit an, wie Summonte (s. oben) und Bokel, welcher letztere trefflich sagt: „nam diaeta conuenienti et abstinentia multos restitutos esse scimus" und nachher: „atque ita plurimi sine pharmacis ad sanitatem redierunt". Bokel verwarf den Aderlaß aufs schärfste, und Mezeray sagte von der Krankheit: „Elle se montroit plus douce a ceux qui l'a laissoient en repos," goldene Worte, deren Kenntnis und Beherzigung viele Ärzte bei den späteren Epidemien von dem unheilvollen blutdürstigen Eingriffe bei Influenza hätte zurückhalten können. In ähnlicher Weise, worauf nun nicht mehr eingegangen zu werden braucht, wiederholte sich der Kampf für und wider den Aderlaß bei den meisten Influenzaepidemien.

Von der Krankheit selbst entrollten viele zeitgenössische Schriftsteller ausgezeichnete Bilder, die das Wesen der Affection scharf und klar wiedergaben. So schilderte man den plötzlichen, unter Frösteln und Schwindel einsetzenden Beginn der Affection, den heftigen Kopfschmerz, die Prostration, das Schmerzen und Spannen der Glieder, insbesondere der Gelenke, das Gefühl der Zusammenschnürung der Brust, die Appetitlosigkeit. „Omnibus appetitus deiectus erat et sitis magna" schrieb Bokel; andere dagegen stellten eine Steigerung des Durstes in Abrede. Die Veränderung der Geschmacksperception der Erkrankten fiel auf. Fieber begleitete sehr oft die Erscheinungen und zeigte zuweilen den intermittierenden Typus. Erbrechen wurde von Short[35] angegeben. Bei dem einen sah man Schlafsucht, bei anderen Schlaflosigkeit. Auch Delirien wurden angeführt, weswegen wohl Wittich von dem „hirntobenden epidemischen Fieber" sprach.[36] Daneben zeigten sich die katarrhalischen Symptome, der Husten, die Heiserkeit und die Angina („raucedo magna fauciumque molesta asperitas", Bokel), ferner Reizerscheinungen und Entzündungen der Ohren: „experientia quoque didicimus, ad aures ex tussi, ut puto grauiore, materiam concitatam pluribus defluxisse, qui omnes aurium tinnitu vel susurro, ac sibilo continuo cum dolore intensissimo. biliosa vel purulenta auribus stillantibus correpti sunt") Wer erkennt an dieser Schilderung nicht die komplikatorischen Influenzaotitiden, welche während der letzten Pandemie so häufig beobachtet wurden?

Die heftigen, das Leiden begleitenden Schweiße, das lytische Abklingen durch Schweiß, Auswurf und Diarrhoe wurden beschrieben. Die mittlere Dauer der Krankheit wurde auf drei bis vier Tage angegeben, zuweilen erstreckte sie sich bis zum elften Tage. Es blieb wochenlange Schwäche zurück. Der Ausgang

---

[35] s. Annals of Influenza S. 9.
[36] s. S. 12.

war gelegentlich in Lungenentzündung und Phthise. Die Krankheit war den Greisen und solchen, die an alten Lungenaffectionen litten, gefährlich. So sagte Bokel[37] diesbezüglich: „Alys hic morbus in peripneumoniam periculosam et phthisin lethalem transiit, quorum plurimi extincti sunt senes et pueri, quibus thorax strictior vel vitium aliquod prius in pulmonibus fuit!"

1593.

Zweifelhaft und wenig beschrieben ist die Epidemie dieses Jahres, die von Gluge und Zeviani angeführt wird. M. Cagnati: „De Tiberis inundatione med. disp. de epid. Rom. quae a. 1591 et de altera quae a. 1593 urbem Romam invasit. Romae 1599" erkennt die Ähnlichkeit der Epidemien von 1580 und 1593 an („cum vero morbus hic non admodum sit illi dissimilis qui 13 ab hic annis Europam uni versam invasit"). Damit wäre diese Epidemie, über die wir außer von Cagnati nur noch Berichte von Chifflet und du Laurens (letzterer Leibarzt Heinrichs IV.) besitzen, genügend charakterisiert, wenn nicht Cagnati an einer anderen Stelle, die ebenfalls von Gluge zitiert wird, gerade das Gegenteil seiner obigen Bemerkung anführt: „Dissimilis morbo illi qui Europae universae communicatus est ante annos tre decim, quod hic brevior, quod appetentia non aboletur, ut in illo quod facilius fertur, et sine tanta virium jactura, quanta in illo oriebatur"; auch ist die Cagnati'sche Schilderung nicht charakteristisch genug, ja teilweise gegen Influenza sprechend, z. B. wenn er sagt: „Fuit tamen qui narraverint capitis dolorem postremo accessisse, cum tussis remitteret"; ferner fehlen die so wichtigen Angaben über die Ausdehnung der Epidemie.

Nach Chifflet und du Laurens war sie im Juli in Rom, wohin sie von der Westseite her kam; vorher herrschte sie in Venedig: „De Venetiis primum est auditum, deinde de aliis" (Cagnati).

1626.

Für den Nachweis der Epidemie von 1626, die sonst bei keinem Influenzahistoriker zu finden ist, führt Gluge[38] zwei kleine fragmentarische Berichte an, einmal aus Doni: „De salubritate agri Romani"; daselbst heißt es, daß das heftige Wehen des Boreas im Anfang des Winters 1626 nicht nur in Rom, sondern auch in ganz Italien „multas destillationum pravas ac noxias species incitavit, quam ridiculo no mine Castrone vocant". Man erinnere sich, daß, wie ich oben hervorhob, die Epidemie von 1580 italienisch „mal di castrone" ge-

---

[37] Joh. Bokelius, Synopsis novi morbi quem plerique medici catarrhum febrilem vel feb. cat. nominant. Helmstadii 1580.
[38] s. Gluge S. 64.

nannt wurde, und so könnten bei der gleichen Bezeichnung dieser beiden Epidemien, von denen diejenige von 1580 sicher eine Influenza war, zweifellose Schlüsse für 1626 gezogen werden, wenn uns nicht die gesamte Geschichte der Influenza lehrte, daß wir uns auf die Namen allein nicht verlassen dürfen, da man bei wirklichen Influenzaepidemien die sonderbarsten Bezeichnungen, die zu der betreffenden Zeit aufkamen, anwendete und andererseits auch wieder Krankheitsnamen – man denke nur an die oben genannten „Keuchhustenepidemien" [39] –, welche schon für gewisse Leiden existierten, der Influenza beilegte. Die zweite von Gluge zitierte Belegstelle findet sich in Pauli Zachiae (med. Rom.) quaestiones rei med. legales, ed. V. Avenione 1657. Fol. III, Tit. III, p. 175. Es werden daselbst gutartige, weitverbreitete Volkskrankheiten wie raucedines et gravedines erwähnt, die mehrere Städte Italiens befielen und noch in dem Jahre 1627 weiter bestanden.

Wenn nun Gluge hiernach mit Wahrscheinlichkeit das Bestehen einer Influenza in dem Jahre 1626 annimmt, so kann man hiermit nicht einverstanden sein; nur derjenige, welcher seiner Phantasie recht ausgiebig die Zügel schießen läßt, kann eine Influenza aus diesen Andeutungen erkennen.

1658.

Diese Epidemie darf nicht in unserer Aufzählung fehlen, schon weil ihr Vergleich mit der von 1580, wie er von Balth. Timaeus von Gruldenklee in einem Briefe an seinen Bruder gezogen wird, neben anderen sicheren Beweisen ihre Natur zweifellos erkennen läßt. Timaeus[40] schrieb nämlich: „Dubium mihi non est, f. m., quin cum mille morbis conflicteris secus tamen atque ego cum catarrho epidemico simili fore, quorum auctores sub anno 1580 referunt febrileluque nominant."

Der Gang dieser Epidemie erstreckte sich von Osten nach Westen. Im Januar war sie in Treptow bei Stettin (Timaeus), Ende April in London, wo die Krankheit den Namen „The Vernal Feaver" (Willis in Thompson's Annalen[41]) führte.

Die Krankheit begann plötzlich wie angeweht „afflatu quodam" (Willis). Bei Saillant heißt es: „L'epidemie catarrhale vint comme un coup de foudre." Tausende wurden auf einmal ergriffen, „that in some towns, in the space of week, above a thousand people fell sick together" (Willis). In England dauerte die Epidemie, wie wir ebenfalls den englischen Annalen entnehmen, nicht viel länger als sechs Wochen.

---

[39] S. S. 17.
[40] Balth., Timaei von Guldenklee epistolae et consilia. Lips. 1665, p. 33. 4.
[41] Willis' Practice of Physic. London 1684. Part. I on Feavers (Annals of Influenza. S. 11).

Das erste Symptom war ein quälender Husten mit reichlichem Auswurf; dabei bestand Katarrh des Halses und der Nase (a catarrh falling down on the palat, throat and nostrils). Daneben zeigte sich Fieber mit Kopfschmerz, Durst, Appetitlosigkeit, plötzlicher Mattigkeit und empfindlichem Schmerz im Rükken und den Beinen. Bei Vielen war das Fieber nicht so stark; sie wurden nicht gehindert, ihren Geschäften nachzugehen, obschon sie über Mattigkeit, Widerwillen zum Essen und kontinuierlichen Husten klagten. Andere mußten das Bett hüten, bei denen große Hitze, Heiserkeit und fast unaufhörlicher Husten vorhanden war. Manchmal traten Nasenblutungen, Haemoptoö und blutige Dejectionen auf. Am dritten bis vierten Krankheitstage verschwanden nach reichlichem Schweißausbruch die Hitze, der Durst, die Schwäche und die Schmerzen, während der Husten länger bestehen blieb. Schwache Personen gingen öfters an Entkräftung zu Grunde, während gesunde Leute, ohne Kur und Arzt zu gebrauchen, genasen (nach Willis).

1675.

Diese Epidemie ist deswegen bemerkenswert, weil sie von dem berühmten Thomas Sydenham[42] beschrieben wurde. Außerdem besitzen wir Berichte über dieselbe von Rayger, P. de Sorbait, Mich. Ettmüller, Joh. Godofr. Berger, Ph. Peu.

Die Epidemie verlief in einer von Ost nach West genommenen Direktion, und zwar war sie im September in Leipzig (Rayger), Oktober in London (Sydenham), Steiermark, Österreich, Mähren (Sorbait) und Frankreich. Sydenham berichtet (nach den Thompson'schen Annalen): „Then (October) it was that coughs prevailed in greater number that at any other time within my remembrance. No one escaped them, whatever might be his age or temperament; and they ran trough whole families at once." Kein einziges Haus (Rayger) blieb verschont und in jedem waren ein bis vier Menschen krank. Ein spannender, drückender Kopfschmerz war der Begleiter der Affection; die Nase, anfangs verstopft, secernirte später viel Schleim. Nach einigen Tagen trat ein heftiger, tiefer, die Brust erschütternder Husten auf, der anfangs trocken war und sich während der Nacht steigerte, nachher aber eine große Menge zähen, auch blutigen Schleims lieferte. Manchmal stellte sich vollkommene Aphonie ein; die Atmung war so beengt, daß Erstickungsgefahr zu drohen schien, bis sich dann die Respiration wieder freier gestaltete. Am Tage froren die Kranken, abends trat mehr oder weniger große Hitze ein, welche bis zu der Mitte der

---

[42] The Epidemie coughs of the year 1675, with the Pleurisy and Peripneumony that supervened. From the works of Thomas Sydenham (Syd. Soc.s edit., vol. I, p. 226). s. Annals of influenza. S. 17 usw.

Nacht andauerte. Manche hatten stechende Schmerzen in den Gliedern, in dem Rücken und oft in dem ganzen Körper. Die meisten klagten über einen schmerzhaften Druck in einer der beiden Seiten nahe den falschen Rippen. Der Puls war frequent, der Urin rot. Es herrschte allgemein eine außerordentliche Prostration.'

Nicht nur die Frequenz der Fälle, sondern auch die eigenartigen Gefahren der Krankheit waren bemerkenswert (Hinzutreten von Brustfell- und Lungenentzündung).

Ph. Peu besprach besonders den ungünstigen Einfluß der Epidemie auf schwangere Frauen, der sich vor allem durch starke Uterinblutungen und durch Herbeiführung von Aborten geltend machte.[43]

Nach Rayger starb an der Krankheit selbst keiner mit Ausnahme der Schwächlinge.

1693.

Diese von Webster, Gluge und den englischen Annalen als Influenza aufgeführte Epidemie hat nur einen Gewährsmann, Molineux (Philosophic Transactions, Dublin 1694); Gluge[44] spricht daher seine Verwunderung darüber aus, daß zeitgenössische Schriftsteller, welche die damals herrschenden Fieber beschrieben, wie Rammazini, Schulz und Valentini, diese Epidemie nicht erwähnten, obschon ihre Ausdehnung nicht gering war; denn das Auftreten dieser Influenzaepidemie in England und Irland, Oktober in London und Oxford, Anfang November bis Anfang Dezember in Dublin, in ganz Frankreich, Holland und Flandern ist sichergestellt.

Indem wir die Epidemie zu schildern versuchen, schließen wir uns an Molineux an.

Die Symptome der Krankheit waren heftiger Husten, der hauptsächlich Nachts quälte, starke Absonderungen aus der Nase und den Augen, immoderate discharge of the saliva by spitting, Heiserkeit, Halsschmerzen mit Erschwerung des Schluckens, Kurzatmigkeit, Brustschmerzen, dumpfe Schwere und Eingenommenheit des Kopfes. Bei manchen Personen, die solche Affection zeigten, waren die Erscheinungen schlimmer und gingen mit stärkerem Fieber, Kopfschmerz und Lichtscheu einher. Die Epidemie, die alle möglichen Personen ergriff, war nicht von fatalen Ausgängen begleitet, und im allgemeinen gesundeten die Kranken ohne Behandlung, indem das Leiden gewöhnlich unter kritischen Schweißen endete. Die Dauer der Krankheit betrug in milden Fällen acht bis zehn Tage, in hartnäckigeren bis zu vierzehn Tagen. Wenige oder

---

[43] Ph. Peu, La pratique des accouchemens. Paris 1694
[44] s. Gluge. S. 69.

eigentlich keiner entging dem Leiden; it spared neither rank, age, sex nor condition but it rather favoured the very old, who seldom were attacked with it. Einen Monat herrschte die Epidemie in Dublin und erschien in London einen Monat früher als in Irland. Ich glaube, daß die Beschreibung dieser Epidemie bei Molineux selbst für so skeptische Autoren, wie z. B. von Zlatarovich, überzeugend gewesen wäre.

1709.

Obwohl diese Epidemie von Webster, Zeviani, Schweich und A. Hirsch in dem Register der Influenzaepidemien aufgeführt wird, so hat Gluge ihre Zugehörigkeit dazu als sehr zweifelhaft hingestellt, „sowohl wegen des gleichzeitigen Befallens von Berlin und Italien, als wegen der von Rammazini geschilderten Symptome".[45] Wenn auch einige nicht ganz in das Bild der Influenza hineinpassende Erscheinungen, wie unten zu ersehen ist, berichtet werden, so sind doch so reichliche Analogien mit der letzten Pandemie vorhanden, daß man diese Epidemie wohl in der Reihe der Influenzaepidemien stehen lassen darf; bemerkt doch Bianchi[46], der die sichere Influenzaepidemie von 1712 mit 1709 vergleicht, daß erstere nicht so heftig gewesen sei wie diese.

Wenn freilich Rammazini behauptete, daß dieses „rheumatische Fieber" besonders die Armen befiel und die geheizten Kerker verschonte, so wissen wir, daß dies sonst keine Eigentümlichkeit der nicht so wählerischen Influenza ist, und glauben eine irrtümliche Beobachtung Rammazinis annehmen zu dürfen.

Bei der Schilderung des Krankheitsbildes schließen wir uns dem Bericht von Fr. Hoffmann[47] an, der die Epidemie in Berlin beobachtete. Die meisten erkrankten an einem mit Frösteln verbundenen Fieber, klagten über höchste Mattigkeit (summo languore), heftigen Husten, Durst und Ekel vor Speisen. Diese Erscheinungen verstärkten sich des Nachts, und es kam daher zu erstaunlicher Schlaflosigkeit (somnus inde mirum turbabatur). Ferner ist es recht charakteristisch, daß diejenigen, welche in der Rekonvaleszenzzeit zu schnell an die Luft gingen, heftigen Kopfschmerz, Schwindel, Erschlaffung, Schnupfen und Atembeengung, kurz, wie wir sagen würden, ein Influenzarecidiv entwickelten. Ubi etiam vctus, fährt H. fort, jam erat in pulmonibus ex haereditate, febre hac discedente, tussis purulenta cum sanguine succedebat, saepe vera *phthisis*; auch dieses ist eine Beobachtung, die man fast bei allen Influenzaepidemien machen kann; man vergleiche z. B., was in dem Kapitel

---

[45] s. Gluge. S. 71.
[46] J. B. Bianchi historia hepatica, ed. III. Genev. 1725.
[47] Fr. Hoffmann opp. omnia. Genevae 1748, Fol. II, p. 47.

über Komplikationen seitens der Lungen diesbezüglich in der letzten Epidemie gesagt ist. Auch scheint es mir für Influenza charakteristisch zu sein, wenn behauptet wird, daß allzu heftige therapeutische Bestrebungen eher Schaden als Nutzen stifteten. Qui porro ab imperitis chirurgis et pharmacopoeis purgantes accipie bant pilulas, doloribus acerbis ventris affligebantur mirumque debili tabantur, animi defectiones patiebantur cum frigido extremorum sudore et gravius et longius decumbentes; diejenigen aber, welche milde Diät und geeignete Medikamente gebrauchten, wurden bald wieder gesund. Wenn Hoffmann erwähnt, daß sich bei manchem am vierten Tage Urticaria zeigte, so kommt das bei Influenza auch wirklich vor; dagegen passen freilich die von H. beschriebenen skorbutischen Ausschläge nicht ganz in das Bild der Krankheit, und ebenso auffallend ist seine Angabe, daß besonders ältere Frauen an rheumatischen Schmerzen gelitten haben sollten.

Nach Lancisi herrschte die Epidemie in Frankreich, Belgien, Dänemark und Deutschland etwa vom Januar bis Juni.

1712.

Bei dieser Epidemie stehen wir wieder auf ganz sicherem Boden. Sie fand mehrfach Beschreibung durch Cämerer (J. Camerarius), Schröckh, J. Hadrian Slevogt, Bianchi usw.

Die Bezeichnung der Krankheit „à la mode" (Cämerer), „Galanteriekrankheit und Modefieber" (Slevogt) erinnern lebhaft an die in unserer Epidemie 1889/90 gegebenen populären Namen. Vitae in noxia indoles morbi machte Ärzte und Kranke so sicher und nachlässig, ut procedente tempore nimia familiaritas febris cum hominibus contemptum ipsi et ludicra nomina der Galanteriekrankheit, des Modefiebers conciliaret (Slevogt)[48]

Wer die Beschreibungen Cämerers und Slevogts liest und von den der Zeit angehörenden Krankheitsanschauungen absieht, gewinnt ein ausgezeichnetes Bild dieser Influenzaepidemie, die in allen wesentlichen Punkten der von 1889/90 gleicht. Die Schnelligkeit des Befallens, die ungemein große Mattigkeit, welche die Krankheit begleitete, die enorme Zahl der Afficirten wurden von allen Beobachtern gleichmäßig konstatiert. Die Krankheit selbst war in wenigen Tagen vorüber, aber die derselben folgende Schwäche dauerte sehr lange an. „Die Nachwehen," sagt Cämerer, „waren bei Einigen ungemein lang, durchgehends hatte diese Krankheit eine böse und verkehrte Art an sich und zeigte in allen ihren Umständen etwas Besonderes und Ungewohntes, darüber die Leute nicht anders als sich verwundern konnten, da auch die allerstärksten

---

[48] J. Hadrian Slevogt, Prolusio qua die Galanteriekrankheit oder Modefieber delineatur. Jenae 1712.

und die vermeinten widerstehen zu können, sich dennoch geben und unterwerfen mußten" – eine vortreffliche Schilderung! – „Die Hitze war nach den Graden der Krankheit ungleich, wie denn nach Ungleichheit der Complexion überhaupt die Heftigkeit des Übels eine große Latitudinem und gleichsam unendlichen Unterschied hatte, und obschon alle genugsam Beschwerden fühlten, so litten doch diejenigen ungleich mehr, die zuvor kränklich und solchen Impressionibus und Dispositionibus mehr unterworfen waren. Bei vielen war die Hitze in großem Grade, daß auch allerhand Phantasien die Imagination turbierten, sonderlich aber die Träume, so verworren als in hitzigen Fiebern zu geschehen pflegt, untereinander liefen, daß auch nach dem Erwachen man sich kaum besinnen und begreifen konnte." Wer erkennt hier nicht die Influenzadelirien?

Der Durst war mäßig, oft vermindert; durchgehends zeigten sich Schnupfen, Heiserkeit und quälender Husten in verschiedenstem Grade. Auch Stimmlosigkeit, Erstickungsgefühl und Praecordialschmerz wurden beobachtet. Sehr treffend sagt Slevogt, das nervöse Element der Krankheit kurz charakterisierend: „Dolebat caput atque dorsum, cadebat appetitus ciborum, urgebat sitis, dejiciebantur somnus et hinc vires." Auch Cämerers Schilderung der nervösen und gastrischen Erscheinungen ist so ausgezeichnet, daß ich sie anführen möchte: „Der Kopfschmerz war auch allgemein, doch im Grade ungleich, bei einigen war auch Zahnweh, bei anderen Ohrenschmerzen dabei, die Augen aber litten sonderlich mit schmerzhaftem Spannen, Stechen und Brennen. Den Schmerz im Rücken, sonderlich im Kreuz, beklagten viele als den allerheftigsten, ja auch in den Gliedern mit solcher Wut, als etwa im förmlichen Gliederweh man zu empfinden pfleget. Der Magen litte gar sehr, daher nicht nur Ekel im Essen, (da ohnedem der Geschmack und Geruch der Speisen bei übler Beschaffenheit der Zunge und des Gaumens und denen aufgeschwollenen und die Nerven truckenden Drüsen nicht empfunden oder distinguiert werden kunnte), Blähungen, viele Winde, Aufstoßen, Reitzung und Bewegung zum Erbrechen, trucken des Magens, auch Brennen und andere Arten der cardialgie sich bei vielen doch nicht auf eine Art ereigneten. Dahin auch die Diarrhoe zu referiren, die bei einigen die Krankheit critice solvirt, bei anderen symptomatice sich vermehrt, und beschwerlicher durch ungemeine Abmattung macht."

Nach Slevogt wurden zuerst Kinder befallen und einige Tage später Erwachsene; „Sie war erschreckend, weil so viele Menschen auf einmal erkrankten, und man wegen der Menge sie kaum gehörig zu behandeln im Stande war; aber die Furcht wich bald, da man sah, daß, obgleich sie allgemein durch die Stadt sich verbreitet hatte, sie doch ebenso bald die Kranken wieder verließ" (Slevogt). Einige genasen nach 24 Stunden, andere waren sechs und mehr Tage krank. Auch Slevogt berichtet die große Variabilität der Symptome und erwähnt unter den kritischen Erscheinungen Hämorrhagien des Uterus, Darmblutungen, ferner Aphthen und Geschwüre an den Lippen (wahrscheinlich ist Herpes labialis gemeint) und Purpura der Haut.

In Jena war die Epidemie im Frühling (Lanzoni), in Dänemark im Juni, in Holstein und Preußen im Juli, in Bayern, Augsburg (Schröckh) im August, in Württemberg, Tübingen (Cämerer) im September, in Piemont Mitte September, dann in ganz Italien (Bianchi).

1729/30.

Die gewaltige Influenzaepidemie von 1729/30 fand genaue Beschreibung durch C. F. Löw, J. M. J . Mühlpauer, Huldericus Pelargius (Storch), J . H. v. Haën, Friedr. Hoffmann, A. E. Büchner, Wintringham, Rutty, Morgagni, Jurin (Letzterer in den „Philosophical Transactions", No. 379) und J. Huxham (Observations on the air and epidemical diseases. Vol. I. London, 1758). Sie wurde von allen Influenzahistorikern aufgeführt.

Die Ausdehnung war eine gewaltige, man kann behaupten, daß sie weit bedeutender war, als es die uns vorliegenden Nachrichten angeben. Soweit wir wissen, herrschte die Epidemie nacheinander in Rußland, Schweden, Österreich, Deutschland, England, in der Schweiz, Frankreich, Spanien und Italien, kurz in ganz Europa. „Besonders merkwürdig ist es, daß sie zu gleicher Zeit in Amerika beobachtet wurde, wo sie gleichfalls von Norden nach Süden zog, in der Mitte Oktober in Neu-England anfing und sich südlich nach Barbados, Jamaika, Peru und Mexiko verbreitete.[49]

Auffallend lang ist die Zeitdifferenz, welche zwischen der Invasion Rußlands einerseits und Mitteleuropas andererseits gelegen war, falls wir den Gang der späteren Influenzaepidemien, vor allem den der Epidemie von 1889 /90 zum Vergleiche heranziehen (s. später); nach Gluges Zusammenstellung[50] herrschte die Influenza Mitte April 1729 in Moskau (Büchner), während sie in Schweden erst im September, in Wien (Löw) und Neisse (Oberschlesien) erst im Oktober wütete. Zu gleicher Zeit verbreitete sie sich in Amerika (Hillary). Im November trat sie in Eisenach (Storch), Nürnberg (Mühlpauer), Regensburg, Riga, Wittenberg, London und Breslau auf. Im Dezember berichtet Gluge von ihrem Erscheinen in York (Wintringham), Lausanne, Zürich und Luzern. Im Januar 1730 war sie in Paris (Büchner), im Februar in Rom (Büchner), am Rhein (de Haën), Lombardei (Büchner). Im März kam sie nach Neapel.

---

[49] Nachträgliche Anmerkung: Nach den sonstigen Erfahrungen ist das gleichzeitige Befallen der alten und neuen Welt durch die Influenza nichts Ungewöhnliches.
[50] S. Gluge. S. 78.

Um unnötige Wiederholungen zu vermeiden, beschränken wir uns darauf, zu erwähnen, daß man in den Beschreibungen der oben erwähnten Autoren das Bild der Influenza mit ihren nervösen, gastrischen und katarrhalischen Symptomen, mit ihrer pandemischen Gewalt, ihrer relativen Gutartigkeit (Morgagni) und der „Prostratio insignis" (Mühlpauer), welche sie hervorruft, scharf erkennen kann.

In Wien erkrankten Unzählige, weit mehr als 60.000 Personen (Löw), in Luzern blieb von hundert kaum einer frei, in Genf lagen fast 2000 zu Bett. In Paris war kein Haus frei von Kranken. Sehr heftig wütete die Epidemie in Bologna, Ferrara und Ravenna; in Rom erkrankten 40.000 Menschen und 50 Ärzte. In London starben Mitte November in einer Woche 908 Menschen mehr, als 1665 zu der Pestzeit fortgerafft wurden. Nach Short fanden sich unter 176 Fiebernden 145 Influenzakranke.

„Ohne Unterschied ergriff die Krankheit empfindliche und phlegmatische Konstitutionen, Greise, Kinder und Schwangere, zu Hause wie auf der Reise, und verschonte selbst die nicht, welche die vorsichtigste Lebensweise führten."

Trotz der oben angeführten Gutartigkeit der Krankheit selbst vermehrte sich, wie es zum Beispiel von Lausanne angeführt wird (Seigneux), die Sterblichkeit um ein Drittel, eine Tatsache, die bei allen großen Influenzaepidemien zu Tage tritt.

Als besondere komplikatorische, beziehungsweise sekundäre Erscheinungen erwähnt Mühlpauer Ophthalmien, Otalgien, Cephalagiae totius capitis aut hemicrania, ferner Schmerzen in den Oberextremitäten, seltener im Halse, Rükken, in den Lenden und Unterextremitäten, in welchen letzteren Schwellung und erysipelatöses Aussehen bestanden, ferner anxietas praecordiorum, deliria, tremores, convulsiones, exanthemata miliacea frequentius quam petechiae. Carl Friedrich Löw[51] in Wien beobachtete, daß junge und alte Personen, welche sonst beständig schweren Katarrhen unterworfen waren, dieses Mal wenig oder gar nicht afficirt wurden. In Bezug auf Schwangere bemerkte Löw, daß die meisten „Ohnmachten und andere gefährliche Symptomata" gezeigt und viele abortirt hatten.

Er sah bei zwei Personen, von denen die eine, an Suppressio der Menses leidend, nicht zur Ader gelassen wurde, siebentägige Delirien. Als kritische Erscheinungen führt er Nasenblutungen, Darmblutungen und vorzeitigen Eintritt der Menses an. Auch Blutspeien wurde von ihm beobachtet. Diejenigen, die sich zu früh der Luft aussetzten, bekamen Rezidive mit viel gefährlicheren Erscheinungen. Aus Saillant, den Löw zitiert, entnehmen wir eine Behauptung,

---

[51] C. F. Löw: Kurtze, doch gründliche Untersuchung vom Anfang, Fortgang und Ende des durch gantz Europa Anno 1729 im Monath Nov. u. Dec. grassirenden contagieusen Catarr-Fiebers, vornehmlich in Wienn. Wien 1730.

die indes sicher nicht auf Wahrheit beruht. Daselbst heißt es: „On remarqua, quelle (la maladie) étoit plus violente et plus dangereuse dans les endroits les plus bas, les plus humides et les plus incommodés du brouillard.“

Die Dauer der Affection bei den einzelnen Individuen war vier bis sieben Tage, bei wenigen über vierzehn Tage. Komplikationen bildeten Pneumonie und Pleuritis. Es starben fast nur alte und meist bereits lungenkranke Personen. Löw erwähnt auch Epizootien, deren ätiologische Stellung zu der Influenza von ihm angedeutet wird.

1732/33.

Bereits am Ende des Jahres 1732 begegnen wir wiederum einer gewaltigen Influenzaepidemie, von der wir eine bedeutende Zahl Berichte besitzen, nämlich von Pelargius, Weber (Halle), C. F. Köfferle, J. de Gorter, v. Swieten, F. Afforty und Jos. de Jussieu, Marigne, Perkin, Raulin, Franklin, Villalba, Wintringham, Allen, Arbuthnot, Christophorus Carrio, Joseph Guenovard, Grivelli bei Ozanam, ferner in den Auszügen aus den medizinischen Abhandlungen der wöchentlichen Halleschen Anzeigen (Halle 1788), in dem Commercium litterarium Norimbergense (1733. 4), in den Medical Observations in Edinburgh[52] usw.

John Arbuthnot (An essay concerning the effects of air on human bodies. London 1751, p. 193) spricht von zwei Influenzen[53], der von 1728 und der von 1732, von welchen er aussagt, daß sie sich „perhaps over the greatest part of the earth" erstreckten. Betreffs der Influenza von 1728 habe ich sonst nirgends eine Andeutung gefunden.

Von 1733 sagt J. Huxham[54]: „About this time (February) a disease invaded these parts, which was the most compleatly *epidemic* of any I remember to have met with; not a house was free from it, the beggars hut, and the noblemans palace were alike subject to its attacks; scarce a person escaping either in town or country: old and young, strong and infirm, shared the same fate."

Die Epidemie erhielt damals in Frankreich neben anderen Beinamen, wie la follette, l'allure, zum ersten Male die Bezeichnung la grippe.

Wir entnehmen Gluge folgenden von Osten nach Westen gerichteten Gang der Epidemie:

1732:
November: Eisenach, Hannover.
Dezember: Nürnberg, Coburg, Basel, Holland, Edinburgh.

---

[52] Medical Essays and Observations, published by a Society in Edinburgh. 39‘ edit. vol. ii, p. 26.
[53] Man entschuldige diese häßliche. aber viel gebrauchte und wenigstens bequeme Bezeichnung.
[54] s. Thompson's Annals of influenza. S. 32.

1733:
Januar: Paris, London. York, Island.
Februar: Neapel, Madrid, Plymouth.
Oktober: Neu-England, Connecticut, Barbados, Jamaika, Peru.

Die Allgewalt der Epidemie wurde bereits durch die Worte von Huxham illustriert. Das Bild der Krankheit wurde von Gluge nach den Angaben der Autoren knapp und scharf gezeichnet; er besprach die Prostration, den Kopfdruck, die Gliederschmerzen, die katarrhalischen Erscheinungen seitens der Halsorgane, das Fieber, den Schwindel, die Schlaflosigkeit, die Delirien, endlich die gastrischen Erscheinungen, wie Erbrechen, Durchfall usw., welche letzteren Symptome, sowie die Delirien Gluge mehr als Modifikationen des Leidens ansah. Als Komplikationen finden sich oft tödlich verlaufende Pneumonien, Pleuritiden, Ohrenschmerzen, Ohrengeschwüre, Schwellung der Speicheldrüsen, Parotiden und Testikel erwähnt. Nach Perkin starben wenige, aber manche wurden schwindsüchtig; Huxham und Storch besprachen die fatale Wirkung der Influenza auf Kinder und Greise. Rücker beschrieb Nesselsucht, Petechien, roten und weißen Friesel, die im Verlaufe der Krankheit auftraten.

Eine von Ozanam und Schweich für das Jahr 1737 angesetzte Influenzaepidemie hielt Gluge für ein Nervenfieber. J. Huxham[55] bezeichnete die Krankheit als epidemic catarrhal fever und beschrieb sie in einer für Influenza so charakteristischen Weise, daß man sie wohl als solche ansehen darf, zumal der englische Autor sie mit der Epidemie von 1743 verglich. Indes wollen wir hier nicht näher auf die Epidemie von 1737 eingehen, da sie in Bezug auf ihre Extensität mit der letzten Pandemie keinen Vergleich zuzulassen scheint. Jene kam im Frühjahr in Schlesien, im November in England zur Beobachtung.

1742/43.

Dagegen stoßen wir hier bereits wieder auf eine gewaltige Influenzaepidemie, welche von E. A. Gehr, Juch und Zuberbuhler, Huxham, Albrecht, Bäumler, Cohausen, Joh. Pringle, Roncalli, Felici usw. Beschreibung fand.

Das ist diejenige Epidemie, der von Huxham und Pringle zum ersten Male der Name Influenza beigelegt wurde.

Die Ausdehnung derselben erstreckte sich über ganz Europa, das von Osten nach Westen von der Epidemie durchzogen wurde; über eine Invasion außereuropäischer Länder finden sich keine Notizen vor, womit freilich die Möglichkeit, daß diese Influenza auch Amerika usw. befallen habe. nicht ausgeschlossen ist.

---

[55] s. Thompson's Annals of influenza. S. 53.

1742:

Januar: Coburg.

Februar: Koblenz, Dresden.

October: Brescia, Venedig.

November: Mailand.

Dezember: Weikersheim.

1743:

Januar: Florenz, Rom.

Februar: Paris.

März: Holland, Brüssel.

April: Plymouth, Leyden.

Bei Gluge[56] heißt es: „Unzählige wurden meist zu derselben Zeit ergriffen und waren dann nicht im Stande, sich aufrecht zu erhalten; Frösteln durchlief den ganzen Körper ¼ - ½ Stunde, den Kopf nahm ein drückender Schmerz ein, Rücken und Glieder waren wie zerschlagen, der ganze Körper matt und heiß, der Puls frequent und der Schlaf unruhig; am zweiten bis vierten Tage floß eine scharfe Flüssigkeit aus der Nase und den oft sehr lichtscheuen Augen. Es folgte dann erst trockener Husten, begleitet von heftigem Niesen. Die Zunge war weiß, der Durst gering, Appetitlosigkeit bei allen.“ Es wurden Haemoptoë und bei Greisen schlimmer Ausgang der Krankheit beobachtet. Huxham beschrieb Schwellung des Gesichts, der Parotis und der Submaxillardrüsen, Zahnschmerzen bei intakten Zähnen, Delirien bei jungen und robusten Personen, und zwar gewöhnlich bei Zunahme der Krankheitserscheinungen, heftige Ischias, welche sehr langwierig war, ferner als Nacherscheinungen große Schwäche, Gelbsucht, Phthise, Gicht und Rheumatismus. Die bedeutende, von Huxham und Cohausen angegebene Sterblichkeit durch die

Influenza bezog Cullen wohl zum Teil nicht mit Unrecht auf den Mißbrauch des Aderlasses.

1758.

Diese von Robert Whytt, John Alves und John Millar[57] in Schottland beschriebene Influenzaepidemie soll zwar nach Gluge eine weite Ausbreitung gefunden haben, ist aber diesbezüglich so kärglich beschrieben worden, daß sie mit unserer Epidemie nicht verglichen werden kann. An ihrem Influenzacharakter ist dagegen kein Zweifel zu hegen.

---

[56] s. Gluge. S. 83.

[57] Thompsons Annals of influenza. S. 61 usw.

Nachträgliche Anmerkung: Ich möchte nur noch die Beobachtung von Hämorrhagien des Uterus bei zwei Wöchnerinnen (Simson) und den nicht
unwichtigen Ausspruch von Whytt beifügen: „But for my part, considering how
remarkably mild and dry our season was, I can hardly ascribe the rise of our
epidemic to any of the known qualities of the air."

1762.

Dagegen hatte diese Influenzaepidemie wiederum eine gewaltige Ausdehnung. Sie herrschte in Westindien, Amerika, und zog, ihren Weg von Osten
nach Westen nehmend, über Deutschland, Ungarn, Österreich, Dänemark, Italien, England, Schottland, Frankreich –
– nach George Baker blieb Paris verschont, während die Epidemie sonst
überall wütete –, kurz sie suchte, wie Most ausdrücklich sagte, ganz Europa
heim, was auch in den englischen Annalen auf Grund brieflicher Mittheilungen
von C. Rose und J. H. Reimer bestätigt wird.

Nach Razoux nannte man die Krankheit in Frankreich baraquette, petite
poste, petit courier, grippe. Nach Ehrmann bedeutete la Gripe ein Scherzwort,
etwa wie der Name spanischer Ziep von 1580. Andere, wie Biermer, leiten
dagegen la grippe von agriper, angreifen, ab.[58]

Eine vortreffliche Beschreibung, die beste, welche von dieser Epidemie gegeben wurde, verdanken wir George Baker[59] in London, eine Arbeit, welche
Gluge anführt, aber nicht benutzt hat.

Baker beschrieb das gleichmäßige Befallenwerden aller, die geringfügigen
Affectionen bei den Kindern, die unangenehmen Fälle bei Plethorischen, bei
Frauen, bei denen die Menses unterbrochen waren, bei kachektischen und
alten Personen. J. Rutty[60] gab an, daß die Krankheit Frauen schwerer traf als
Männer.

Man kann die Haupteigenschaft der Influenza kaum charakteristischer
schildern, als Baker es tat, wenn er sagte: „Depression of mind and failure of
strength were in all cases much greater than was proportionate to the amount
of disease."

Die Kranken klagten, abgesehen von der Prostration, über Schmerz an dem
Vorderkopf und den Schläfen. Die Augen waren entzündet, lichtscheu und
tränten. Die Lider zeigten sich geschwollen; bei allen bestand ohne Ausnahme
sehr heftiges Gefühl von Hitze in dem Kehlkopf. Manche hatten wirkliche

---

[58] Joseph Frank läßt la grippe von dem polnischen Worte Chrypka (raucedo) abstammen.
[59] G. Baker: De catarrho et de dysenteria Londinensi epidemicis utrisque an. 1762. London 1764 (s.
Annals of influenza. S. 68).
[60] J. Rutty: A chronological history of the weather and reasons, and of prevailing diseases in
Dublin. London 1770.

Angina; es waren Oppression auf der Brust und Atembeschwerden vorhanden. Dazu kamen verschiedenartig herumziehende Parästhesien in den Armen, Beinen und Seiten; der Husten war unaufhörlich, quälend; zuweilen traten blutige Expectorationen und Nasenbluten auf. Das Fieber exacerbierte zur Nacht. Reichliche Schweißbildung war ein konstantes Symptom, was auch von Rutty bestätigt wurde. Nach letzterem wurde bei manchen ein masernähnlicher Ausschlag oder Rötung der heftig juckenden Haut beobachtet.

Die Rekonvaleszenz zog sich lange, oft Monate hin. Manche litten lange Zeit an einem beunruhigenden Schmerze der einen Seite oder eines Teiles des Abdomens; manche Frauen, die an der Krankheit oder ihren Folgezuständen litten, abortierten oder kamen vor der Zeit nieder.

Pleuritiden und Pneumonien sehr unheilvollen Charakters wurden von See H. Baglivi in den Thompson'schen Annalen, S. 72, erwähnt, und zwar sollten dieselben mehr auf dem Lande, als in London beobachtet worden sein. Mertens gedachte der Influenzarecidive und betonte den Übergang des Leidens in Schwindsucht (vergl. auch G. Baker). Es wird ferner von Baker berichtet, daß die Krankheit in springender Weise zuerst die Städte und größeren Orte, sodann die umgebenden Dörfer befiel. Die Gutartigkeit der Epidemie hob Ehrmann hervor.

Von den Schriftstellern dieser Epidemie sind noch außer den erwähnten folgende zu nennen: William Heberden, W. Watson[61] und Robert Petrie, welche in England, Monro, Isenflamm und Ehrmann, welche in Deutschland, Razoux, der in Frankreich, und Mertens, der zu Wien die Epidemie beobachteten und beschrieben.

1767.

Von dieser Epidemie meinte der an sich nicht sehr glaubwürdige Most[62], daß sie wegen ihrer geringen Verbreitung teils wegen der Leichtigkeit ihrer Zufälle unter die gewöhnlichen Frühlingskatarrhalfieber gehöre. Das ist nicht zuzugeben, wenn auch die immerhin beschränkten Nachrichten uns nicht über alles dem Wesen der Influenza zugehörige Detail belehren. Die Annahme der geringen Verbreitung der Epidemie scheint wohl auf dem Mangel an Nachrichten zu beruhen, doch sagt Villalba. daß diese Epidemie ganz Europa in einem Zeitraume von zwei Monaten befallen habe, ein Zeitraum, in welchem auch die Influenza von 1889/90 Europa durchzog. Diese Tatsache ist schon an und für sich charakteristisch, da wir außer der Influenza keine einzige Krankheit kennen, durch welche so gewaltige Strecken in so kurzer Zeit durchseucht

---

[61] In einem Briefe an John Huxham; s. Annals of influenza. S. 76.
[62] Influenza Europaea. Hamburg 1820.

werden. Der Gang der Epidemie erstreckte sich im Ganzen und Großen von Osten nach Westen (Gluge). Ende April war die Epidemie in Eisenach und Umgegend, zugleich in Nordamerika, Juni und Juli in England, Ende August in Lille, Oktober in der Picardie, November in der Normandie, wo sie besonders in Caën und Bayeux herrschte, und in Rouen, im Dezember in Madrid, worauf sie ganz Spanien heimsuchte. Wir müssen, um Villalbas Meinung mit dem von den Autoren geschilderten Gange in Einklang zu bringen, annehmen, daß der Anfang der Epidemie in den einzelnen Stellen bereits früher zu datieren und in den genannten Daten erst die Höhenpunkte der Influenza zu suchen seien. Die beiden Gewährsmänner der Epidemie sind C. Grimm in seinem Sendschreiben an Albrecht v. Haller von dem Jahre 1786 und WV. Heberden in London: The epidemic cold in June and July 1767. Medic. Transact., vol. I, 30 ed. 1785; p. 437.

Aus der Symptomatologie, deren Ähnlichkeit mit den Erscheinungen der Epidemien von 1830 und 1833 Schweich hervorhebt, ist nichts wesentlich Neues beizubringen.

1775.

Wenn auch Most diese Epidemie nicht zu den wahren Influenzaepidemien rechnet – freilich darf auf seine Aussagen nicht zu viel Wert gelegt werden, weil er seiner sonderbaren Annahme von dem zwanzigjährigen Turnus des Wiederkehrens der Influenza zuliebe sichere Influenzaepidemien aus der Liste zu streichen versucht hat – so unterliegt ihre Zugehörigkeit in die Reihe unserer Epidemien keinem Zweifel, was sich aus der unten geschilderten Symptomatologie fraglos ergibt. Gerade hundert Jahre früher, 1675, trat die von Sydenham beschriebene Influenza auf.

Wie Gluge aus einer Angabe von A. Fothergill schloß, läßt sich diese Epidemie zuerst bis nach China verfolgen. Nach Stoll herrschte sie in ganz Europa.

1775 im März in Clausthal, nach Haygarth auch in Schweden, Dänemark und den nördlichen Teilen Europas.

Juni im Wien.

Oktober in York, Paris, London.

November in England.

Dezember in Montmorency, St. Venant, in Artois, in Rouen.

1776 Januar in Martiguez, Poitiers, Brest.

Nach Ozanam herrschte die Influenza auch auf der Insel Bourbon, nach Fothergill in Amerika; freilich bemerkt Haygarth, daß die Epidemie nicht nach Westindien und Amerika gekommen sei.

Unter den diese Epidemie beschreibenden Autoren ragen durch ihre nüchterne und feine Beobachtung der Tatsachen die englischen Schriftsteller, sechzehn an der Zahl, hervor, die eine Reihe sehr ausgezeichneter Essays über diese Influenza, eine vollkommene Sammelforschung, veröffentlichten.[63] Nur einer, Thomas Glass in Exeter, dessen Bericht sonst sehr beachtenswert ist, konnte sich der phantastischen, auf S. 3 besprochenen Hypothese nicht enthalten, daß nämlich die von Homer in dem Lager der Griechen vor Troja beschriebene Pest eine Influenza gewesen sei.

Wenn auch die englischen Autoren keine Einteilung der Formen der Krankheit aufstellten, so erkennt man doch in ihren Schilderungen die in der neueren Zeit gesonderten, sogenannten nervösen, katarrhalischen und gastrischen Erkrankungsformen, von denen die erstgenannten am häufigsten auftraten.[64] Es wurde vor allem das Mißverhältnis der Krankheitserscheinungen und des objektiven Befundes u. a. von George Baker und John Pringle scharf gekennzeichnet; die ungemeine Schwäche, the stupifying pain in the head (Cuming), der Verlust der Geschmacksempfindung (Ash), great lowness of spirits (Glass), die Ohnmachtsanfälle bei starken Männern, totale Taubheit, idiotische und wilde Delirien (Haygarth), spasmodische Zustände, Schwindel, Ruhelosigkeit und Kleinmut (White) fanden Beschreibung. Pleuritische Schmerzen, wahrscheinlich die in unserer Epidemie so oft beobachteten Intercostalneuralgien, erwähnte Ash, pain accross eyebrows schilderte Rutty, die Gliederschmerzen Fothergill usw.

Die katarrhalischen Zustände mit dem Oppressionsgefühl auf der Brust, dem Husten, wegen dessen Heftigkeit, wie Glass angab, Sydenham für die hundert Jahre früher herrschende Influenza auch den Namen Tussis epidemica einführte, mit dem Schnupfen, der Rauhigkeit in dem Halse usw., ferner die gastrischen Formen, bei denen Anorexie, Nausea, Obstipation und vor allem Diarrhöen, nach Heberden auch kontinuierliches Erbrechen im Vordergrunde standen, wurden in einer sich mit den Erfahrungen aus der jüngsten Epidemie völlig deckenden Weise beschrieben. Die nächtlichen Exacerbationen des Fiebers, das oft einen intermittierenden Typus zeigte, die Influenza recidive, die Verschlimmerungen vorhandener Affectionen durch die Krankheit fanden Erwähnung. Sehr gewöhnlich zeigte sich zu der Zeit der Krise, die aber nicht immer beobachtet wurde, ein Ausschlag an den Lippen (wahrscheinlich Herpes labialis), der günstige Bedeutung hatte (Glass). Heberden erwähnte scharlachähnliche Exantheme, Lorry Erysipel. Die Krise trat, wo sie vorkam, unter Schweiß und Diarrhöen zur Erscheinung.

Es wurde die geringe Mortalität durch die Krankheit selbst vielfach hervorgehoben; fatal war sie nur für sehr junge Kinder, für alte Leute und Asthmatiker.

---

[63] s. Thompsons Annals of influenza. S. 86—115.
[64] In all, the nervous system was much disordered, White in Thompson's Annals of influenza. S. 106.

Vornehmlich wurden diejenigen befallen, die sich viel der Luft aussetzten. Eigentümlich war die Beobachtung Bakers, der angab, daß die Schulkinder von der Affection verschont blieben. Wir haben freilich bei unserer Epidemie diesbezüglich andere Erfahrungen zu verzeichnen. Im Ganzen wurden Kinder leicht afficirt (Denis, Ash, Haygarth, Fothergill). Unangenehme Erscheinungen dagegen rief die Influenza bei hochschwangeren Frauen hervor. Ash erwähnte einen Fall, der in der jüngsten Epidemie Analogien fand, bei einer jungen, in dem letzten Abschnitte der Gravidität stehenden Frau; sie erkrankte an Influenza, entband und starb fünf Tage später unter Wahnsinnserscheinungen; das gesund geborene Kind bekam zwei Tage p. partum Krämpfe und starb am Abend des dem Tode der Mutter vorangehenden Tages. Nach Lorry zeigten sich bei einigen in der Menstruationszeit befallenen Frauen Konvulsionen.

Als Komplikationen sah Glass Schwellung der Tonsillen und der Glandulae submaxillares, ferner Parotitis mit langsam sich entwickelnder Eiterung und in drei Wochen erfolgendem Aufbruch. Abszeßbildung in den Ohren, Übergang in Phthise, pneumonische Affectionen wurden konstatiert. Es mag noch Erwähnung finden, daß nach Baker Frauen nicht so oft afficirt wurden, daß nach Dobson keiner auf offener See befallen wurde – eine sicher falsche Ansicht; sobald aber das Schiff einen Hafen erreichte, wo die Influenza herrschte, dann entgingen nur wenige der Schiffsinsassen der Krankheit; diejenigen, welche auf dem Lande befallen waren, gesundeten bald, wenn sie auf See gingen.

„Die Epidemie verschonte selbst einzeln stehende Häuser nicht und keine Lokalität änderte ihren Charakter" (Gluge).

Auch bei dieser Epidemie finden wir wieder die ungemein lange Rekonvaleszenzschwäche der Erkrankten erwähnt.

1782.

Wir kommen nunmehr zu einer Epidemie, welche an Ausdehnung der unserigen vollkommen gleichgestellt werden kann, von welcher Most sagte: „Sie war die heftigste und größte, welche die Ärzte in der neuesten Zeit zu beobachten Gelegenheit hatten." „I believe no disease was ever known to be more general" (Kirkland Ashby).[65] Daher kam es denn auch, daß sich über diese Pandemie eine ganz gewaltige Literatur ansammelte. Schweich führte 78 Beschreibungen derselben an, und Gluge noch etwa ein halbes Dutzend mehr. Auch darin war diese Epidemie bemerkenswert, daß wir hier die Invasion von Sibirien und Rußland her zum ersten Male sicher bezeichnet finden.[66] Eine Andeutung davon haben wir von den früheren Epidemien nur noch bei der von

---

[65] Thompson's Annals of influenza. S. 118.
[66] s. Grays Bericht in Thompsons Annals of influenza. S. 118 und 137.

1729/30. Es ist wohl möglich, daß das Überziehen Europas durch die Influenza von Rußland her auch sonst stattgefunden haben mag, was daraus zu schließen ist, daß eben seit dem Jahre 1782 alle großen Influenzaepidemien zu uns von Rußland hergekommen sind, und daß die Influenza in ihrem Wesen in allen Jahrhunderten unverändert geblieben ist. Der Mangel an diesbezüglichen Nachrichten muß wohl in der tiefen Kulturstufe, die das Zarenreich in dem Mittelalter und der neueren Zeit eingenommen hat, gesucht werden. Wegen des primären Auftretens in Rußland nannten J. D. Metzger und andere die Epidemie auch „russischer oder nordischer Katarrh[67]; daher hieß sie auch la Russe. Die Franzosen dagegen hielten an ihrer „la grippe", was sie übrigens auch heute und nicht zum Vorteil der Klärung des Wesens der Influenza tun, eigensinnig fest[68] Es mag noch der Vollständigkeit halber erwähnt werden, daß die damalige Pandemie in Deutschland auch Blitzkatarrh und Modekrankheit genannt wurde, Namen, die auch in unserer Epidemie von neuem wieder durch den Volksmund gegeben wurden. Den genauen Bericht über den Gang der Epidemie aufzuzeichnen, liegt nicht in dem Sinne dieser Arbeit, zumal dieses bereits von Gluge geschehen ist[69]; es konnte wieder konstatiert werden, daß die Epidemie ihre Direction von Osten nach Westen einhielt, eine Tatsache, welche durch das von Gluge aufgestellte Schema am besten illustriert wird, indem darin die Hauptetappen der Epidemie verzeichnet sind.

Dieselbe herrschte im:

Februar:	März:	April:	Mai:	Juni:	Juli:	August:
Riga,	Königs-	Kopen-	Prag,	Glasgow.	La Rochelle	Livorno,
Tilsit.	berg,	hagen.	Hamburg,	Dublin,	Orleans.	Rom.
	Danzig,	Berlin.	Cassel,	Bordeaux,		Spanien.
	Greifswald.	Witten-	Wien,	Paris.		
		berg,	Dresden,	Amsterdam		
		Magdeburg.	Nürnberg,	Verona,		
		New Castle	Clausthal,	Urbino.		
		upon Tyne	Ports-	Mailand.		
		(England).	mouth,			
			London.			
			Edinburgh.			
			Bristol.			

---

[67] Metzger: Beitrag zur Geschichte der Frühlingsepidemie im Jahre 1782, und Carl W. Chr. Müller: Beschreibung der Epidemie, welche im Frühjahr des. 1782. Jahres in mehreren Gegenden von Europa geherrscht und unter dem Namen der Russischen Krankheit bekannt geworden.
[68] s. Hector-A. Maillart: Etude clinique sur la grippe pandemique. Geneve 1891. S. 12.
[69] s. Gluge. . S. 105.

Es muß noch hinzugefügt werden. was dem Berichte von Edw. Gray[70] zu entnehmen ist, daß die Epidemie im Dezember 1881 und Januar 1882 in Moskau, im Februar in St. Petersburg herrschte; sie kam dorthin aus Tobolsk, wohin sie aus China eingeschleppt zu sein schien.

Während sich die Epidemie in Frankreich und Italien verbreitete, herrschte sie auch auf den Schiffen, die sich damals auf dem Atlantischen Ozean befanden.[71]

Es ist zu erwähnen, daß außer Gray, Carmichael Smyth, R. Hamilton, J. Haygarth sieben Ärzte in England aus sieben kleinen Städten, Frodsham, Malpas, Middlewich, Mold, Oswestry, Tarpoley und Wrexham, sowie zehn Ärzte in Preußen, deren letzterer Berichte Metzger in seinem „Beitrag zur Geschichte der Frühlingsepidemie im Jahre 1782" zusammentrug, eine Art Sammelforschung geliefert haben; wir finden hier treffliche Schilderungen, teils geradezu klassische Beschreibungen der Epidemie. Die englischen Ärzte mühten sich mit der Erbringung des Nachweises ab, daß die Krankheit durch einzelne Personen eingeschleppt wurde; nur einer (Haygarth) sprach eine von mir gebilligte gegenteilige Ansicht aus, nämlich daß, wenn ein einziger Patient die Luft in solchen Pestilenzzustand versetzte, die Ausbreitung noch viel schneller sein würde, als sie es bereits ist, und die Zeitdifferenz zwischen dem Erst- und Zuletztbefallenen nicht so groß wäre. Ferner meinte Haygarth, was auch tatsächlich richtig ist, daß die Influenza nicht durch die Winde verbreitet werde, weil alsdann die Krankheit in 27 Stunden Großbritannien durcheilen müßte.

Die mittlere Dauer des Einzelfalles wurde auf vier bis fünf Tage angegeben. Die Dauer der Epidemie betrug an den einzelnen Orten ungefähr vier Wochen.[72]

Das Staunen der Ärzte über das Vorwiegen der nervösen Symptome, über die Reichhaltigkeit und dennoch bestehende Einheitlichkeit der Erscheinungen der Krankheit drückte sich in allen Schriften über die damalige Influenza aus; es wurden ausgezeichnete klinische Bilder entrollt, die in unserer Epidemie von 1889/90 vollkommene Seitenstücke fanden. Der lähmende Einfluß der Pandemie auf Handel und Wandel, Verkehr und Geselligkeit wurde allseitig bestätigt, wie z. B. die Schriftstellerin Johanna Schopenhauer zu Danzig in „Jugendleben und Wanderbilder" ein komisches Klagelied darüber anhob, wie es sicher bei der letzten Pandemie von vielen Tausenden nachempfunden worden ist.

---

[70] s. Thompsons Annals of Influenza. S. 118.

[71] s. ibid. S. 195.

[72] Ich möchte hier noch die Bemerkung von Edw. Gray beifügen, nach welchem viele Personen, die der vorangegangenen Epidemie von 1775 entgangen waren, jetzt befallen wurden, und die 1782 frei blieben, früher von der Influenza afficirt gewesen waren. Thompson's Annals of influenza. S. 122.

Es wäre nur noch darauf hinzuweisen, daß die bereits früher häufig geschilderten Komplikationen seitens der Brustorgane, Pneumonien, Pleuritiden usw., seitens der Ohren, Ohreneiterungen, seitens der Haut scharlachähnliche, nesselförmige, nach Gray erysipelatöse Ausschläge, auch Gangrän, ferner Dysurie (Michell und Orsi), Haematurie[73], Aborte, Uterusblutungen und Menstruationsstörungen Beschreibung fanden; endlich wurde Übergang in Phthise auch bei dieser Influenza wieder beobachtet.

Betreffs ihres Einflusses auf die Mortalität finden wir die auch 1889/90 konstatierte Tatsache, daß die relative Sterblichkeitszahl nicht stieg[74], wohl aber wegen der Unmasse der Erkrankungen die absolute Mortalitätsziffer bedeutend und in kurzer Zeit emporschnellte, eine Tatsache, die auch damals von einzelnen Autoren ziffernmäßig illustriert wurde.

Der Einfluß der Influenza auf akute und chronische Krankheiten wurde erörtert[75], die Tatsache, daß dieselbe bestehende Epidemien fortfegte, wurde beobachtet.

Contagionisten und Miasmatiker stritten energisch für und wider ihre Hypothesen, ohne zu einem definitiven Resultat zu gelangen. Diejenigen, welche sich mit der Erforschung der Ätiologie befaßten, verfielen in die wunderbarsten Spekulationen, bei denen die phlogistische Luft, die vermehrte Elektrizität in derselben, selbst verschluckte Insekten (letztere nach dem ehrwürdigen Consilium medicum zu Wien, siehe S. 9) eine große Rolle spielten.

1788.

Diese sicher bewiesene und weit verbreitete Influenza wurde von den Schriftstellern etwas stiefmütterlich behandelt. Gluge bemerkte: „Es scheinen die Ärzte sich in der Beschreibung der vorhergehenden Epidemie so sehr erschöpft zu haben."

Nach Schweich wanderte sie von Asien her und ging auch nach Amerika hinüber. Sie war, bevor sie in Deutschland und Österreich auftrat, in Rußland verbreitet, wie es aus v. Zlatarovichs Monographie (nach Kletten) hervorgeht. Besonders stark herrschte die Influenza in Wien (April), München (Juni), Manchester und Bath (Juli), in Cornwall und Paris (August), in Lille (September), in Verona Brescia, Mantua, Genf, New-York, Philadelphia (Oktober).

Ob die 1789 in Amerika erscheinende Epidemie[76] noch dieser Influenza zugehört, ließ sich nicht nachweisen.

---

[73] ibid. S. 160.

[74] „Der Tod erfolgte nie durch die Epidemie selbst." s. Gluge, S. 99. Das ist wohl etwas zu weit gegangen.

[75] s. Graininger, Stevenson, Gray, Kirkland und Rustan.

[76] s. Warren in Thompsons Annals of influenza. S. 199.

Es wäre unnütze Wiederholung, hier wieder die Epidemie im Einzelnen zu beschreiben; nur sei es gestattet, einige Besonderheiten in dem Auftreten, beziehungsweise einige unsere Kenntnisse erweiternde Beobachtungen bezüglich der Influenza mitzuteilen.

Abgesehen von den gewöhnlichen nervösen, gastrischen und den Respirationstrakt betreffenden Symptomen, war nach S. F. Simmons bei allen Patienten noch ein Schmerz in der Herzgrube vorhanden, welcher sich bei manchen das ganze Brustbein entlang erstreckte und zu dem sich jedesmal, wenn er einigermaßen heftig wurde, eine große Bangigkeit zugesellte. Dies Symptom war so allgemein, daß es selbst bei denjenigen nicht fehlte, die weder Husten, noch Erbrechen, noch Durchfall hatten, also, wie wir modern sagen würden, bei den reinen nervösen Formen der Influenza. Unter den Störungen der Sinnesfunktionen stand Taubheit oben an. Chisholm beschrieb die zurückbleibende außerordentliche Mattigkeit.

Komplikatorisch sah man frieselähnliche Ausschläge, rotlaufartige Entzündung des Gesichts, Ohrenabszesse, Geschwulst der Submaxillardrüsen, Lungenentzündung usw. Rush berichtete über die Metrorrhagien und Aborte; er bemerkte ferner, daß Kinder unter acht Jahren mit wenigen Ausnahmen verschont blieben. „Es schützte übrigens keine Abhärtung, denn die Eingeborenen am Niagara, denen der Husten so unbekannt war, daß sie ihn einem bösen Dämon zuschrieben, erkrankten ebenso wie die eingewanderten Europäer, und zwar zu vielen Tausenden" (Gluge).

Dauer der Affection drei Tage, des Husten zwei bis drei Wochen. Nicola Grill, der die Epidemie in München beobachtete, nannte die Krankheit „das neue Flußfieber oder die sogenannte Kryps".[77]

---

[77] (Nachträglich zugefügt.) In folgender Schrift, welche von Gluge übersehen worden ist: „Kurze Geschichte des neuen Flußfiebers oder der sogennanten Kryps" beschreibt Nicola Grill die Influenzasymptome sehr treffend: „Eine allgemeine, jähe Entkräftung und ungewöhnliche Trägheit mit Frost, eingepreßter, schwerer Kopf, oder wie sich Andere ausdrückten, ein spannender, drückender Schmerz an dem vorderen Teil des Kopfes oder den Augenlidern, der nach hinten zuläuft, zerschlagene, müde Glieder, besonders aber sind die unteren Beine und Schenkel wie zerbrochen und schwer, eine besondere Schwäche und Betäubung der Sinne, trübe Augen, ein stumpfes Gefühl, ein hartes Drücken auf der Gegend des Magens und Beklemmung auf der Brust, ein mehr oder minder hartes Atemholen" usw.

1799/1800.

Um die Hauptetappen des Fortschreitens dieser Epidemie zu fixieren, füge ich die von Gluge entworfene kleine Tabelle an. Die Epidemie herrschte:

1799:
November: Wologhda, Archangel.
Dezember: Petersburg, Cronstadt, Riga.

1800:
Februar: Warschau, Königsberg.
März: Wien.
April : Posen.
Mai: Kopenhagen, Berlin.
Oktober: Ansbach, Lüneburg, Lyon.
November: Donaueschingen.

Die Zahl der Befallenen war sehr groß; nach Bradley wurden 5/6 der Einwohner ergriffen.

In Bezug auf das Wesen der Krankheit, die Disposition des Alters und Geschlechts für die Influenza, in Bezug auf die Steigerung der Mortalität und betreffs der Komplikationen finden wir bekannte und oft erwähnte Tatsachen wieder. Die Absonderlichkeit einiger Mitteilungen erscheint nicht wunderbar, wenn man bedenkt, daß die Influenza bei ihrer proteusartigen Erscheinungsweise sehr häufig eigenartige Beobachtungen gezeitigt hat, wie z. B. folgende, daß Reiche und Soldaten weniger häufig befallen seien. Man kann behaupten, daß solche Aussprüche, deren Unrichtigkeit bereits durch die ganze Influenzageschichte bewiesen wird, eben nur aus Unkenntnis der früheren Epidemien entspringen, die ja durchweg lehren, daß die Influenza sich nicht so wählerisch verhält, daß sie Arm und Reich, vor allem aber kräftige, in jugendlichem Alter stehende Männer, darunter eben die Soldaten – man vergleiche z. B. die Ergebnisse der letzten Epidemie – unterschiedslos befällt. Schweich hob gerade bei dieser Influenza von 1799/1800 hervor, daß die Männer von 22-25 und von 40-50 Jahren am meisten von der Krankheit zu leiden hatten.

Inseln, Städte, Dörfer, einsam liegende Gehöfte, Schiffer auf dem Meere wurden befallen. Die hohe Sterblichkeit kam zwar auf Rechnung der Influenza, welche Schwachen und Greisen an sich so gefährlich war, stellte sich jedoch in Bezug auf die bedeutende Morbiditätsziffer relativ klein.

Die Dauer der Krankheit betrug zwei bis vier Tage; es zeigte sich keine Krise, sondern ein lytisches Ausklingen der Erscheinungen;

Husten und Schwäche dauerten zwei bis drei Wochen an. Unter den nervösen Symptomen wurden der Kopfschmerz, der Schwindel, die Ohnmachtsanfälle robuster Männer, die Rücken-, Brust- und Gliederschmerzen, das große Angstgefühl, das „stark ausgeprägte Leiden der geistigen Sphäre", die Delirien, Zahnschmerzen und Taubheit erwähnt.

Als Komplikationen wurden blutiger Durchfall, Gesichtserysipel, Pleuropneumonien, Haemoptoë, Frieselausschlag und Drüsenschwellung angegeben.

Was das Verhältnis zu anderen Krankheiten betrifft, so sind diesbezüglich einige Angaben gemacht worden. Ward betonte, daß die durch Influenza unterdrückten krankhaften Zustände leicht zurückkehrten, wie Nervenkrankheiten, Lähmungen, Taubheit, Melancholie und Apoplexie; besonders leicht kamen Rückfälle von Gicht und Rheumatismus vor. Die Frage des Einflusses der Krankheit auf die Phthise wurde zweifelhaft beantwortet. Während Woolcombe bemerkte, daß Phthisiker nicht heftiger erkrankten als andere, wurde von anderer Seite hervorgehoben, daß Schwindsüchtige in der Zeit ihrer Influenzaerkrankung beständig Blut auswarfen .Ja, Schweich bemerkte, was sicher übertrieben ist, daß Phthisiker schon am dritten oder fünften Tage der Krankheit starben.

Smart beobachtete, daß in den an dem Meere gelegenen Dörfern vor dem Erscheinen der Influenza Scharlach herrschte, daß er mit dem Eintritt derselben verschwand und nach ihrem Aufhören wiederkehrte. Ferner herrschte in der ziemlich großen Stadt Holywell bei

Chester schon seit zwei Jahren der Typhus, ehe die Influenza erschien, und fast plötzlich hörte derselbe auf und seit jener Zeit sah Currie, dem wir diese Notiz verdanken, kaum einen Fall wieder. I have not for many years known the country, so healthy as since the Influenza disappeared.[78] Auch bei dieser Epidemie standen sich Contagionisten, Miasmatiker und Andersgläubige, wenn man so sagen darf, mit ihren aus den einzelnen Beobachtungen geschöpften Gründen gegenüber. Ob die im September 1800 zu Whampsa in China herrschende Epidemie mit der Europa überziehenden Influenza in Zusammenhang stand, läßt sich mit Sicherheit nicht nachweisen.

1803.

Diese Epidemie ist literarisch mäßig berücksichtigt worden. Vor allem haben die englischen Ärzte auf Beddoes Veranlassung hin aus etwa 120 Städten Großbritanniens die Daten von dem Beginn und Ende der Epidemie in dem

---

[78] (Nachträgliche Anmerkung.) Wir können in Anbetracht der ungemein günstigen Gesundheitszustände, die nach der Pandemie 1889/90 folgten und auch heute noch andauern, der Meinung des englischen Arztes beipflichten.

Bradleyschen Journal von 1803 und 1804 und den Memoirs of medic. and physic. society of London. T. VI, 266 u. f. niedergelegt, so daß daraus ein vortreffliches, als Paradigma geltendes Bild von dem Gange der Influenza zu ersehen ist. Ferner finden sich vortreffliche Schilderungen über diese Epidemie aus der Feder von Richard Pearson, William Falconer, John Nelson, Scott usw. in den Thompson'schen Annals of influenza. S. 202-278.

Außer der Invasion Englands durch die Influenza vom Januar bis Mai 1803, finden sich Belege für das Erscheinen der Epidemie an dem Rheinufer, in Frankfurt a. M. und in Paris im Februar, in Genua im Mai, in Spanien im Dezember. Nach Schweich herrschte die Epidemie im März in Navarra und Mailand, eine fragliche Notiz; in Paris soll sie bis zum April grassiert haben.

1830/31.

Diese Pandemie, die also erst nach so langem Zwischenraume die Welt heimsuchte, erhielt, wie die Epidemie von 1833, vornehmlich die Bezeichnung „Grippe", die von 1830/31 hieß auch zunächst die „russische Krankheit". Schweich und Gluge waren Augenzeugen ihrer Erscheinungen. Die in ihrer Symptomatologie gut beobachtete Krankheit, deren Erscheinungen sich mit den in unserer Epidemie beobachteten völlig decken, zeigte bei den einzelnen Individuen eine Dauer von drei, fünf und sieben Tagen, während ihr Aufenthalt an den einzelnen Orten auf vier bis acht Wochen angegeben wurde. Zum Beispiel herrschte sie in Berlin nur einige Wochen, in Moskau und St. Petersburg zwei Monate, in Paris soll sie beinahe ein Jahr lang grassiert haben; s. Gazette medic. 1833. Den Gang der Epidemie von 1830/31 gab Gluge folgendermaßen an:

1830:
Januar: China.
September: Manila.
November: Moskau.

1831:
Januar: Borneo, Sumatra.
Februar: Mietau, Dorpat.

1831:
März: Nördlicher Teil Javas.
April: Breslau, Berlin, Sorabaya, Samarang, Bezorki, Insel Madura.
Mai: Hamburg, Ungarn, Paris.
Juni: London, Douglas in Schottland, Glasgow, Grossenhayn, Ostindien, und zwar: Singapore, Malacca.

Juli: Genf, Insel Penang, Indien, Provinz Wellesley daselbst.
November: Rom, Philadelphia.
Dezember: Neapel, Palermo.

1832:
April: Merut, Indore (Indien).

Heidenreich[79] unterschied vier Formen, die katarrhalische, nervöse, gastrische und inflammatorische; bei jeder nahm er vier Stadien, Stadium prodromorum, febrile, profluvii und reconvalescentiae an.

1833.

Der Gang dieser Epidemie, dessen Richtung im Großen und Ganzen eine westliche war, wurde von Gluge folgendermaßen angegeben:

1833:
Januar: Moskau, Perm, Petersburg.
Februar: Odessa, Reval, Memel.
März: Elbing, Warschau, Tilsit, Danzig, Polangen, Wehlau, Königsberg, Krotoschin, Posen, Konstantinopel, Berlin, Freiburg.
April: London, Kopenhagen, Leipzig, Dresden, Chemnitz, Grossenhayn, Prag, Wien, Naumburg an der Saale, Paris, Würzburg, Bremen, Hamburg, Braunschweig, Hannover, Edinburgh, Altenburg, Schweden, Stockholm, Nauplia, Policzka in Böhmen.
Mai: Stuttgart, Laibach, Wittenberg, Södertelge, Kassel, Weissenburg im Nordgau, Insel Zante, Mantua, Alexandrien, Smyrna, Kairo.
Juni: Köln, Osnabrück, Gmünd und Langenau in Württemberg, Kolmar, Uppsala.
November: Neapel.

Ferner berichtet Gluge nach den mündlichen Versicherungen eines englischen Arztes, der sich zu jener Zeit in Ostindien aufhielt, daß die Influenza daselbst überall geherrscht habe.

Wir finden bei dieser Epidemie in Bezug auf die Pathologie und Komplikationen fast alle Beobachtungen wieder, die in den früheren Epidemien bereits gemacht worden sind.

Es wurde die Tatsache statistisch belegt, von deren Wahrheit wir uns bei der jüngsten Pandemie durchweg vergewissern konnten, daß nämlich zu der Zeit der Influenza die Zahl der Gestorbenen die der Geborenen übertrifft, was

---

[79] Die Influenza des Jahres 1831. Ansbach 1834.

ja sonst umgekehrt zu sein pflegt, und daß ferner diese Steigerung der Mortalitätsziffer vor allem dem schlimmen Verlauf der komplikatorischen Pneumonien zuzuschreiben ist.

1836/37.

Da Gluge die Literatur über diese Epidemie nicht mehr beigebracht hat, so ist es vielleicht angezeigt, die hauptsächlichsten Berichte über diese Influenzaepidemie zusammenzustellen. Wenn F. Seitz mit seinem Werke: „Katarrh und Influenza", München 1865, die Fortsetzung der so häufig zitierten Arbeit von Gluge über die Geschichte der Influenza, welche nur bis zum Jahre 1837 reicht, übernehmen wollte, so war er am wenigsten dazu geeignet, da er bekanntlich Katarrh und Influenza, zwei ganz verschiedene Dinge, in einen Topf zusammengeworfen hat, wodurch der Begriff Influenza nur verwirrt werden mußte.

Die wesentlichsten Schriften der Epidemie von 1836/37, von welcher A. Hirsch 104 Berichte anführt, sind folgende:

Canstatt, Handbuch der medicinischen Klinik. Erlangen 1847. II. Bd. 2. Abtheilg. S. 669.

Graves, System of clinic. Medic. 1843. S. 541.

Vigla, Resume des observat. faites dans le service de M. Rayer sur Tepidemie de grippe. Archiv. general. de Medecine. II. Serie. tome 13. 1837. p. 226.

Landau, Memoire sur la grippe de 1837 et sur la pneumonie, consideree comme Symptome essentiel de cette epidemic. Ibid. p. 443.

Nonat, Recherches sur la grippe et sur les pneumonies observees pendant le mois de fevrier. Archiv. general. de Medecine. Serie II. tome 14. 1837. p. 5.

Piorry, Gazette medicale. 1837. p. 217.

Hourmann, Gazette medicale. 1837. p. 377.

Archiv. general. de Medec. de Paris. Mars. 1837. Toulmouche (Rennes), Gazette medicale. 1837. No. 44.

Lombard, Notes sur l'epidemie de grippe qui a regne à Geneve en 1837. Gaz. med. de Paris 1837.

Blösch, Schweiz. Zeitschr. für Medicin, Chir. und Geburtshülfe Zürich 1848. S. 325.

Petrequin, Gazette medic. 1837. No. 51. p. 801.

Piedagnel, Gazette medic. 4. Febr. 1837.

Academie de Medecine. Sitzung vom 14. Febr. 1837.

Chomel, France medic. 11. Febr. 1837.

Legrand, Gazette medic. 4. März 1837.

Bouvier, Annal. dhygiene publ. Avril 1837.

Lereboullet, Rapport sur l'epidemie de grippe qui a regne à Strassbourg pendant les mois de Janv., Fevr. et Mars 1837. Paris et Strassbourg 1838.

R. N. J. Streeten, Shapter, Fife, Hastings, Ramsay, Brown, Rice, Bree, Clendinning, Graves, Bryson in Thompsons Annals of influenza. p. 292-367.

Car. Köhler, de influenza quae ,hieme a. 1836/ 37 Gryphiam tenuit.

A. Lange, Die Epidemie der Influenza des Jahres 1837. Würzburg 1837.

L. Gubian, Histoire de la Grippe à Lyon en 1837. Lyon 1837.

Ebel (Grünberg), Die Influenza, ihre Geschichte und Erscheinungen, ihr Verlauf und ihr Wesen usw. nach Beobachtungen im Frühjahr 1837. Hufelands Journ. St. 6. 1837.

Gouzee, Annal. de Medec. belg. Fevr. 1837.

Otto, Die Influenza in Copenhagen im Winter 1836 bis 1837. Hamb. Zeitschr. f. d. ges. Medicin. Bd. V. H. 2. 1837.

F. Seitz, Catarrh und Influenza. München 1865. S. 101.

Ferner Berichte von Kosciakiewicz, Caizergues, Hiard, Ronchetti. Girelli, und die Dissertationen von Kutschereuter, van der Werk,' Claudot, Ticcozzi.[80]

Die Influenza nahm ihren Gang von Osten nach Westen über die Erde.

Im Dezember 1836 herrschte sie in Rußland, Schweden (Stockholm), Dänemark (Kopenhagen), Nordamerika, im Januar 1837 (erste Woche) in London, Schottland, sodann in Berlin, Leipzig (noch Mitte Januar), Frankfurt a. M., Dresden, München, Wien, Kassel und Stuttgart. In den ersten Tagen des Februar trat sie fast gleichzeitig in allen Teilen Frankreichs, in Holland, Belgien und der Schweiz auf, in Rouen, Calais, Brüssel, Gent, Haag, Orleans, Douai, Lyon, Genf, Mons, Brügge, Lille, Chalons, Saone, Marseille, Limoges, Mans, Bayonne, Metz. Ende März erreichte die Epidemie Madrid und Italien; hier grassierte sie in Pavia, Padua, Rom, Mailand, Florenz, Siena, Bologna und Pisa.

Auch auf der südlichen Halbkugel erschien die Krankheit; in Sidney, Australien und an dem Kap der guten Hoffnung trat sie zu derselben Zeit auf, als sie den Norden Europas heimsuchte, also, wie Canstatt bemerkte, zu gerade entgegengesetzter Jahreszeit. Nach Bryson (Thompsons Annals of Influenza) war die Epidemie im April in Gibraltar, im Mai auf Malta.

Die enorme Verbreitung der Epidemie wird durch die freilich nur schätzungsweise angegebenen Zahlen der Erkrankten genügend illustriert. In Paris sollte nach Gluge, der die Influenza daselbst beobachtete, die Zahl der Befallenen Hunderttausend betragen. Zwei Drittel der Schüler fehlten in den Pariser Gymnasien; in Kopenhagen war über die Hälfte der Einwohner krank, in Stockholm war fast kein Haus frei, in Berlin sollten 40.000 Menschen an Influenza leiden. Unter 1200 zu der Zeit der Epidemie sich in dem Bureau central in Paris

---

[80] s. Haeser, Lehrb. der Geschichte der Medicin. 1882. III. Bd. S. 953.

meldenden Kranken wurden 1050 Influenzapatienten gezählt (Gluge). In Florenz, Siena- und Bologna erkrankten in kurzer Zeit drei Viertel der Einwohner (Petrequin) usw. Die Influenza herrschte in der ganzen preußischen Armee, was seit dieser Epidemie bis zu der von 1889/90 nicht mehr der Fall gewesen ist. Die angegebenen Morbiditätsziffern können den in der letzten Pandemie 1889/90 gewonnenen Ergebnissen wohl an die Seite gestellt werden.

Canstatt unterschied eine Influenza encephalica, thoracica und abdominalis (ähnlich auch Vigla)[81] und führte somit zuerst die Einteilung ein, der sich auch die Autoren der jüngsten Pandemie, indem sie eine nervöse, katarrhalische und gastrische Form der Krankheit aufstellten, ziemlich genau anschlossen.

„Überall wurde von den Ärzten vor den örtlichen Erscheinungen eine funktionelle Störung der Nervenzentren wahrgenommen. So verschieden die weiteren Erscheinungen der Krankheit auch waren, ein Organapparat schien immer ergriffen, der des Gehirnes und Rückenmarkes, dazu gesellten sich als vorzüglich häufige Komplikationen die Störungen der Brust- und Unterleibsorgane" (Petrequin). Lombard sprach sich in ähnlicher Weise aus, daß die Krankheit wesentlich einen nervösen Charakter habe, und daß die Influenza auf die zerebralen Funktionen identisch tierischen Giften wirke, die den Keim des Typhus und anderer schwerer Fieber bilden. Peyton Blakiston[82] sagte ebenfalls: that influenza is an affection of the nervous system, with its concomitant derangements in the organs of digestion, circulation usw.

Unter den Nervensymptomen wurden die heftigen Kopf-, Lenden und Gelenkschmerzen, die außerordentliche Entkräftung[83], die langwierige Rekonvaleszenz mit der anhaltenden Prostration, die große Neigung zu Schweißen (Streeten, Canstatt), die Delirien, das Koma (Blakiston in Birmingham), convulsive attacks (Ramsay in Thompsons Annalen, S. 320), halbseitige Gesichtsneuralgien, Brustschmerzen und Gehörsbeeinträchtigung (Bree und Streeten in Thompsons Annalen) beobachtet. Nach Lombard begann die Influenza einige Male mit anhaltenden Delirien.

Neben den nervösen Erscheinungen waren katarrhalische seitens des Respirationstraktes und des Digestionsapparates zu konstatieren.

Lombard berichtete über die typhoiden Erkrankungsformen, welche länger als vierzehn Tage andauerten, mit Schwindel, Kopfschmerz, Nasenbluten, Abgeschlagenheit, Erbrechen, Diarrhöen einhergingen, bei denen ein weicher und schwacher Puls vorhanden war.

---

[81] Ebel zählte sechs Formen auf: 1. Influenza catarrhalis simplex, 2. I. nervosa, 3. I. trachealis und bronchialis, 4. I. pneumonitica et pleuritica, 5. I. anginosa, 6. I. gastrica s. abdominalis.

[82] s. Thompsons Annals of influenza. p. 347 (1836/37).

[83] Streeten in Thompsons Annals of influenza. S. 316. It seems even in some situations to have approached the collapse of the late visitation of cholera.

Nach Canstatt verlief die Influenza öfters als suffocativer Katarrh mit bald eintretendem asphyctischen Tode.

Das Fieber zeigte nach Petrequin entweder kontinuierlichen, zuweilen remittierenden oder intermittierenden Typus. Rezidive waren nicht selten und häufig ernster, als die primären Erkrankungen.

In dem Anfange der Epidemie wurden vornehmlich kräftige Personen und später mehr Greise, Kinder und Schwächlinge befallen (Lombard und Petrequin). Die Sterblichkeit der alten Leute war beträchtlicher, als in der Epidemie von 1831.

Die mittlere Dauer der Epidemie an einem Orte betrug sechs bis acht Wochen. In bevölkerten Städten trat sie heftiger und früher auf, als in den kleinen Nachbarorten. Fast nie komplizierte die Krankheit akute Leiden, z. B. den Typhus (Graves), sondern sie zeigte sich erst bei den Rekonvaleszenten; sie verschlimmerte chronische Affectionen der Atmungsorgane, vornehmlich tuberkulöse Leiden, und wirkte nachteilig auf die Krankheiten des Nervensystems, insbesondere des Rückenmarkes (Vigla). In Paris ging dem Auftreten der Influenza eine beträchtliche Abnahme der akuten Krankheitsfälle voraus (Canstatt).

Als häufigste Komplikation zeigte sich die Pneumonie: dieselbe stellte sich selten vor dem zweiten oder dritten Tage der Influenza, manchmal noch nach fünf bis sechs Tagen, ein (Nonat). Derselbe führte als Eigentümlichkeit dieser heftigen Lungenentzündungen an, daß sie ihre Perioden manchmal durchmachten, ohne die Produkte der Expectorationen zu verändern, wobei nur Rhonchi und Rasselgeräusche über der ganzen Brust vernehmlich waren. In einem Drittel der Fälle, von denen auch Gluge einige Sektionsergebnisse sah, waren die Bronchien in den hepatisirten Lungenlappen mit weiß-gelblichen zylindrischen Ausgüssen, ähnlich den Croupmembranen, ausgefüllt. Nach Piorry unterschieden sich diese Pneumonien von den gewöhnlichen einmal durch ihr Hinzutreten zu der Bronchitis, sodann durch ihre allmähliche Entwicklung, endlich durch ihre eigenartigen physikalischen Erscheinungen; anfangs war das Respirationsgeräusch nur geschwächt, nachher fehlte es gänzlich und es zeigte sich bronchiales Atmen, ohne daß Dämpfung oder Knisterrasseln nachweisbar war. Unter sechzehn Pneumonikern starben acht, während sonst unter acht nur einer zu Grunde geht.

Nach Petrequin äußerte sich die Wirkung der Influenza auch in Uterinblutungen und Herbeiführung von Aborten.

Auf der Haut zeigten sich rote Flecke, Miliaria, Urticaria und Rotlauf. Pusteln an den Lippen wurden oft beobachtet.

Als Nachkrankheiten wurden Neuralgien, Apoplexien, Entzündung des Rükkenmarkes (Appleton)[84], Parotidenschwellung (Fife)[85] und viele Gastriciasmen gesehen. Hastings[86] erwähnte „muco-gastritis and muco-enteritis of long standing, refered in its commencement by patients to the influenza". Ferner beobachtete z. B. Hastings Ohrenabszesse und Meningitiden.

Als Obduktionsergebnis, worüber Green und Clendinning (Thompson'sche Annalen), Blakiston und Nonat Mitteilungen brachten, wurde gemeldet: Hyperämie des Gehirns und seiner Häute, Hyperämie und Schwellung der Tracheal- und Bronchialschleimhaut in einem oder beiden Lungenflügeln. Die Luftröhren waren bis in die kleinsten Verzweigungen hinein mit dickem, blutigem Schleim bedeckt. Nach Blakiston war das Lungenparenchym dunkelviolett, crepitirte sehr wenig und zeigte sich derber, als man es in normalem Zustande findet. Die hinteren, unteren Lungenpartien waren bisweilen sehr dunkel, erweicht und wie gangränös, besonders bei älteren Individuen; nur fehlte der brandige Geruch; bei jungen Personen fand sich bisweilen Hepatisation; einige Male wurden Lungenödem, selten Pleuritis, dagegen keine konstanten Veränderungen in den anderen Organen bei Influenzaleichen gefunden.

Es ist noch erwähnenswert, daß the Council of the Provincial Medical Association ein Circular an seine Mitglieder zur Beantwortung versandte, das achtzehn Fragen betreffs der Influenza und ihrer Erscheinungen enthielt.

1847/48.

Scholvin, Medic. Zeitg. Russlands 1848. No. 40. S. 313 usw.

Heusingens Bericht über die Leistungen in der medicinischen Geographie im Jahresbericht über die Fortschritte der gesamten Medizin im Jahre 1849. Erlangen 1850. I. Bd. S. 293.

Hamburg. medic. Zeitg. Bd. IX. S. 389 u. S. 505.

Thom. Peacock, on the Influenza or epidemic catarrhal fever of 1847-48. London 1848.

Gazette medic. de Paris 1847. No. 49. p. 958. 1848. No. 20 bis p. 373.

Schweiz. Zeitschr. f. Medic., Chir. und Geburtshülfe. 1849. S. 399.

Annales de la Societe med; de Gand. Vol. XIV. p. 5.

F. W. Oppenheims Zeitschr. f. d. gesammte Medicin. 40. Bd. S. 505.

Prager, Vierteljahrsschr. f. d. pract. Heilkunde. Bd. III. S. 92.

Th. Laycock, The London medic. Gazette. V. Bd. 1847. p. 1052.

---

[84] s. Thompsons Annals of influenza. S. 320.
[85] ibid. S. 317.
[86] ibid. S. 310.

H. Thielmann, Med. Zeitg. Russlands. 1847. S. 147.

Medic. Corresp.-Bl; d. württemberg. ärztl. Vereines. XIX. Bd. S. 13, 25, 208. , Thomsen in Hambg. Zeitschr. f. Medicin. XL. 389.

Bericht in Sundhetskoll. Forhdl. for Aaret. 1848. M.

Bericht in Cohen Statist.-geneesk. Jaarboek voor 1848. a. v. O.

Galama in Prakt. Tijdschr. voor de geneesk. I. 137.

Webster in London med. Gazette. Febr. 1848.

Starck in Edinburgh Journ. LXIX. 263.

Bertrand, Mein. sur la topogr. med. du Dpt. du Puy-de-Döme. Clermont 1849. 166.

Maffoni und Trompes in Giorn. med. chir. di Torino. I. No. 2.

Hunter in London med. Gazette. 1849. LK. 187.

Bouchacourt in Journ. de Med. de Lyon. 1847. December.

Gulick in New York Journ. 1855. March.

D'Espine, Marc. Grippe à Geneve en 1848. Gaz. med. de Paris 1848.

F. Seitz, Catarrh and Influenza. München 1865. S. 123.

Im Frühling 1847 herrschte die Influenza in Rußland, im August in Konstantinopel, im November auf der Insel Bornholm, in Kopenhagen, Schleswig, England und Schottland. In London begann die Epidemie nach Peacock um den 18. November, in Edinburgh erreichte sie ihren Höhepunkt vom 18.-28. November, dann befiel sie Bradford in Yorkshire in den letzten Tagen des November; dann kam sie nach Cheshire, Lancashire, Derbyshire, Bath, Bristol, Brighton, Plymouth, Penzance, Insel Whight (hierselbst sehr milde) und Holland. Ende November und Anfang Dezember verbreitete sie sich über München, Berlin, nördliches Deutschland, Erlangen, Stuttgart, Schweiz, Oberitalien und Frankreich. In Paris begann die Epidemie um den 27. November; in der ersten Hälfte des Dezember war sie in Holland, Lyon, Marseille, Turin, Nizza, Genua und Neapel, im Laufe des Dezember in der Dauphinee und Genf. In Madrid begann die Invasion um die Mitte Januar, Ende Januar herrschte die Influenza in Flandern und St. Croix (Westindien). Mitte Januar wütete die Epidemie in Nordamerika, Februar und März in New-Foundland und New-Zealand, etwas früher in Ägypten und Algier. Im April suchte die Epidemie die Küste von Syrien, Juli und August die Westküste Afrikas, August Hongkong heim.

Was die Macht der Krankheit betraf, so wurde angegeben, daß nach Thielmann in St. Petersburg zwei Drittel der Einwohner, in Paris ein Viertel, wenn nicht die Hälfte, in Genf nach Marc d'Espine ein Drittel, in York nach Laycock ein Viertel ergriffen wurden. Die Steigerung der Sterblichkeit wurde vielfach hervorgehoben.

Wie Lombard von 1837 angab, so berichtete auch Marc d'Espine von der Epidemie 1847/48, daß mehr Frauen als Männer von der Influenza befallen wurden. Nach Canstatt ergriff sie vor allem Kinder; vom Säuglingsalter bis zu fünf Jahren, weniger Erwachsene. Beide Angaben widersprechen den sonstigen Erfahrungen bei der Influenza.

In Bezug auf das Wesen der Krankheit und die Komplikationen berichteten die Autoren wesentlich analog den Beschreibungen, die wir bei der Epidemie von 1836/37 finden. Es ist noch hervorzuheben, daß Dicenta retentio urinae, brennenden Schmerz in dem Blasenhalse und der Urethra, sowie. blutigen Urin bei Influenzakranken beobachtete.

Wenn Peacock angab, daß Übervölkerung, unreine Luft, Unreinlichkeit, Mangel an Kleidung und Nahrung die Verbreitung der Krankheit begünstigten, so kann man ihm diesbezüglich nicht beistimmen.

1851.

Sammandrag of officiella rapporter om Cholera farsoten i Sverge ar 1850. Stockholm 1851.

Jules Guerin, Gazette medic. 1851. No. 13.

Klin. u. anatom. Beobachtungen über die Krankheiten von Egypten. Vierordts Archiv f. physiol. Heilkunde. Stuttgart 1854. XIII. Jahrg. 3. H. S. 547.

Rufz in Arch. de med. nav. 1869. XI. 426.

Piderit in Dtsch. med. Klinik. 1853. No. 48.

Gibbons Annual address before the San Francisco med. Soc. 1857. 18.

Droop in Hannov. med. Correspond.-Bl. 1851. II. 165. Blum 1853. IV. 51.

Beaugrand in Journ. des conn. med. prat. 1851. Mars.

Popper, Zeitschr. f. Epidemiol. 1876. II. 288.

F. Seitz, Catarrh und Influenza. München 1865. S. 139.

Diese Epidemie steht sicher an In- und Extensität der jüngsten Pandemie bei weitem nach. Sie herrschte nach Seitz Dezember 1850 in Schweden, wo sie unmittelbar nach der Choleraepidemie erschien. Im Januar 1851 befiel die Influenza Berlin, München, Wien, Freising und erreichte sodann Paris, wo sie heftig auftrat. Nach A. Hirsch herrschte sie im Dezember 1850 in Westindien und Südamerika, im Januar in Nordamerika (vergl. Haeser, Lehrb. der Geschichte der Medicin. 1882: III. Bd. S. 954), im März in Italien und Ägypten (Kairo).

Auf die Einzelheiten dieser Epidemie einzugehen, ist unnötig, da wir hier nur bekannten und schon vielfach erwähnten Erscheinungen begegnen.

1857/58.

Ähnliche Dimensionen wie die vorige Epidemie erreichte nach A. Hirsch die von 1857-58.

Sie suchte im August 1857 Zentral-Amerika: Panama, heim, war im September in Westindien und Südamerika, im Dezember in Rußland, Deutschland, Belgien und Frankreich, im Januar 1858 in Italien, im Mai auf den Färöer.

L. Ceruti, Sulla grippa que domino epidemica-mente nelle cita di Milano e Pavia nell'inverno 1857. 1858. Pavia.

E. Dufresne, La Grippe à Geneve pendant les mois de Janvier, Fevrier et Mars 1858. Paris.

Massin, Epidemie catarrhale de 1858. These, Strassbourg. 1858. F. Seitz, Catarrh und Influenza. München 1865. S. 172. A. Hirsch, Handb. d. histor.-geograph. Pathologie. 1881. S. 39.

1874/75.

Noch weniger umfangreich gestaltete sich diese Epidemie. Sie herrschte in den Vereinigten Staaten, Österreich, Südwestdeutschland, Frankreich, Norditalien und Schweden; sie durfte auf den Namen einer Pandemie wohl eigentlich keinen Anspruch machen.

Reinhard von den Velden, Über eine im Winter 1874-75 zu Straßburg beobachtete Influenza-Epidemie. Nebst einer histor. Einleitung. Inaug.-Diss. 1875.

II.
Der Gang der Epidemie von 1889/90.

1. Heyfelder, Die Epidemie in Buchara und St. Petersburg. Wien. klinische Wochenschr. III. 1. 1890.

2. Th. Hermann, Die Influenza in St. Petersburg 1889. St. Petersburg. med. Wochenschr. XIV. 50. 89.

3. A. Sokolowski, Bemerkungen über den Character der Influenza epidemie in Warschau. Gazeta Lekarska. X. 5—8. 1890.

4. Th. Heryng, Einiges über die Influenza in Warschau. Gazeta Lekarska. X. 2. 1890.

5. W. Szyszllo,Medycyna. XVIII. 1. 1890. ,

6. Verhandlungen des Vereins f. innere Medicin zu Berlin. 1889 bis 1890. S. 164 und S. 187.

7. Die Grippe-Epidemie im deutschen Heere 1889/90. S. Mittler und Sohn. Berlin 1890. Bericht der Medicinalabtheilung des Kgl. Preussischen Kriegs-ministeriums.

8. Jasiewicz, Die Grippe und die Infectionskrankheiten. Journ. de Medec. Paris. 4. 1890.

9. Bertillon in Le Progres medical. 6. 1890. L'Epidemie de grippe. Annales d'Hygiene publ. XXIII. 3. 1890. p. 221.

10. Arnould, La grippe dans le Ißr corps darmee 1889-90.
Arch. de med. et de pharm. militaire. XV. 6. 1890. p. 409.

11. Proust, Grippe. Mercredi med. No. 5. 1890.

12. Dubrulle, La grippe au 145. regiment d'infanteric. Graz. hebd. XXXVII. 13. 1890.

13. L. F. Brison, New York med. Journ. 1. Febr. 1890. p. 120.

14. B. Ornstein, Deutsche medicin. Wochenschrift. 1890. No. 48.

15. Koranyi, Die Influenza-Epidemie in Budapest. Wien. medic. Presse. XXXI. 7. 1890.

16. Frank Clemow, The Epidemie of influenza in eastern Europa. British med. Journ. 7. Dec. 1889. p. 1305.

17. Frank Clemow, The epidemic of influenza in Russia. Brit. med. Journ. 4. Jan. 1890. p. 46.

18. Soloweitschyk, An early case of influenza. New York medic. Record. XXXVII. 1. 1890.

19. Drasche, Influenza. Wiener medic. Wochenschr. XL. 6. 1890.

20. William Scholtz, The epidemic at the Cape. The British medic. Journ. March 15. 1890. p. 600.

21. Barnes, Notes on 290 cases of influenza. The British medic. Journ. March 15. 1890. p. 599.

22. J. Fred Haller, Report of three hundred and fourteen cases of influenza. Boston med. and surgical Journ. Febr. 13. 1890. p. 151.

23. John W. Moore, The influenza of 1889-1890, as observ. in Dublin. Dublin Journ.' April 1890. p. 300.

24. M. A. Lunz, Einiges über die Influenza-Epidemie in Moskau 1889. Deut-sche medicinische Wochenschrift. XVI. 18. 1890.

25. David J. Brakenridge, The present epidemic of so-called influenza. Edinb. med. Journ. Mai 1890. p. 996.

26. Shattuck, Some remarks opening a discussion on influenza.
Boston med. and surgic. Journ. Febr. 13. 1890. p. 148.

27. W. Squire, The infection of epidemic influenza. Lancet I. 16. 19. April 1890. p. 843. '.

28. W. Tibbles, The epidemic of influenza in the rural sanitary district of Melton Mowbray. Brit. medic. Journ. April 12. 1890. p. 834.

29. Edw. Trombly, Epidemic influenza amony the poor. Boston medic. and surgic. Journ. March 20. 1890. p. 270.

30. Quinton, An epidemic of influenza in a prison. Brit. medic. Journ. Febr. 22. 1890. p. 417.

31. Hubert Bristowe, Notes on an outbreak of influenza at King Edwards schools for girls. British med. Journ. Febr. 22. 1890. p. 418.

32. George Preston, An outbreak of influenza on board of the industrial trainingship Mount Edgcumbe. The Brit. medic. Journ. March 1. 1890. p. 477.

33. Röwer, Influenza auf See. Dtsche. Medicinal-Zeitung. 1890. No. 45.

Diese Schiffsepidemie scheint keine Influenza gewesen zu sein, was einmal aus dem Krankheitsbilde, das Röwer entwirft, deutlich hervorgeht, zweitens wegen der langsamen Verbreitung des Leidens, drittens wegen der Tatsache, daß die Deckmannschaft, d. h. die der Luft am meisten ausgesetzten Schiffs- insassen, am wenigsten ergriffen wurden.

34. Straub, Influenza-Epidemie in Esslingen. A. d. Württemb. Corr.-Bl. LX. 13. 1890.

35. Demuth, Über Influenza. Ver.-Bl. d. pfälz. Aerzte. VI. 1. 180.

36. Tueffert, La Grippe et ses complications. Gaz. des Hopit. LXIII. 13. 1890.

37. Bouchard, Sur la contagiosite de la grippe. Bull. de l'Acad. de med. LIV. 9. 1890.

DIE erste sich auf die große Influenzapandemie beziehende Mitteilung ent- stammt der Feder Heyfelders (1), der im Sommer 1889 die Influenza in Buchara sah; ihm ist um so mehr Glauben zu schenken, als er selbst im Winter die Influenza in Rußland beobachtete und die in Buchara stark hausende Epi- demie mit dieser zu vergleichen und die Erscheinungen beider zu identifi- zieren im Stande war. Die Epidemie begann in Buchara schon in der zweiten Hälfte des Mai 1889, und zwar bei den dort wohnenden Europäern. Die zuerst auftretenden Fälle zeigten nervöse Symptome, während erst nach einiger Zeit die katarrhalischen Formen der Krankheiten mehr hervortraten. Ferner glaub- te Heyfelder gefunden zu haben, daß die Bewohner von Keller- und Parterre- wohnungen früher erkrankten, als die der höheren Stockwerke, daß sich in Kasernen, Schulen und Instituten nicht nur relativ, sondern auch absolut zahl- reichere Erkrankungen zeigten.

Weitere Berichte über Influenza, und zwar vom 25. Oktober, lauteten aus Ssaljan im Kaukasus, wo kein Haus ohne Patienten blieb. Vielleicht noch frü- her, etwa um die Mitte des Oktober, soweit Kasanski Listok berichtet, scheint die Epidemie Wjatka erreicht zu haben. Am 17. Oktober trat die Influenza in Tomsk auf, wo sie „sibirisches Fieber" genannt wurde; etwa zu gleicher Zeit liefen die ersten Berichte über das Erscheinen der Epidemie aus Moskau, Riga, Wilna, Sebastopol und Kaluga ein. Nach Lunz (24) herrschte sie in Moskau Ende Oktober epidemisch.

In St. Petersburg trat die Influenza, nachdem daselbst einzelne Fälle bereits Ende Oktober vorgekommen sein sollten, in den ersten Tagen des November als Epidemie auf, und zwar in dem auf einer Newainsel liegenden Stadtbezirk Wassily-Ostrow. Schnell zunehmend, stieg die Epidemie in den ersten Tagen des Dezember auf ihre Höhe, sodaß fast die halbe Stadt krank sein sollte. Nach Berichten aus der Stadt litten zu einer Zeit etwa 150.000 Menschen aus allen Schichten der Bevölkerung an der Krankheit. Nicht das rauhe Klima oder ein besonders harter Winter, eine im Gegenteil für diese Zeit besonders milde Witterung schien an der Massenerkrankung schuld zu sein. So hieß es damals.

Fabriken und Schulen mußten geschlossen werden. Fast drei Viertel aller über den Krankenbetten angebrachten Schilder trug den Namen Influenza, und die Hospitaldirektoren bemühten sich eifrig um Vermehrung der Krankenbetten (Petersburger Zeitung). Ganze Regimenter waren ergriffen; nach Hermann (2) erkrankten 35 Prozent der Polizisten. Im Maria-Magdalena-Hospitale wurden zu gleicher Zeit das ganze ärztliche Personal und sämtliche Operierte von der Influenza erfaßt usw. In Petersburg sprach Zdekauer die sonderbare Meinung aus, die bereits von Heidenreich 1831 in gleichem Sinne geäußert war, daß die Influenza der Vorläufer der Cholera sei, eine Ansicht, von der nur das Publikum Notiz nahm, für die nirgends in der Geschichte der Influenza eine beweisende Tatsache zu finden ist, falls man von den phantastischen Ideen Heidenreichs und Schweichs absieht.

Mitte November zeigte sich die Influenza epidemisch in Lodz, Krakau und Warschau, nachdem der Angabe von Sokolowski (3) gemäß, der erste charakteristische Fall von ihm in Warschau am 20. Oktober gesehen worden war. Andere polnische Städte, z. B. Lemberg, zeigten das epidemische Auftreten der Influenza etwas später. Nach Pawlikowski herrschte die Krankheit in der zuletzt genannten Stadt in der ersten Hälfte des Januar und erlosch bereits schon Ende dieses Monats. Hier war sie sehr milde, während sie in Warschau und Krakau heftig wütete. Nach Warschau sollte die Epidemie, wie Heinrich Pacanowski angab, durch ein junges, aus Südrußland zugereistes und bereits krank ankommendes Mädchen verschleppt worden sein. Sie dauerte während des ganzen Dezembers an; am Ende dieses Monats kamen weniger neue Fälle vor, dagegen mehrten sich sekundär hinzutretende Krankheiten der Respirationsorgane (Sokolowski)

Über Polen weiterziehend, erschien die Influenza etwas früher in Berlin als in Wien; zu der Zeit, wo die Epidemie in St. Petersburg sich ihrem Höhepunkte nahte, traten die ersten, sporadisch verteilten Fälle in Berlin auf, deren Diagnose erst mit Sicherheit ex post zu stellen war, als das Erscheinen von vielen gleichartigen Erkrankungen die Influenza konstatieren ließ; freilich wunderte man sich seiner Zeit genugsam über die Erstlingsfälle, die nicht in das Schema der eigentlichen katarrhalischen Affectionen hineinpaßten, die anfangs schwere gastrische Fieber, ja Typhen und sogar Meningitiden vortäuschten, bis man durch die Erkenntnis des Mißverhältnisses zwischen den subjektiven Beschwerden und dem objektiven Befunde und in der Erinnerung an die Petersburger Epidemie zu der Wahrnehmung kam, daß die Influenza ihren Einzug gehalten habe.

Die ersten Fälle sollten bereits nach Fürbringer (s. Verhandl. d. Ver. f. innere Medicin z. Berlin. 1889/90. S. 169) in den ersten Tagen des Monats November vorgekommen sein, während dagegen z. B. Löwenstein (s. diese Verhandlungen S. 172) den Beginn der Epidemie von dem 10. Dezember an datierte, ich selbst den ersten Influenzafall am 4. Dezember sah.[87] Diese so different ausfallenden Angaben, die sich in dem ganzen Verlaufe der Influenza stets wiederholen, wo es darauf ankommt, den Anfang derselben festzusetzen, lassen es nicht ratsam erscheinen, den Beginn der jedesmaligen Invasion in den einzelnen Städten zu erforschen, um danach den zeitlichen Verlauf und somit den Gang der Epidemie zu präzisieren, sondern man muß ihren Höhepunkt, der sich scharf bestimmen läßt und, wie wir später zeigen werden, mit der Zeit der höchsten Mortalitätsziffer zusammenfällt, aufsuchen; hierdurch erhält man einen sicheren Maßstab für den Gang der Epidemie, deren Beginn in den einzelnen Gegenden, wo man ihn mit einiger Sicherheit auffinden kann, natürlich dabei im Auge zu halten ist.

Hier in Berlin, wie überall, wurden diejenigen zuerst von der Krankheit ergriffen, welche sich ihrem Berufe und ihrer Beschäftigung nach der Luft vornehmlich aussetzen müssen, also Männer, und vor allem Arbeiter, Geschäftsleute, Soldaten, Bedienstete der Feuerwehr, Postbeamte, Polizisten usw. Nach Kleist (s. Verhandlungen des Ver. f. innere Medizin zu Berlin. 1889/90. S. 179) erkrankten bis zur Mitte des Dezember ein Sechstel der im Osten Berlins stationierten Exekutivbeamten. Im 3. Garderegiment zu Berlin nahmen die Erkrankungen so rapide zu, daß zu dem Stellen der Brandenburger Torwache aushilfsweise Leute des Füsilierbataillons genommen werden mußten. Von der Feuerwehr erkrankten so viele, daß zwei Dampfspritzenzüge wegen Mangels an Mannschaften ausgesetzt werden mußten. Unter den ersten dezimierte die Influenza auch die Reihen der Universitätslehrer; auch Mitglieder der kaiserlichen Familie sowie des Hofes waren unter den ersten Opfern der Krankheit zu nennen. In den Fabriken, Geschäften, Instituten, kurz überall da, wo viele Menschen zusammen tätig waren, lichteten sich die Reihen ganz erheblich; in

---

[87] Nach dem Bericht der Medicinalabteilung des kgl. Preuss. Kriegsministeriums begann die Epidemie in der Berliner Garnison schon November 1889.

den Schulen und der Alma mater leerten sich die Bänke. Eine Zählung, die am 7. Januar 1890 vorgenommen wurde, also zu einer Zeit, wo die Influenza bereits ihren Höhepunkt in Berlin überschritten hatte und in der Abnahme begriffen war, ergab, daß in den Berliner Gemeindeschulen an diesem Tage von 170.318 Schulkindern 11.532, von 3110 Lehrern 130 fehlten. Eine große, nicht zu bestimmende Zahl Ärzte mußte sich niederlegen, während der Rest derselben sozusagen nicht aus den Stiefeln kam und übermenschlich arbeiten mußte. In den Sprechstunden der Ärzte stellten sich nur Influenzakranke vor, auf den Krankenbesuchen fand man fast ausschließlich Grippepatienten. Alle sonst in dieser Jahreszeit herrschenden Krankheiten, Masern, Scharlach, Keuchhusten, follikuläre Angina, Diphtherie, akute Muskel- und Gelenkrheumatismen schienen durch den Influenzahauch wie weggefegt. Während anfangs vor allem die kräftigen Männer mittleren Alters der Seuche ihren Tribut zahlten, kamen sodann die Frauen, endlich die jüngeren Kinder und älteren Personen an die Reihe.

Die anfangs für lächerlich angesehene und als Modekrankheit bezeichnete Affection, die auch zunächst nur nervöse Störungen und katarrhalische Erscheinungen darbot, nahm, indem sie expansiver wurde, mehr und mehr ein ernsteres, schließlich gefährliches Aussehen an. Sie beherrschte das Gespräch und die Tagespresse, in welcher letzteren sie eine ständige, nicht unerhebliche Rubrik einnahm, sie lähmte Industrie und Geschäftstätigkeit; das Weihnachtsfest verlief unter ihrem Drucke recht trübselig; in den Gesellschaften langweilte sich der noch verschonte Rest. Sie erregte das Interesse der Ärzte ungemein; in Berlin, in allen Hauptstädten Europas, kurz wo nur die Influenza erschien und wo nur irgendeine Ärztevereinigung bestand, wurden Verhandlungen über das Wesen, das Auftreten, die Erscheinungen und die Bedeutung der Influenza gepflogen, welche auch von dem Publikum mit dem lebhaftesten Interesse verfolgt wurden. Leyden sprach von dem „großen medizinischen Ereignis".

Als nun bei dem weiteren Anwachsen der Epidemie sogar Todesfälle durch Influenza vorkamen, als lebensgefährliche Komplikationen zur Beobachtung gelangten, da begann man die Krankheit so sehr zu fürchten, wie man sie vorher verlacht hatte, und es entwickelte sich eine neue Form der Hypochondrie, wenn man so sagen darf, die Influenzaphobie; diejenigen, welche der Krankheit bisher noch nicht unterlegen waren, erwarteten wie Opferlämmer täglich und stündlich ihr Erscheinen.

Nach den von der Berliner Epidemie vorliegenden Berichten war nirgends ersichtlich, daß die Influenza zunächst einen bestimmten Stadtteil befiel und sich von da aus weiter verbreitete, sondern sie trat in allen Bezirken und an allen Enden der Stadt gleichmäßig zur Erscheinung.

Die Stimmen über die Anzahl der Erkrankten gingen bedeutend auseinander. In der ersten Influenzasitzung des Vereins für innere Medizin, am 16. Dezember 1889, gab Kalischer die Hälfte der Einwohner Berlins als erkrankt an, während Leyden von acht bis zehn Prozent Erkrankungen sprach; freilich bemerkte Leyden später gelegentlich der Verhandlung des genannten Vereins am 6. Januar 1891, daß die Influenza nicht viel weniger als die Hälfte der Berliner Bevölkerung in irgendeiner Weise ergriffen habe. Ich fand den dritten Teil meiner Patienten influenzaleidend; aber man mußte den Prozentsatz höher nehmen. Bei der großen Anzahl nicht bettlägeriger und leichter Influenzakranken ist es schwer, allgemeine Statistiken zu entwerfen, und man kann nur in beschränkten, gut zu beobachtenden Kreisen sichere Morbiditätsziffern auffinden, die verallgemeinert annähernde Ergebnisse liefern. Aber selbst die sonst maßgebende Hospitalsbeobachtung bringt hierbei keine absolute Sicherheit, da die Krankenhäuser meist nur die schweren und schwersten Fälle beherbergen, und die relativ größere Menge der leichten Fälle der Schätzung entzogen wird. Jedenfalls mögen einige sichere Zahlen Erwähnung finden, die aber nur ein annäherndes Bild liefern. In der Charité erkrankten nach Mehlhausen von über 600 Personen ärztlicher Beamten und Wärterpersonal 61 Prozent oder rund 370. Unter den Mannschaften der deutschen Armee erkrankten einschließlich der Marine 55.263 Mann (s. Grippe-Epidemie 1889/90, nach den Berichten des preuß. Kriegsminister, S. 33) Natürlich sind auch diese Zahlen wie jede amtliche Mitteilung diesbezüglich approximativ, da es zweifellos ist, daß eine Reihe Personen, die ganz leicht Influenza akquirierten, der Beobachtung entgingen. So müssen auch die Veröffentlichungen des kaiserlichen Gesundheitsamtes in Berlin nur als annähernd richtig aufgefaßt werden, da nicht einmal der einzelne Arzt die Anzahl seiner Fälle zu melden im Stande war. Während also die amtlichen Morbiditätsziffern von der Wahrheit ziemlich weit entfernt bleiben, geben uns wenigstens die amtlichen Mortalitätszahlen einen gut verwertbaren Aufschluß, der den Gang und den Verlauf der lokalen Epidemie vortrefflich illustriert.

Nach den Veröffentlichungen des kaiserlichen Gesundheitsamtes waren in der Woche vom 1. bis 7. Dezember in Berlin akute Entzündungen der Atmungsorgane häufiger, namentlich gelangten sehr zahlreiche Erkrankungen an Katarrhen der Luftröhre und Nase (Grippe) zur ärztlichen Behandlung; doch war der Verlauf besonders der letzteren Krankheitsformen ein sehr milder.

Man erkennt also hieraus, was auch bereits oben angedeutet war, das Einsetzen der Influenza.

Die Sterblichkeit vom 8. bis 14. Dezember, heißt es weiter, war eine größere (27,2 pro Mille), als in den Vorwochen. Akute Entzündungen der Atmungsorgane mit gutem Verlauf zeigten sich in großer Zahl, während die Zahl der an Lungen- und Kehlkopfentzündung Gestorbenen ansehnlich zunahm.

Darmkatarrhe und Brechdurchfälle traten mehr zu Tage und führten häufiger zum Tode. Das Vorkommen der Infektionskrankheiten war meist ein beschränktes.

In der dritten Dezemberwoche (15. bis 21. Dezember) wurden in Berlin amtlich gemeldet: 37 Todesfälle an Herzfehlern, 32 an Kehlkopfentzündung, 32 an chronischem Bronchialkatarrh, 126 an Lungenentzündung, 131 an Lungenschwindsucht und 37 an anderen Erkrankungen der Atmungsorgane.

Man erkennt also hieraus bereits, wie beim Anwachsen der Epidemie die Komplikationen, vor allem die Pneumonien um sich greifen und vielfach zum Exitus führen.

In der vierten Dezemberwoche (vom 22. bis 28. Dezember) starben 36 an Herzfehlern, 40 an Kehlkopfentzündung, 55 an Bronchialkatarrh, 150 an Lungenentzündung, 182 an Lungenschwindsucht. Die Zahl der Sterbefälle war 1069 und überwog die Zahl der Geburten um 43.

Die Zahl der Todesfälle war gegenüber der Vorwoche um das Dreifache gestiegen. Es werden für die angegebene Zeit 25 Todesfälle an Influenza angeführt, während in der Woche vom 15. bis 21. Dezember nur 10 Fälle verzeichnet waren. Eingeschlossen sind natürlich nicht die Fälle, welche durch Komplikationen, die einen besonderen Charakter an sich tragen, zum Tode führten. Diese Woche stellt auch in Bezug auf die Extensität den Höhepunkt der Influenza in Berlin dar.

Schon in der nächsten Woche gestalteten sich die Gesundheitsverhältnisse und Mortalitätsziffern etwas günstiger. Vorn 29. Dezember 1889 bis 4. Januar 1890 starben in Berlin an Lungenentzündung 119, an Lungenschwindsucht 159, an Kehlkopfentzündung 36, an sonstigen Erkrankungen der Atmungsorgane 34, insgesamt 918.

In der Woche vom 5. bis 11. Januar gestalteten sich die Gesundheitsverhältnisse noch etwas besser. Die Zahl sämtlicher Todesfälle betrug 763. An Brustfellentzündung starben 12, an Lungenentzündung 84, an Phthise 138, an Kehlkopfentzündung 17, an chronischem Bronchialkatarrh 32, an anderen Erkrankungen der Atmungsorgane 26.

In der Woche vom 12. bis 18. Januar starben an Lungenschwind sucht 103, an Lungenentzündung 77, an Brustfellentzündung 4, an Kehlkopfentzündung 16, an Bronchialkatarrh 35.

Vom 19. bis 25. Januar kamen 13 Todesfälle an Influenza vor, die Gesamtzahl der Gestorbenen betrug 672.

Diese statistischen Belege geben einen genügenden Maßstab für das Anwachsen, den Höhepunkt und das Abnehmen der Epidemie. Es stieg nicht nur die Intensität, sondern auch die Extensität derselben proportional dem Grade der Mortalität, sodaß demnach den eben gemachten Angaben gemäß die vierte Dezemberwoche (vom 21. bis 28. Dezember) als der Höhepunkt der

Epidemie angesehen werden durfte. Wir kommen nachher noch einmal auf diesen Punkt zurück.

Gleichzeitig mit der Berliner Epidemie zeigte sich die Influenza in einer großen Anzahl von Städten Mitteleuropas, unter anderem in Danzig, Kiel (s. Tab. 2.), in Leipzig (Sitzung der medicinischen Gesellschaft zu Leipzig am 14. Januar 1890), wo der Beginn der Epidemie zwischen dem 3. bis 10. Dezember lag, in Wien, Bukarest, Stockholm, Kopenhagen, Basel, in welcher letzteren Stadt Physicus Dr. Lotz den Anfang der Epidemie vom 5. Dezember anrechnete. (Sitzung der medic. Gesellschaft in Basel vom 6. Februar 1890.) In Zürich begann die Epidemie nach H. Müller, der dort am 11. Dezember den ersten Influenzafall beobachtete, etwa zu derselben Zeit. (Sitzung der Gesellschaft der Ärzte in Zürich vom 1. Februar 1890.)

Wenn wir uns bei der Invasion so unendlich vieler Städte ein Bild von dem Gange der Epidemie nachkonstruieren wollen von dem Gange, der zunächst Mitteleuropa betrifft, so können wir uns, wie wir oben hervorgehoben haben, nicht nach dem so schwankend angegebenen Beginn der Influenza richten, sondern müssen uns an die Mortalitätsziffern halten, deren höchste Steigerung auch die stärkste Extensität und den bedeutendsten Grad der Erkrankungen darstellt; daraus läßt sich dann ein Rückschluß auf das Einsetzen der Seuche machen, da der zeitliche Verlauf derselben in den großen und größeren Städten, wie uns nicht nur die Geschichte, sondern auch die Beobachtung der Epidemie 1889/ 90 lehrt, ein auffallend gleichmäßiger ist. Wir können behaupten, daß in den einzelnen Städten die Epidemie der Regel nach in sechs bis acht Wochen abläuft, und daß ihr Höhepunkt zugleich mit der größten Mortalitätssteigerung drei bis fünf Wochen nach dem Anfang der Epidemie zu liegen kommt.

Stellen wir uns nun die Mortalitätsziffern in den einzelnen Städten Deutschlands zusammen, so erkennen wir, daß die Mortalitätsakme in Berlin, Danzig und Kiel auf die vierte Dezemberwoche, in Königsberg, Stettin, Posen, Hannover, Frankfurt am Main auf die Woche des Jahreswechsels und in München, Elbing, Magdeburg, Stuttgart und Köln auf die zweite Januarwoche fiel (s. Tabelle 2.). Wenn wir uns nunmehr nach den über den Beginn der Epidemie in diesen Städten gemachten Angaben umsehen, so findet sich auch in der Tat, daß da, wo die Mortalitätsakme früher lag, auch der Anfang der Epidemie früher zu datieren war. So begann die Epidemie in Berlin vorzeitiger, als in Frankfurt am Main, in Frankfurt am Main eher, als z. B. in Stuttgart. Zugleich übersehen wir bei der Betrachtung der Tabelle, daß jedesmal die später heimgesuchten Städte immer mehr nach Westen zu gelegen waren, also Berlin – Frankfurt am Main – Köln, wobei sich dann wieder in jedem der drei Tabellenabschnitte Städte finden, die weiter nach Osten, nach Rußland zu, also dem Invasionsherde der Influenza näher liegen. Wir kommen auf diese

Tatsache nachher wieder zurück und fügen an dieser Stelle nur noch ein, daß sich die meisten mitteleuropäischen

Städte bezüglich der Invasionszeit der Epidemie den drei Zyklen der Tabelle, wie sie die Kolumnen: Berlin, Frankfurt am Main und Köln repräsentieren, einreihen lassen. So würden bezüglich des zeitlichen Verlaufs der Influenza z. B. die Städte Stockholm, Kopenhagen, Abo, Gothenburg, Wien und Basel in die Kolumne: Berlin, die anderen Städte Mitteleuropas, deren Aufzählung der statistischen Abtheilung der Influenzasammelforschung überlassen werden muß, in die Kolumne Frankfurt am Main, beziehungsweise Köln einzutragen sein.

Noch eine Tatsache lehrt die unten angefügte Tabelle, daß die Mortalitätsakme in allen Städten die Sterblichkeitsziffer des zehnjährigen Jahresmittel ohne Ausnahme und mit bedeutendem Plus übertrifft, eine Tatsache, von der man sich bei allen Influenzaepidemien vielfach überzeugt hat.

Tabelle der Sterblichkeitsziffern in einzelnen Städten Deutschlands zur Zeit der Influenzaepidemie:

Sterblichkeitsziffer	Berlin	Danzig	Kiel	Königsberg	Stettin	Posen	Hannover	Frankfurt a. M.	München	Elbing	Magdeburg	Stuttgart	Cöln
Im zehnjährigen Jahresmittel	26,4	28,4	22,5	31,1	—	—	—	19,9	31,6	—	—	21,4	26,5
Im Monat November 1889	18,7	20,4	25,9	23,9	27,1	25,6	18,1	15,1	23,8	29,1	20,4	16,8	18,9
1. bis 7. Decbr. I.	20,6	27,5	21,7	25,3	32,2	29,6	21,2	22,1	22,5	28,6	22,5	21,8	24,7
8. bis 14. Decbr. II.	27,2	27,0	33,5	29,2	30,2	22,2	20,5	16,8	28,8	—	25,2	17,9	23,7
15. bis 21. Decbr. III.	32,4	47,5	42,5	27,2	34,6	33,3	21,9	19,6	26,5	22,2	27,2	15,7	24,5
22. bis 28. Decbr. IV.	37,7	61,0	69,6	27,2	35,1	32,6	25,9	27,4	28,8	36,4	27,8	16,1	29,5
In der Woche des Jahreswechsels: 29. Decbr. bis 4. Januar	32,1	52,2	36,1	41,1	46,8	46,3	38,2	41,4	43,0	60,3	—	28,4	51,0
5. bis 11. Januar	26,2	37,1	39,6	39,2	42,4	44,9	35,8	39,0	48,6	61,6	53,4	49,0	52,2

Bezüglich der epidemischen Ausbreitung in Deutschland, welche bei dem gleichmäßigen Verhalten der Influenza als Paradigma für ihre Expansion in allen Ländern dienen kann, möchte ich mich, was den Invasionsherd betrifft, nicht der Ansicht anschließen, welche der Bericht der Medicinalabteilung des königl. preußischen Kriegsministeriums (7) enthält, nämlich „daß die Häfen an der Ostseeküste als die ersten Eingangspforten der Seuche zu betrachten sind". Diese Hypothese wird damit begründet, daß in den Garnisonen, beziehungsweise in der Zivilbevölkerung der Ostseestädte Danzig, Kiel, Stettin und Belgard die ersten Meldungen über Massenerkrankungen an Influenza zugingen. In so schrittweiser Progression darf man sich den Gang der Influenza nicht vorstellen, sondern man muß annehmen, daß der gewaltige Arm der Epidemie von Rußland her über Europa hinfuhr, wie wir es mit einer vor uns liegenden Landkarte dieses Erdteiles nachmachen können. Berlin, Wien und die Ostseestädte Preußens und Pommern zeigen isochrones Auftreten der Seuche, und ebenso wie in den Epidemien von 1782, 1800, 1831, 1833, 1836/37, deren Gang mit der von 1889/90 fast vollkommen übereinstimmt (siehe diese Epidemien in dem Abschnitte der Geschichte der Influenza), sehen wir auch bei der jüngsten Pandemie die Krankheit, gleichgültig, ob Land und Meer daliegt, unbekümmert um den Verkehr, der vielleicht nur in den kleinen Verhältnissen, aber nicht maßgebend mitwirkt, von Wetter und Wind unbeeinflußt, über Europa in einer von Osten nach Westen gehenden Hauptrichtung hinstreichen. Wenn nun manche Autoren, die genau sein wollen, die Direktion von Nordosten nach Südwesten angeben, so ist der Grund darin zu finden, daß eben Europa von Nordosten nach Südwesten gelagert ist und daß auf dem Meere, wo keine Menschen vorhanden sind, der Zug der Seuche nur gefunden wird, wenn sich Schiffe in ihrer Fahrt dem Hauch der Seuche aussetzen. Diese Tatsache, daß Schiffe auf offenem Meere befallen wurden, die bereits längere Zeit unterwegs waren oder von Häfen fortfuhren, die bisher seuchefrei waren, lehrt, daß auch die Influenza ihren Weg unbeeinflußt quer über die Ozeane nimmt. „1875 sind von den Schiffen der Kaiserlichen Marine S. M. Schiffe ‚Arkona' und ‚Ariadne' von der Grippe ergriffen worden, ersteres im April 1875 im nördlichen Stillen Ozean fünf Tage nach Verlassen des Hafens von Yokohama, das zweite im Juli desselben Jahres im Golf von Petschili nach dreitägiger Abwesenheit vom Hafen von Newchang. In beiden genannten Häfen war zur selben Zeit von Grippe-Erkrankungen nichts bekannt." Dieser Beispiele können aus der Geschichte viele angeführt werden und sprechen überzeugend gegen die nur durch Contagion erfolgende Übertragung der Influenza.

Indem wir nunmehr zu der Besprechung des Ganges der Epidemie zurückkehren, erinnern wir daran, daß der Ausbruch in den einzelnen Teilen Deutschlands in drei dicht nacheinander folgenden Zeitabschnitten eintrat, deren Repräsentanten Berlin, Frankfurt am Main und Köln waren; zugleich konnte, obschon in jeder der drei Etappen Städte befallen wurden, die weiter nach Osten zurücklagen, doch der unaufhaltsam westlich gerichtete Zug der Epidemie erkannt werden; man kann denselben am besten mit einer Springprozession vergleichen, bei welcher, obschon wieder einige Schritte zurückgesprungen wird, doch eine Progression stattfindet; aber nicht nur ein retrograder Fortschritt, sondern auch eine radiäre Ausbreitung charakterisiert den Lauf der Influenza, eine Tatsache, die uns in der Geschichte derselben besonders aus den Berichten englischer Autoren vielfach entgegentritt, die A. Hirsch hervorhebt und die bei der letzten Pandemie durch zahlreiche Beispiele illustriert werden kann. Die ersten Fälle, der Beginn der Epidemie wird meist zunächst aus den großen und größten Städten berichtet, dann zeigen die umliegenden Orte und Ortschaften, endlich die kleinen Dörfer, Flecke und einsamen Gehöfte das Einsetzen der Influenza. Wenn man aber aus dieser Beobachtung den Schluß zieht, daß diese radiäre Verbreitung, die doch auf den Wegen des Verkehrs zu erfolgen scheint, die Contagiosität der Influenza beweise, so möchte ich die gegenteilige Behauptung aussprechen, daß diese radiäre Ausstrahlung der Epidemie eben nicht vom Verkehr abhängt, sondern der Verteilung des epidemischen Virus an sich zukommt, und daß alsdann die per contagionem erfolgende Verteilung unrichtig ist. Nun sind aber eine ganze Reihe Beobachtungen nicht nur in der Geschichte der Influenza aufgespeichert, sondern auch in der jüngsten Epidemie gemeldet worden, wonach einzelne Personen die Epidemie in eine Stadt, auf ein Schiff, auf eine Insel usw. verpflanzt hätten, Personen, die aus erkrankten Gegenden oder selbst krank zugereist seien. Ich bezweifle es, daß man wirklich im Stande gewesen ist, den Nachweis zu führen, daß mit dem Zureisen dieser Personen die Epidemie auch wirklich begann; ferner ist es noch festzustellen, ob gesunde Personen die Influenza verschleppen können, wie wir es von Scharlach, Masern usw. wissen; aber alle diese Tatsachen, für welche neuerdings der Bericht der Medicinalabteilung des Kgl. preuß. Kriegsministeriums 1889/ 90, S. 25, Demuth (Frankenthal), Dück (Rimpar), Straub (Ehingen [34], Proust (11), Parennski (Krakau), Heinr. Pacanowski (Warschau) u. a. Belege durch einzelne Beispiele bringen, können auch nur Zufälle gewesen sein, und man muß doch daran denken, daß sehr vieles, was bei einer Erkrankung der halben Welt reiner Zufall ist, leicht als Gesetz aufgefaßt werden kann. A. Hirsch bemerkt freilich, daß an den Küsten die Krankheit meist nach dem Eintreffen fremder Schiffe aufzutreten pflege, wie Beobachtungen von Panum, Finsen, Bennet, Ellis, Steen-Bille, Turner u. a. zeigen; er fügt aber sogleich hinzu, daß diese Tatsachen nicht beweiskräftig sind gegenüber der einen, sicher beweisenden Tatsache, daß die Influenza früher ebenso schnell Verbreitung fand, wie heutzutage, wo man zehnmal schneller reist, als in alten Zeiten. Ein Beispiel für viele: Die Thompson'schen Annalen der Influenzateilen aus der Arbeit von George Baker von der Epidemie 1762 mit: „The disease pervaded almost all Europe during the same spring." Diese Wirkung kann nur von einem Miasma herrühren, wobei ja das Vorhandensein contagiöser Eigenschaften der Influenza nicht ausgeschlossen ist.

Wenn man nun aber eine Erklärung für die Beobachtung abgeben soll, die als Tatsache freilich wertvoller erscheint, als die von ihrem Zustandekommen beigebrachte Hypothese, daß nämlich die Influenza zuerst die großen Städte und dann in sternförmiger Ausstrahlung die Umgegend befällt – es heißt z. B. in den englischen Annalen der Influenza[88] von dem Jahre 1762: „This epidemic catarrh .... pursued its uncertain course in a desultory manner, yet infesting cities and the larger towns earlier than the surrounding villages", – dann muß man sich folgende Vorstellung machen, nämlich, daß sich die Influenzaorganismen zu gleicher Zeit wie eine gewaltige Wolke auf ein großes Landgebiet niedersenken und dort, wo viele Menschen wohnen, leichter und eher Erkrankungen veranlassen, als in Gegenden, wo die Menschen in weiteren Abständen voneinander und in geringerer Zahl vorhanden sind; die radiäre Ausbreitung der Epidemie ist demnach nur scheinbar vorhanden und nicht eine Folge des durch Contagion bedingten Fortschreitens der Seuche, sondern der Anordnung der Wohnplätze.

Der Bericht der Medicinalabteilung des Kgl. preuß. Kriegsministeriums über die Grippeepidemie von 1889/90 bringt auf Seite 8 eine Tabelle, in der das Einsetzen der Influenza in den einzelnen Garnisonsorten angegeben ist und zugleich die sternförmige Ausstrahlung der Epidemie von Berlin aus, als dem Zentrum, illustriert wird. Zugleich ersieht man aus dem vortrefflichen Werke, daß unter 362 Garnisonsorten der deutschen Armee nur 22 in Deutschland unregelmäßig verteilte Kasernements verschont wurden, eine Tatsache, deren Übertragung auf die bürgerliche Bevölkerung wohl erlaubt ist, und deren Betrachtung das beste Zeugnis von der Allgewalt der Epidemie liefert. Ferner ist aus dem interessanten und statistisch absolut verläßlichen Berichte zu ersehen, daß unter den zuletzt befallenen Militärstandorten diejenigen waren, die sich meist dicht an der Grenze des deutschen Reiches befanden, sodaß, um einen einigermaßen passenden Vergleich zu gebrauchen, die Epidemie wie Wellen verlief, die man durch Hineinwerfen von Steinen in ein fließendes Wasser erhält, ich sage fließendes Wasser, um damit anzudeuten, daß, während die Wellenringe ausliefen, der Strom der Epidemie weiter zog. Wenn wir nun noch einmal an die Tatsache erinnern, daß vielfach mehr östlich gelegene Punkte später Erkrankungen zeigten, als weiter westlich gelegene Stellen, eine Tatsache, die für alle von der Influenza befallenen Gegenden gleichmäßig gilt, dann dürfen wir den Zug der Influenza auch dem einer siegreichen Armee vergleichen, die vordringend erst die Hauptorte erobert und damit auch die kleinen zurückliegenden in Besitz erhält, von denen alsdann Proviant genommen wird.

So interessant auch die Tatsache von der Allmacht der Influenza ist, so beansprucht doch die Frage nach der Immunität gewisser Gegenden in hohem Grade die Aufmerksamkeit. Die Erklärung, weshalb gewisse Stellen von der

---

[88] s. daselbst S. 75.

Epidemie verschont werden, die neben stark befallenen Orten liegen, ausreichend zu geben, ist schwer, besonders für diejenigen, die dem Verkehr die Hauptbeteiligung an der Weiterverpflanzung der Influenza zusprechen; ich möchte für die Deutung dieser Immunität keine Hypothese aufstellen und bemerke nur die Tatsachen, daß z. B. jene 22 Garnisonen in Deutschland verschont blieben, darunter das so dicht bei Berlin liegende Steglitz, daß ferner in der Umgebung des arg von der Epidemie mitgenommenen Greifswalde sehr wenige und milde Erkrankungen vorkamen (Mosler).

In Wien begann die Epidemie etwa zu derselben Zeit wie in Berlin, nur daß der Höhepunkt der Influenza in der Donaustadt um ein geringes später zu liegen scheint. Bereits in der ersten Dezemberwoche wurden im allgemeinen Krankenhaus zehn Ärzte und ebenso viele Wärterinnen als erkrankt angegeben, eine Morbilitätsziffer, die in den nächsten Wochen um das Sechs- bis Siebenfache stieg. In Wien sollten 40 Prozent der Bevölkerung erkrankt sein, etwa 450.000 Personen. Die Zahl der Todesfälle in der vierten Dezemberwoche stieg um mehr als 50 Prozent gegen die Vorwoche; das Maximum der an Lungenentzündung Gestorbenen fiel ebenfalls auf diese Woche. Auch in Wien, wie überall, waren die Lungenentzündungen die häufigste Komplikation und Todesursache der Influenza. Der Verlauf der Epidemie gestaltete sich analog dem in Berlin. Später als Berlin und Wien, ja später als Paris wurden London und England von der Epidemie heimgesucht. In London fiel wie in Brüssel, München, Köln und Stuttgart das Maximum der Mortalitätsziffer in die am 11. Januar endigende Woche des Jahres 1890. Wenn man die Angaben über den Beginn der Epidemie in Paris aufsucht, so findet man ungefähr dieselben Daten, wie über den Anfang der Seuche in Berlin. Nach Jasicwicz (8) traten die ersten Fälle vom 5. bis 11. Dezember auf, während in Berlin das Einsetzen auf die ersten Tage des Dezember angegeben wurde. Man könnte schließlich nicht mit Unrecht bei der unsicheren und schwierigen Diagnose der Erstlingsfälle an einen gleichzeitigen Beginn in beiden Städten denken, wenn man nicht neben der Schnelligkeit der Ausbreitung die Zeit der Mortalitätsakme berücksichtigt, aber diese liegt eine Woche später, als der Höhepunkt der Berliner Epidemie. Dem Einwurf, daß Paris größer als Berlin sei, daß also dort mehr Zeit zum Befallen der Einwohner gehöre, als in der Hauptstadt des Deutschen Reiches, kann man mit der Entgegnung begegnen, daß bei einer Epidemie, wie die Influenza, welche nur mit gewaltigen Zahlen zu tun hat, es gar nicht auf ein paar Tausend mehr in derselben Zeit Befallenen ankommt.

Die Mortalitätszahlen der Hauptstadt Frankreichs waren:

I. Decbr.-W.	II. Decbr.-W.	III. Decbr.-W.	IV. Decbr.-W.	Jahreswech- sel-Woche	II. Januar- Woche
25,1	27,3	31,2	53,7	61,7	47,5

Unter den ersten in Paris Befallenen waren nach Berichten vom 10. Dezember 1889 Angestellte im Magazin du Louvre (über 500 von 3000) und ein großer Teil der Beamten im Zentral-Telegraphen-Büro; bereits etwa vier Tage später war die Influenza über einen großen Teil der Stadt verbreitet, besonders in den westlichen Bezirken; in dem Quartier des Champs Elysées war kein Haus verschont. Nach Nachrichten vom 27. Dezember reichten die Krankenhäuser nicht mehr aus, und es mußten deshalb in den Höfen und Gärten Krankenzelte aufgeschlagen werden; die Offiziersschule in St. Cyr, die polytechnische Schule, das Institut der Ehrenlegion in St. Denis, in welchem von 470 Zöglingen 180 krank lagen, sowie die militär-medizinische Schule in Lyon erhielten wegen der zahlreichen Erkrankungen vorzeitige Weihnachtsferien. An den Pariser Gerichtshöfen mußten viele Termine wegen Erkrankung der Richter und Anwälte vertagt werden. In den Theatern, an der Börse, in den Geschäften, in den Fabriken usw. lichteten sich die Reihen der Gesunden in erschreckender Weise. Fast alle Minister nebst ihren Frauen wurden von der Influenza ergriffen. Die Zöglinge des Priester-Seminars von St. Sulpice wurden vom 31. Dezember an beurlaubt, was seit Menschengedenken nicht geschehen war. Nach Jasiewicz (8) trat die Influenza in einigen Häusern heftiger auf, als in anderen. Bertillon (9) berichtete in der Pariser Gesellschaft für öffentliche Medizin und Berufshygiene am 22. Januar 1890 (Le Progres medic., 6, 1890), daß sich die Mortalität in den letzten Wochen verdoppelt und verdreifacht habe. Wenig Todesfälle zeigten sich bei Kindern, das größte Mortalitätskontingent stellten Erwachsene und Greise. Die Todesursache war vor allem durch pneumonische Komplikationen bedingt, deren Auftreten, Zeitungsnachrichten zufolge, nach dem 20. Dezember 1889 zu datieren ist; auch akute Bronchitis war nicht selten Todesursache; Kranke mit organischen Herzleiden und Phthisiker zeigten sich besonders gefährdet. Die akuten Krankheiten nahmen nicht an der Mortalitätssteigerung Teil. Krebs blieb stationär usw.

In analoger Weise, wie die Ausbreitung der Epidemie in Deutschland erfolgte, stellte sie sich auch in Frankreich her. Es wäre besser, hier die wenigen Gebiete aufzuzählen, die von der Grippe verschont blieben, wenn es mir möglich wäre, wobei ich erwähne, daß während alle Welt von Influenza sprach, die Franzosen an dem Ausdrucke *la grippe*[89] zähe festhielten. Nur einzelne statistische Tatsachen, die der Epidemie bei den Soldaten entnommen sind, mögen angeführt werden. Nach Arnould (10) wurden die verschiedenen Truppenteile des 1. Armeecorps (im nördlichen Frankreich) zwischen dem 18. Dezember und 5. Januar von der Influenza, also später wie die deutsche Armee ergriffen. Fast stets erkrankte das Militär erst, nachdem die Bürgerschaft ihrer Garnisonsorte befallen waren. Im allgemeinen kamen berittene Truppenteile früher daran, als die Infanterie-Regimenter. Der preußische Kriegsministerial-Bericht der Grippe-Epidemie 1889/90, S. 26, bemerkte bei dem Befallen von Colmar i. E., daß auch dort zuerst die Zivilbevölkerung erkrankte; dagegen führte er S. 32 an, daß Kavalleristen und Feld-Artilleristen durchweg in größerer Menge, als Infanteristen erkrankten, nicht aber, daß sich unter ihnen irgendein Prioritätsverhältnis geltend machte. Von dem 1. französischen Armeecorps wurden 6187 Leute, fast ein Drittel der ganzen Mannschaften, befallen, von denen 355 Mann in den Spitälern aufgenommen wurden. Es starben aber nur sieben (an Bronchitis und Pneumonie). Offiziere wurden vielfach noch massenhafter und heftiger heimgesucht, namentlich die verheirateten, bei denen ganze Familien Epidemien nicht selten waren. Nach Dubrulle (12) erkrankten vom 21. Dezember bis 31. Januar 320 Mann, etwa der dritte Teil der Effektivstärke des 145. Regiments. Die Seuche brach zuerst in der in der Stadt gelegenen Kaserne aus, erst eine Woche später in den umliegenden Forts.

Etwas später als in Frankreich liegt der Beginn der Epidemie in Spanien. In Madrid wurden Zeitungsnachrichten zufolge bis zum 20. Dezember etwa 20.000 Erkrankungen an Influenza beobachtet. In der Hauptstadt, wie in ganz Spanien war die Intensität und Extensität der Epidemie dieselbe, wie sie in den bisher beschriebenen Epidemien der Städte und Staaten Europas zu Tage getreten war, vielleicht noch etwas gesteigert. In Madrid starben auf der Höhe der Epidemie 809 Menschen mehr, als im August 1885, wo die Cholera so stark wütete. Die Mehrzahl der Ärzte wurde ergriffen, in den Fabriken fehlten wegen Erkrankung bis zwei Drittel der Arbeiter, die Briefbeförderung stockte wegen des Fehlens zahlreicher Postbeamter; kurz, es hieße das Obengesagte wiederholen, wenn man auch hier einen genauen Bericht über die Ausbreitung der Influenza geben wollte. Dasselbe bezieht sich auch auf Portugal.

Später, als der Beginn der spanischen Epidemie, doch früher, als der der italienischen, liegt die Invasionszeit der Vereinigten Staaten Amerikas. Freilich sollten nach Soloweitschyk (18) bereits vom 5. Dezember an sichere Influenzafälle in New York vorgekommen sein; dagegen berichtet Louise Fiske Brison[90],

---

[89] s. u. a. H. A. Maillart, Etude clinique sur la Grippe Pandemique. Geneve 1891. S. 12.
[90] New-York. medic. Journ. 1. Febr. 1890. S. 120.

daß der Beginn der Epidemie daselbst auf die Mitte Dezember zu setzen wäre. Jedenfalls lag der Höhepunkt der Epidemie in den beiden ersten Januarwochen, was nach dem früher Gesagten für einen Beginn in der Mitte Dezember zu sprechen scheint. Ich habe nirgends eine Andeutung dafür finden können, daß sich bereits vorher an einer anderen Stelle Amerikas die Epidemie gezeigt habe; aber dessen ungeachtet läßt sich doch behaupten, daß Amerika seine Epidemie nicht etwa von der alten Welt her übernommen habe, sondern daß das Miasma, von Osten herkommend, zu gleicher Zeit die Erde auf ihren beiden Hemisphären durchseucht habe, gleichsam die Erdkugel mit ihren gewaltigen Armen umfassend, eine Meinung, auf die auch das Studium der Influenzageschichte hinweist.

Von New York aus befiel die Epidemie die Vereinigten Staaten und verbreitete sich von dort aus nach Norden, Kanada befallend, während sie zu gleicher Zeit auch den Süden heimsuchte. Nach einer Notiz des Lancet (Vol. I., 5. April 1890) begann die Epidemie in Guatemala, Zentralamerika, Ende Januar, zu derselben Zeit, wo sie in Athen ihren Anfang nahm und in Italien zur epidemischen Ausbreitung gelangte. Nach B. Ornstein (14) zeigten sich die ersten Fälle in Neapel und Rom gegen den 25. Dezember 1889, etwa zu einer Zeit, wo sich die Influenza in Budapest epidemisch ausbreitete (15).

Das Erlöschen der italienischen Epidemie darf auf den Anfang des März 1890 gesetzt werden. Zur Illustration der In- und Extensität der Epidemie in Italien möchte die Zeitungsnachricht vom 11. Januar 1890 (Nationalzeitung) dienen, der zufolge der Erzbischof in Genua ein Pastorale erließ, worin er Gott um Hilfe gegen die Epidemie anflehte; es war auch die Zeit, in der die Epidemie in Italien ihren bösartigen Charakter hervorkehrte.

Über Athen ging nun die Influenza nach Konstantinopel, und, wie wir in Anbetracht der Initialrichtung der Epidemie sagen können, rückwärts; dort begann sie Ende Februar, symptomatologisch und zeitlich unabhängig von der einige Monate früher daselbst herrschenden Dengue, mit welcher die Influenza in keiner Verbindung steht.

In Persien, wohin wir die Epidemie weiter verfolgen können, herrschte sie nach M. M. Basil (The British medic. Journ., 15. Febr. 1890) von der zweiten Hälfte des Januar an, nachdem sie in Teheran ihren Einzug gehalten hatte. Die beträchtliche Steigerung der Mortalität in Persien durch die Influenza wurde den Aderlässen zugeschrieben, die daselbst noch stark en vogue sein sollen (vergl. Geschichte der Influenza, S. 14).

Ende Februar und Anfang März finden wir die Epidemie in den ostindischen Städten Delhi und Bombay, dann in Poona und Benares wieder. Die Eingeborenen litten mehr und schlimmer an der Influenza als die Europäer. Als Komplikationen wurden besonders Pneumonien genannt. (The British med. Journ. Vol. I. 90, p. 797, 851, 1269.) In Kalkutta herrschte die Influenza im April, wo sie milde, aber in sehr großer Verbreitung auftrat. (The Lancet, 1890. Vol. II, 7. Juni.)

Zu der Zeit, wo die Influenza in Konstantinopel herrschte, trat sie auch in der Capstadt[91] und den Küstenstädten des Caplandes auf, nachdem sie vielleicht etwas später in Zypern, etwas früher an der Nordküste Afrikas erschienen war. In Fez und Tunis herrschte sie bereits im Januar (19). Anfang Mai erschien sie nach W. T. Proust an der Goldküste Afrikas. Proust teilte der Lancet (ibid. Vol. II, 16. August 1890) mit, daß besonders die Eingeborenen sehr an der Influenza zu leiden hatten, aber keiner von den Europäern, eine Tatsache, die dem Verhalten den tropischen Fiebern gegenüber auffallend ist.

Nunmehr folgen noch vereinzelte Nachrichten aus Neuseeland, wo die Influenza nach dem British medic. Journ., 22. März 1890, am 19. März begann, aus Tientsin, wo sie auch im März herrschte (The British medic. Journ., 26. April 1890), aus Victoria in Australien, wo sie ebenfalls im März 1890 zur Erscheinung kam und bis zum Sommer weit verbreitet und heftig in dem australischen Kontinente grassierte (Notiz der Deutschen Medicinal-Zeitung vom 17. Juli 1890). Ende des Hochsommers kamen dann noch Nachrichten über das Auftauchen der Influenza in Japan; im August herrschte sie auf Island, im September auf den Azoren.

Überblicken wir noch einmal den Lauf der Influenza von 1889/90, so geht aus dem Befallenwerden aller Kontinente die Richtigkeit der Bezeichnung „Pandemie" hervor. Von der Mitte Asiens ausgehend, umfaßte die Epidemie von Osten her die Erde mit ihren gewaltigen Armen, wobei sie auf der westlichen Hemisphäre, die ja relativ wenig

festes Land besitzt, etwas später als auf der östlichen Halbkugel erschien; nachdem sie von Rußland her Europa, vornehmlich seinen mittleren und nördlichen Teil befallen hatte, währenddem sie Amerika von Norden nach Süden durchwanderte, durcheilte sie dann in östlicher, also der Anfangsrichtung entgegengesetzter Direktion Südeuropa, Asien und Australien und durchmaß zu gleicher Zeit Afrika. Die von Gluge ausgesprochene Ansicht, wonach die Influenza in den letzten drei Jahrhunderten die Erde stets von Osten nach Westen durchzog[92], muß also insofern eingeschränkt werden, als jene Direktion nur im Anfange der letzten Pandemie eingehalten wurde, daß aber in dem weiteren Verlaufe die Influenza besonders die südliche Erdhälfte in verschiedenen, teilweise der primären Richtung entgegengesetzten Kursen heimsuchte.

---

[91] Nach dem Cap der guten Hoffnung soll die Influenza, wie William Scholtz berichtet, schon im Anfang Januar 1890 durch einen Passagierdampfer eingeschleppt sein (20).
[92] s. G. Gluge, Die Influenza oder Grippe. Minden 1837. S. 41.

III.
Über die ätiologischen Verhältnisse der Influenza.

Literatur:

38. J. Ucke, Über die Beziehungen der Influenza zu einigen Erscheinungen der Atmosphäre. Petersburg. med. Wochenschr. XV. 7. 1890.

39. R. Assmann, Meteorol. Mon.-Schr. VII. 1. 1890.

40. O. Seifert (Würzburg), Über Influenza. Volkmanns Sammlg. klin. Vorträge. No. 240. 1889.

41. Ribbert, Anatom. und bacteriolog. Beobachtungen über fluenza. Deutsche medicin. Wochenschrift. XVI. 4. 1890.

42. Ribbert, Weitere bacteriol. Mittheilungen über Influenza. Deutsche medicin. Wochenschrift. XVI. 15. 1890.

43. Finkler, Influenzapneumonie. Dtsche. medic. Wochenschrift. XVI. 5. 1890.

44. Bouchard, La Grippe et ses complications. Gaz. des Hôpitaux. 1890.

45. Weichselbaum, Über die Influenza und ihre Complicationen. Wien. medic. Blätter. XIII. 6. 1890.

46. Weichselbaum, Bacteriol. und pathol.-anatom. Untersuchungen über Influenza und ihre Complicationen. Wien. klin. Wochenschr. III. 6. 7. 1890.

47. Gruber, Bacteriol. und pathol.-anatomische Untersuchungen über Influenza. Wien. medic. Presse. XXXI. 7. 1890.

48. Kowalski, Bacteriologische Untersuchungen über Influenza. Centralbl. f. Bacteriologie und Parasitenkunde. VII. 12. 1890.

49. Kowalski, Wien. medic. Presse. XXXI. 7. 1890.

50. Kundrat, Wien. medic. Presse. XXXI. 7. 1890 und Wien klin. Wochenschr. 8. 1890.

51. Max Jolles, Zur Aetiologie der Influenza. Wien. medic. Blätter. XIII. 4. 1890.

52. E. Levy, Bacteriolog. Befunde bei Influenza. Berl. klin. Wochenschr. XXVII. 7. 1890.

53. E. Klebs, Ein Blutbefund bei Influenza. Centralbl. f. Bacteriologie und Parasitenkunde. VII. 5. 1890.

54. E. Klebs, Weiteres über Influenza. Deutsche medicin. Wochenschrift. XVI. 14. 1890.

55. A. Kollmann, Microscopische Blutbefunde bei Influenzakranken. Berl. klin. Wochenschr. XXVII. 7. 1890.

56. V. Babes, Vorläufige Mittheilung über einige bei Influenza gefundene Bakterien. Centralbl. für Bacteriologie und Parasitenkunde. VII. 8. 1890.

57. Vaillard et Vincent, Examins bacteriologiques dans la Grippe. Semaine medic. 1890. No. 5.

58. See, H. et Bordas, Recherches du pneumocoque dans la pneumonie fibrineuse consecutive à la grippe. Comptes rendus de TAcademie des sciences de Paris. Tome CX. 1890. p. 197 u. 198.

59. J. Petruschky (Königsberg), Bacterielle Befunde bei Influenza nebst vergleichenden Untersuchungen über Kettenkokken. Fortschr. der Medic. 14. 15. 1890.

60. S. Arloing, Über den Parasitismus der Influenza. Lyon medic. 8. 1890.

61. Prior, Bacteriologische Untersuchungen über die Influenza und ihre Complicationen. München. medic.Wochenschr. 13–15. 1890.

62. Gauchez, Sitzung der Pariser Gesellschaft der Hospitäler. März 1890.

63. Ch. Dowd, Resume of reports on the etiology of influenza. New York med. Record. XXXVII. 13. 1890.

64. Bordoni-Uffreduzzi und Gradenigo, Über die Aetiologie der Otitis media. Gentralbl. f. Bacteriologie und Parasitenkunde. VII. 22. 1890.

65. Mitchell Prudden, Bakteriol. studies on the influenza and its complicating pneumonia. New York med. Record. XXXVII. 15. Febr. 1890.

66. James Fraser, On the occurrence of the pneumococcus in the sputum from a case of influenza. The Lancet. I. May 24. 1890.

67. Fischel, F., Beobachtungen während der Influenzaepidemie. Prag. medic. Wochenschr. 1890. No. 9.

68. M. Kirchner (Hannover), Untersuchungen über Influenza. Centralbl. f. Bacteriologie und Parasitenkunde. 1890. VII. No. 12.

69. W. Kruse und Pansini, Influenzastudien. Centralbl. f. Bacteriologie und Parasitenkunde. 1890. VII. No. 21.

70. Marmontel, Bacteriolog. Beitrag zur Kenntniss der Influenza. Wien. klin. Wochenschr. 1890. No. 8 und 9.

71. G. Bein, Bacteriologische Untersuchungen über Influenza. Zeitschr. f. klin. Medic. Band XVII. Heft 6.

72. Strahler, Über die Beziehungen der meteorologischen Er scheinungen zu der Influenza. Deutsche medicin. Wochenschrift. 2. October 1890. S. 891.

73. P. Friedrich, Photogramme zu den Untersuchungen über Influenza. Arbeiten aus dem Kaiserl. Gesundheitsamte. Bd. VI. 2. H. S. 254.

WÄHREND die Epidemie 1889/90 eine bedeutende Bereicherung und Erweiterung unserer Kenntnisse betreffs der Symptomatologie, der Komplikationen und Nachkrankheiten gebracht hat, tasten wir in Bezug auf die Ätiologie noch im Dunkeln, obwohl wir der Wahrheit insofern näher zu sein glauben, als wir eine bakterielle Ursache der Influenza annehmen, deren Auffindung bei dem rastlosen Fortschreiten der Bakteriologie nur noch eine Frage der Zeit und ein Ergebnis der verfeinerten technischen Methoden sein kann.

Wir nehmen also mit den meisten Autoren der jüngsten Epidemie, die sich bezüglich der ätiologischen Frage geäußert haben, an, daß die Influenza durch einen Mikroorganismus, und zwar durch einen, nicht durch mehrere, erzeugt werde; denn trotz der ungemeinen Variabilität der Krankheitsformen, welche manche Autoren veranlaßt hat, ein Multiplum von Influenzaerregern zu beschuldigen, spricht doch die von uns nachher bewiesene Einheit des Krankheitsbildes für eine einheitliche Ursache. Wenn wir nun den supponierten Influenzaerreger als die direkte Ursache der Krankheit annehmen, so bedürfen wir außerdem zum Verständnis des Zustandekommens einer so gewaltigen Völkerkrankheit noch einer entfernteren Ursache, die uns die Entstehung der als Pandemie immerhin selten auftretenden Influenza oder, bakteriologisch gesprochen, die temporäre, massenhafte Entwickelung der Influenzabakterien erklärt. Bevor wir uns demnach den bei der Epidemie gewonnenen bakteriologischen Ergebnissen zuwenden, müssen wir noch eine kritische Betrachtung der entfernteren Ursachen vornehmen.

Durch die ganze Geschichte der Influenza hindurch findet sich bei den Autoren das Bestreben, die Ursache der Pandemie in einer besonderen Veränderung der Atmosphäre zu suchen, da eine mit so elementaren Verhältnissen und Größen rechnende Krankheit auch nur durch ein Element erzeugt werden könne, das wie diese selbst die ganze Erde umfaßt, nämlich durch die Luft. Nur stellte man sich nach den verschiedenen Zeitanschauungen und den jeweiligen Kenntnissen die krankhafte und krankmachende Veränderung der Atmosphäre verschieden vor. Crato bei Mercurialis (1580) sprach von Fäulnisvorgängen in der Luft, Schweich von abnormen elektrischen Zuständen in derselben, Löw (1729) schuldigte salpetrige Dünste an, Most wollte sogar einen sich in der Luft entwickelnden Überschuß von Sauerstoff zur Erklärung der Entstehung der Influenza verantwortlich machen usw. Solche Modifizierung der Luftbeschaffenheit mußte dann ihrerseits auch durch gewaltige Störungen in dem Weltbetriebe bedingt sein, und dürfen wir uns nicht wundern, daß unsere Vorgänger in den früheren Jahrhunderten die mannigfaltigsten kosmischen, tellurischen, meteorologischen und astrologischen Ereignisse als die Ursache der atmosphärischen Veränderung und damit auch der Influenza ansahen. Wir haben zu Anfang eine kleine Blütenlese dieser hier in Betracht kommenden Erd- und Weltereignisse zusammengestellt.

Auch die anderen Autoren müssen in der Luft den Träger des Influenzavirus annehmen, nur fragen wir nicht mehr danach, ob und wie die Luftbeschaffenheit verändert wird, sondern wodurch das massenhafte Entstehen der Influenzaerreger bedingt, und in welcher Weise alsdann ihre Verbreitung durch die Luft besorgt wird; aber auch trotz dieser veränderten Fragestellung ist keine unanfechtbare, keine endgültig richtige Antwort zu erteilen möglich, und man muß sich bescheiden, bei dem Fehlen absoluter Beweise die Tatsache so einfach, wie es angeht, zu erklären, und lieber seine Unwissenheit einzugestehen, als wertlose Hypothesen aufzubauen, zu deren Aufstellung die Influenza stets die reichste Gelegenheit geboten hat.

Was zunächst die Massenentwicklung der Influenzabakterien, d. h. der die Influenza verursachenden Organismen betrifft, so dürfen wir behaupten, daß wir das nicht wissen und daß alle diesbezüglichen Hypothesen nur Hypothesen geblieben sind. Jedenfalls können wir sagen, daß weder Temperatur noch Witterungsverhältnisse hierbei einen entscheidenden Einfluß haben, denn die Influenzaepidemien treten nicht nur im Herbst und Winter auf, wie jene katarrhalischen Affectionen, die wir als sogenannte Erkältungskrankheiten zusammenfassen, sondern zu jeder Jahreszeit. Ein Blick auf die oben zusammengestellten Epidemien lehrt, daß eine ganze Reihe von ihnen im Frühling oder Sommer ihren Anfang genommen haben. Nach Hirsch haben von 125 unabhängig voneinander verlaufenen Epidemien und Pandemien 50 im Winter (Dezember bis Februar), 35 im Frühling (März bis Mai), 16 im Sommer (Juni bis August), 24 im Herbste (September bis November) ihren Anfang genommen.

J. D. Metzger nannte die Influenza von 1782 und 1800 auch die Frühlings-Epidemie, Willis[93] sprach (1658) von Vernal Feaver usw. Außerdem muß hervorgehoben werden, daß auch die heißen Zonen von ebenso heftiger, allgemein sich verbreitender Influenza heimgesucht werden, wie der rauhe Norden. Auch die Ansicht, daß die Influenza durch plötzliche gewaltige Witterungsumschläge und Temperaturdifferenzen entstehe, ist weder trotz fleißiger, durch Jahrhunderte hindurch fortgesetzter meteorologischer und barometrischer Untersuchungen aufrechtzuerhalten gewesen, noch ist eine derartige Meinung überhaupt zulässig, da man sonst Pandemien häufiger erwarten müßte, als sie sich in Wirklichkeit zeigen. Ferner haben jahrhundertelange Beobachtungen gelehrt, daß weder auf die Entstehung, noch die Verbreitung der Influenza die Winde irgendeinen wesentlichen Einfluß ausüben. Weder anhaltend strenge Winterkälte, noch abnorm milde Witterung - das letzte war freilich bei dem Ausbruche der letzten Influenza in Rußland der Fall) -, noch Nebelbildungen, noch auffallende Barometerzustände stehen in einem bisher zu erkennenden genetischen Verhältnis zu der Epidemie (vergl. auch A. Hirsch).[94] Hören wir die Äußerungen einiger Zeitgenossen betreffs der Vorstellung über die Entstehung der Influenzapandemie.

R. Assmann behauptet in seinen klimatologischen Betrachtungen über die herrschende Influenzaepidemie (Meteorol. Mon.-Schr. VII. 1. 1890), daß die Vermehrung des Staubes, der die in der Luft suspendierten, der Erde entstammenden Mikroorganismen mit sich führt, durch Trockenheit des Erdbo-

---

[93] s. Thompsons Annals of influenza. S. 16.
[94] Handbuch der historisch-geographischen Pathologie. Stuttgart 1881.

dens, durch das Fehlen einer Schneedecke, durch Mangel oder geringe Häufigkeit von fallenden Niederschlägen, durch Vorhandensein von Nebel oder tiefreichender Bewölkung, durch Vorherrschen hohen Barometerstandes mit geringem vertikalen Luftaustausch hervorgebracht werde und so die Massenerkrankungen erzeuge. Tatsächlich bestand im November und bis in den Dezember hinein in ganz Ost- und Zentraleuropa eine Periode außergewöhnlicher Trockenheit, während welcher eine erhebliche Austrocknung der Erdoberfläche stattgefunden hatte; ferner schien in ganz Europa, einschließlich Rußlands, eine zusammenhängende und liegenbleibende Schneedecke gefehlt zu haben, fast überall herrschte tiefliegender Nebel, welcher die Staubabgabe an die höheren Regionen verhinderte, und hoher Luftdruck. Arndt (Neu-Strelitz)[95] dagegen meinte, daß durch massenhaftes Wuchern von Insekten und pilzartigen Gebilden auf den im Herbst 1889 zu frühzeitig gefallenen Blättern das Erdreich infiziert wurde, in dem sich nunmehr ein Miasma entwickelte, das sich dann entweder in Gasform oder durch Mikroorganismen der Luft mitteilte. Von diesen Annahmen, die uns indes nicht befriedigen, verdient jedenfalls die Assmann'sche Hypothese den Vorzug. – Beide Erklärungsversuche beziehen sich aber nur auf die Deutung der Massenbildung der Krankheitskeime, ohne daß man weiter die Weise ihrer Dispersion über die Erde erfährt.

Was die Frage der ubiquitären Entstehung der Influenzakeime, sowie ihre Verbreitungsweise betrifft, so werden wir darüber an anderen Stellen berichten (s. später).

Wir haben eingangs dieses Kapitels die Annahme ausgesprochen, daß die Influenza durch einen Mikroorganismus bedingt werde, eine Annahme, welche auf dem bakteriologischen Standpunkt, den unsere Wissenschaft in Bezug auf die Ätiologie der Infektionskrankheiten einnimmt, fußt. Diese Annahme ist hier ebenso berechtigt, wie bei Scharlach und Masern, bei denen wir auch den spezifischen Erreger noch nicht kennen, und sie hat eine ganze Reihe von Ärzten veranlaßt, genaue bakteriologische Untersuchungen während des Herrschens der Epidemie vorzunehmen, deren Resultat, wenn es auch nicht zu dem endgültigen Ziele geführt hat, doch so wertvoll und interessant ist, daß es sich wohl lohnt, die Beobachtungen der einzelnen Forscher hier Revue passieren zu lassen. Bei diesen fleißigen und sorgfältigen Untersuchungen sind eine Reihe bisher unbekannter Bakterien aufgefunden worden, die ihre Entdecker veranlaßten, in ihnen die wirkliche Ursache der Influenza anzunehmen. Hierher gehören zunächst die Klebsschen Flagellaten. Klebs (53 und 54) fand in dem Blute von Influenzakranken eigentümliche Elemente, welche er als Flagellaten bezeichnete und zu den Rhizomastiginen, der ersten Familie der Monadina,

---

[95] Deutsche medicin. Wochenschrift. 13. Febr. 1890.

zurechnete. Dieselben stimmen nach ihrer Form, Größe und Bewegung vollkommen mit den Protozoen überein, die Klebs bei der perniciösen Anämie gesehen hat. Er nahm auch deshalb an, daß diese ätiologische Verwandtschaft die klinische Ähnlichkeit der Influenza mit der Malaria, bei welcher ja auch Protozoen als die Ursache angesprochen werden, und mit der perniciösen Anämie, mit welcher freilich nach unserer Meinung klinischerseits kaum Beziehungen zur Influenza aufzufinden sind, erkläre. Die kleineren Flagellatenformen haben eine schmetterlingsartige, zuckende Bewegung, die größeren zeigen weit langsamere peristaltische Kontraktionen. Unter günstigen Verhältnissen erkennt man an den Gebilden einen starren, stielartigen Fortsatz von etwa der gleichen Größe, wie der Durchmesser der Körperchen. In Fleischpepton-Bouillon wachsen sie ähnlich den Fränkel'schen Pneumokokken.

Sie bestehen aus meist ovalen Körperchen, die oft zu zweien vereinigt sind, aber auch ganz kurze Ketten bilden; sie sind von den Pneumoniediplokokken durch ihre lebhafte Beweglichkeit unterschieden. An gefärbten Präparaten läßt sich leicht erkennen, daß sich ein großer Teil der Flagellaten in dem Innern von roten Blutkörperchen befindet, welche nach dem Eindringen jener Organismen offenbar einer Veränderung unterliegen; ihre Substanz wird gelöst oder sogar zerstört, beziehungsweise von den Monaden resorbiert. Der so herbeigeführte Zerfall der Blutzellen in weiche, körnige Massen führt zu einer Bildung von Thrombusmassen, welche, in die Zirkulation hinein gebracht, das Lumen von Kapillaren verstopfen können. Klebs meinte nun, in den durch diese Thromben bedingten Zirkulationsstörungen eine hinlängliche Erklärung der so mannigfachen klinischen Erscheinungen der Influenza zu finden und erklärte die Sekundärinfektionen, welche die Influenzakomplikationen darstellen, damit, daß die durch die Thromben stellenweis bedingte Nekrose der Gewebe der Ansiedlung pathogencr Microbien in vorzüglicher Weise förderlich wäre. Gewiß könnte man auf diese Weise die Influenza und ihre Komplikationen erklären, falls der Klebs'sche, an sich höchst interessante Befund auch von anderer Seite bestätigt worden wäre, was aber nicht der Fall ist; denn A. Kollmann (55), Charles Dowd (64), Aman und Gualdi, Weichselbaum (45 bis 46), Gruber (47), Kowalski (48) und Kirchner (69), welche das Blut Influenzakranker zum Teil gerade auf den Klebs'schen Befund hin prüften, trafen nirgends diese Protozoen an. Kollmann (55) machte hierbei darauf aufmerksam, daß

man in dem Blute nicht nur von Influenzakranken, sondern auch dem ganz gesunder Menschen eigentümliche, den von Cuboni, Marchiafava und anderen beschriebene ähnliche, lebhaft bewegliche Gebilde von ovaler, runder Stäbchen- oder Hantelform finden könne.

Babes (56) sah zwei noch nicht beschriebene Bakterien, von denen er das eine nur nach Verimpfung von Nasenschleim und Sputum Influenzakranker auf Kaninchen und Meerschweine aus den verendeten Tieren isolierte, das andere aus Nasen- und Stirnhöhlensekret durch direkte Kultur gewann. Beide Bakterien hatten pathogene Wirkungen. „Bacterium I" verursachte bei Kaninchen mit Vorliebe Lungenerkrankungen und oft Proliferation des Bronchialepithels, perivasculäre Ödeme und Necrobiose. „Bacterium II" erzeugte bei Mäusen häufig tödliche Pneumonien, bei Meerschweinchen eine Art Septikaemie, bei Kaninchen manchmal eine bedeutende lokale Reaktion. Diese wie noch andere von Babes bei Influenza gefundenen Organismen wurden von anderen Untersuchern nicht gefunden; ob eines von den geschilderten Bakterien den Anspruch erheben darf, der Erreger der Influenza zu sein, muß weiteren Untersuchern zur Entscheidung vorbehalten bleiben.

Der Vollständigkeit halber erwähnen wir ferner den lanzettförmigen Pneumococcus von See und Bordas (58), welcher bei der fibrinösen Pneumonie, in der Milz, nicht aber in dem Blute Influenzakranker vorgefunden wurde, den in dem Blute in der Akine des Anfalls gefundenen S. Arloing'schen (60) gut charakterisierten, kultivierbaren und bei Tieren pathogen wirkenden Organismus, die Sanduhrbakterien von Deligianis (69) (Athen), d. h. Coccen, die paarig in Form einer Sanduhr vereinigt, aber dem Friedländerschen Diplococcus unähnlich sind, von denen der Entdecker die feste Überzeugung hatte, daß sie die Ursache der Influenza darstellen. Gauchez (Sitzung der Pariser Gesellschaft der Hospitäler, März 1890) fand in den Lungen von zwei an Pneumonie verstorbenen Influenzapatienten, bei denen die Lungen das makroskopische Aussehen von Lobärpneumonien und das mikroskopische von bronchopneumonischen hatten, einen Bazillus, den er kultivierte und der, in die Milz von kleinen Nagern injiziert, unschädlich war. Nur die weiße Maus starb durch Impfung

mit Lungensaft; vielleicht könnte man, wie Gauchez meint, da hier weder Strepto- noch Pneumokokken zu finden waren, von wahrer grippaler Pneumonie sprechen, eine Ansicht, gegen die wir uns an anderer Stelle ausgesprochen haben. Finkler (43) fand in zwei Fällen von Influenzapneumonie neben dem Streptococcus einen großen Bazillus, der aber nicht mit dem Friedländenschen Pnomoniebazillus identisch war.

Nach Weichselbaum (48 bis 49) enthielt das Sputum in der Regel in überwiegender Zahl, mitunter ausschließlich, eine Coccenart, welche nach ihrer Form und Anordnung, mitunter auch durch das Vorhandensein einer farbigen Kapsel an den Pneumoniecoccus erinnerte, aber viel geringere Virulenz als dieser zeigte. In dem Blute und den verschiedenen Organen der verendeten Mäuse und Kaninchen fanden sich dieselben Pnomoniekokken, oft mit einer Kapsel versehen, vor.

J. Petruschky (Königsberg) (59), der in dem Nasenschleime, dem Blute und dem Gehirnabszeßeiter eine größere Reihe wohl charakterisierter Coccen fand, hielt diese nur für sekundäre Eindringlinge.

Kirchner (69) fand ganz konstant in dem Sputum und den Exsudaten einen für Mäuse und Kaninchen nicht pathogenen Kapsel Diplo-Coccus, den er für den von Otto Seifert (37) 1884 bei Influenzakranken gefundenen und von jenem als Influenzaerreger angesehenen Organismus ansprach.

Bordoni-Uffreduzzi und Gradenigo (65) konstatierten in dem Sekret einer Influenza-Otitis einen Diplococcus und hielten denselben für eine Variabilität des leicht abgeschwächten Fränkel'schen Diplococcus.

Wenn wir davon absehen, daß die Influenza mehreren Mikroorganismen ihren Ursprung verdanke, so dürfen wir nach dem bisher vorliegenden Material keinen von den hier aufgeführten Bakterien als den wirklichen Influenzaerreger auffassen, denn dagegen spricht der disharmonierende Befund so vieler ausgezeichneter Untersucher; wie verhält es sich nun aber mit den bereits bekannten und in ihren Wirkungen schon früher studierten Bakterien, von denen zunächst der Streptococcus pyogenes aureus zu nennen wäre? Derselbe wurde von Finkler (41 bis 42) und Ribbert (43) in den Sputis, den verschiedenen pneumonischen Herden, auch in dem intra vitam, den entzündeten Lungenpartien entnommenen Blute, in der Milz, dem Empyemeiter, in den von eitrigen Knochenentzündungsstellen durch Incision entleerten Flüssigkeiten konstant und allein gefunden, so daß beide in diesen Bakterien die Ursache der Influenza und ihrer Komplikationen zu sehen meinten. Finkler hielt es für höchst wahrscheinlich, daß der Streptococcus nicht allein die Ursache der Influenzapneumonien, die zum allergrößten Teile dem Bilde der Streptococcuspneumonien entsprachen, sondern auch der Erreger der Influenza selbst sei, und Ribbert sprach sich dahin aus, daß man vielleicht die intensive Entzündung der Tracheal- und Bronchialschleimhaut als einen erysipelatösen Prozeß auffassen und die ungewöhnliche Wirkungsweise des Streptococcus bei der Influenza damit erklären könnte, daß hier die Eingangspforte in den Körper eine ungewöhnliche ist, nämlich der Respirationstractus. Die Allgemeinerscheinungen der gewöhnlichen Influenza könnten vielleicht durch Resorption toxischer Zersetzungsprodukte bedingt sein, während die gefährlichen Komplikationen durch das tiefere Eindringen der Coccen in die Gewebe veranlaßt würden. Alsdann würde das so häufig nachgewiesene Vorkommen des Diplococcus pneumoniae als sekundär aufzufassen sein. Man kann diese Ansicht nicht teilen, da alsdann die Wirkung des Streptococcus doch eine ganz andere wäre, als wir sie sonst beobachten, und es doch höchst unwahrscheinlich ist, daß ein so pathogener Pilz auch so milde, seinem sonstigen biologischen Verhalten so konträre Eigenschaften entfalten sollte. Die Schleimhautaffectionen der Trachea und Bronchien bei Influenza eine erysipelatöse zu nennen, geht doch wegen der Geringfügigkeit der katarrhalischen Erscheinungen (s. Kap. IV) nicht an. Dann muß ferner darauf hingewiesen werden, daß von der Majorität der Untersucher der Diplococcus pneumoniae Fränkel entweder in Reinkultur oder doch in überwiegender Menge im Sputum (Levy, 52), im Eiter bei Otitis media (Bouchard, 44, und Weichselbaum), im Harn einer an schwerer Influenza und Albuminurie leidenden Patientin (Weichselbaum), bei Bronchitiden, lobulären und lobären Pneumonien (Birch-Hirschfeld, Kundrat, 50, Menetrier, E. Levy, Kühn[96] u. a.), in den serösen und eitrigen Pleuraexsudaten usw. aufgefunden wurde; aber auch der Staphylococcus stellte sich, wenn auch in geringerer Menge und seltener neben den beiden anderen ein (Bouchard, Weichselbaum, Gruber, Babes), in dem Herpes febrilis (Bouchard), in dem Lungenabszeß (Weichselbaum), in dem Empyem (Kundrat) usw.

Wir können demnach nur annehmen, daß die Strepto-, Pneumo- und Staphylokokken durch sekundäre Infektion hinzutreten, und daß sie im Anschluß an den noch unbekannten Influenzaerreger, der ihnen durch die Schleimhautaffectionen das Eindringen in den Körper erleichtert und durch die Schwächung des Organismus das Wirkungsfeld in geeigneter Weise vorbereitet, ihre unheilvolle Tätigkeit entfalten. Gleiches gilt von dem Friedländer'schen Pneumoniebazillus, den Fraser (67), Menetrier, Jaccoud und Jolles (51) vielfach fanden. Letzterer, der wiederholt im Sputum und cystitischen Harn bei Influenzakranken den zuletzt genannten Bazillus beobachtet hat, meinte sogar, daß dieser Mikroorganismus um so wahrscheinlicher die Ursache der Influenza wäre, als derselbe auch von ihm in dem Wiener Hochquellwasser nachgewiesen werden konnte; eine sonderbare Annahme! Kurz, wir kennen den Pilz nicht, der eine solche Pandemie wie die Influenza hervorbringt, wissen aber, daß seine an sich nicht schlimme Wirkung sich dadurch verhängnisvoll gestaltet, als er jener oben genannten Trias von pathogenen Coccen das Entwicklungsfeld vorbereitet, die nun zu jenen verschiedenartigen, zum Teil lebensgefährlichen Komplikationen und sekundären Affectionen Veranlassung geben, die in den folgenden Kapiteln zur Besprechung gelangen. Diese Betrachtung läßt uns dann die Menge und Variabilität der begleitenden und Folgekrankheiten der Influenza nicht mehr wunderbar erscheinen, und sie erklärt es, wie sich an die gutartige Influenza eine Reihe der schwersten Komplikationen anknüpft, welche den sekundären Scharlachsaffectionen ebenbürtig an die Seite gestellt werden können. Warum nun, einmal die Pneumoniekokken, das andere Mal die Streptokokken, das dritte Mal die Staphylokokken das Feld beherrschen, warum häufig zwei von ihnen, oft alle drei nebeneinander gefunden werden, muß, wie auch Prior (61) angibt, in zufälligen, äußeren Gründen gesucht werden; diese Gründe entziehen sich unserer Beurteilung, da die Biologie der Bakterien außerhalb des menschlichen Organismus noch eine terra incognita darstellt. Daher ist auch die Frage, auf wel-

---

[96] Kühn, Über Influenza, eine rudimentäre oder larvirte Pneumonieform. Berl. klin. Wochenschr. 1890. No. ,10.

chem Wege die unbekannten Influenzaerreger in unseren Körper eindringen, nicht zu beantworten; die so häufige Affection der Schleimhaut des Respirationstractus macht es indes wahrscheinlich, daß wir dieselben durch die Atmung einsaugen.

So sprach sich auch Curschmann bei der Influenzadebatte am 14. Januar 1890 in der medicinischen Gesellschaft zu Leipzig aus; so war auch Nothnagels Meinung.

IV.
Symptomatologie und Verlauf der Influenza.

Literatur:

74. Renvers, Mittheilungen über die in Berlin herrschende Influenza epidemie. Deutsche medicin.Wochenschrift. 1890. No. 2. S. 27 usw

75. Nothnagel, Ueber Influenza. Wien. medic. Blätter. 1890. No. 2. S. 19.

76. E. Korrmann (Coburg), Die Influenza bei Kindern. Wiener medic. Blätter. 1889. No. 51.

77. A. Proust (Paris), Denguefieber und Influenza. Wien. medic. Blätter. 1890. No. 1. S. 7.

78. Duflocq, Les varietes cliniques de la grippe à Paris en december 1889 et janvier 1890. Revue de med. 1890. No.2. 10. Februar.

79. Regnier, La grippe chez les enfants. Progrès medical. XVIII. 7. 1890.

80. Huchard, Sur quelques formes cliniques de la grippe in fectieuse. Gaz. des Hopit. LXIII. 18. 1890.

81. Th. Glover (Lyon), Über das klinisch-pathol. Wesen der Influenza. The Lancet. 30. 8'. 1890.

82. Combe, L'influenza dans les ecoles primaires de Lausanne. Revue med. de la Suisse rom. X. 5. 1890. S. 340.

83. Abbot, Influenza; double attack. The Lancet. I. 19. April 1890. S. 851.

84. Petfina, Beitrag zur Influenzaepidemie in Prag. Prag. medic. Wochenschr. XV. 13. 1890. ,

85. Donald Macphail, Notes on influenza. Glasgow medic. Journ. XXXIII. 3. 1890. S. 191. .

86. Stevenson Thomson, Is it influenza? a brief reference to twenty suspicious cases. Glasgow med. Journ. XXXIII. 8. 1890. S.187.

87. J. Comby, La Grippe epidemique chez les enfants. Revue mens. des Mals de l'Enfance. April 1890. S. 145.

88. H. Dauchez, De Timmunite relative et de la benignite de la grippe epidemique dans le jeune âge. Ibid. Juli. S. 293.

89. Kingston Barton, Epidemic influenza in a new born infant. Brit. med. Journ. l. March. 1890. S. 477.

90. Alison, Memoire sur les symptomes et les complications de la grippe. Arch. general. de med. April und Mai 1890. S. 431. u. 571.

91. Chapelle, Urologie de Tinfluence. Lyon med. XII. 22. 1890.

92. Leichtenstern, Mittheilungen über die Influenza in Cöln. Deutsche medicin. Wochenschrift 1890. No. 11, 18, 22, 23.

93. A. Vogl, Influenza. Münch. medicin. Wochenschrift 1890. NO. 23, 24 u. 26.

, ' 95. Back, Rich., Ein Fall von Influenza mit tödtlichem Ver laufe. Wien. klin. Wochenschr. III. 2. 1890.

94. Holz, Schwere Fälle von Influenza. Deutsche medicin. Wochenschrift. XVI. 3. 1890. S. 55.

Die übrige Literatur s. in Schmidts Jahrbüchern 1890 und 1891, in der Medicinischen Bibliographie des In- und Auslandes.

WENN auch die Autoren unserer Epidemie mit ziemlich durchgehender Übereinstimmung die Einteilung in die nervösen, gastrischen und katarrhalischen Formen gutheißen, so möchte ich dieselbe in solcher Fassung nicht akzeptieren. Schon die eine Erwägung, daß die nervösen Erscheinungen bei allen Formen vorkommen und gerade dadurch erst den Fällen das pathagnomonische Siegel der Influenza aufdrücken, läßt es nicht ratsam erscheinen, von nervösen Formen gegenüber gastrischen und katarrhalischen zu sprechen, wir können nur sagen, daß in gewissen Fällen allein Nervensymptome, in den andern neben diesen vorwiegend gastrische, beziehungsweise katarrhalische beobachtet werden. Das Hervortreten der Nervensymptome bedingt es auch, daß extreme Stimmen die Influenza geradezu für eine Nervenkrankheit ansahen. So meinte bereits Heidenreich[97] bei der Beschreibung der Epidemie von 1830/31: „Das Wesen der Influenza halten wir für ein Leiden der Ganglien mit Erregung der Schleimhäute." In ähnlicher Weise, selbstverständlich unseren modernen Anschauungen gemäß auf dem Boden der bakteriellen Ätiologie stehend, sucht Th. Glover[98] darzulegen, daß das Influenzavirus hauptsächlich das zentrale Nervensystem befällt, und durch die Störung dieses Apparates alle Erscheinungen der Influenza hervorgerufen werden. Aber ebensowenig wie man den Typhus für eine Krankheit des Gehirns ansieht, ebenso wenig darf man die Influenza für eine cerebrospinale Affection

---

[97] Heidenreich, Die Influenza. Ansbach 1831. p. V.

[98] Th. Glover, Über das klinisch-pathologische Wesen der Influenza. The Lancet. 30. 8. 1890. Vergl. auch Graves' Bericht der Epidemie von 1837 in Thompsorfs Annals of influenza. S. 347.

halten, sondern man muß sich vorstellen, daß die Erreger gleichmäßig auf alle diejenigen Organe, welche Krankheitssymptome zeigen, ihre Einwirkung äußern, nicht aber primär nur auf das Gehirn, durch dessen Affection nach Glover alle Erscheinungen, auch die gastrischen und katarrhalische, ausgelöst werden sollten.

Sodann darf man nicht catarrhalische und gastrische Formen abgrenzen, weil es sich bei den so genannten gastrischen Fällen ebenfalls um katarrhalische Erscheinungen handelt, wobei wir uns wohl bewußt sind, daß hier „katarrhalisch" prägnant nur für die den Respirationstrakt betreffenden Zustände gebraucht ist. Aber um dieses c'est à dire zu vermeiden und um Mißverständnissen vorzubeugen, – denn Einteilungen sollen zur Klärung nicht aber zur Verdunklung der Tatsachen dienen, möchte ich von der anatomischen Grundlage ausgehend im Anschluß an Duflocq[99] 1. solche Formen unterscheiden, bei denen nur Symptome seitens des Nervensystems vorhanden sind, 2. solche, bei denen vorwiegend der Respirationstrakt und 3., solche, bei denen besonders der Verdauungskanal betroffen ist. Diese Einteilung nahm bereits in der Epidemie von 1836/37 Canstatt[100] vor, indem er eine Influenza encephalica, thoracica und abdominalis unterschied. Heidenreich stellte 1831 eine Influenza catarrhalis, inflammatoria, nervosa und gastrica auf. Antonins[101] unterschied sogar fünf Formen: 1. eine nervöse, 2. eine rheumatische oder arthritische, 3. eine mit Ausschlag beginnende, 4. eine, die vorwiegend mit Symptomen der Respirationsorgane, 5. eine, die vorwiegend mit solchen des Verdauungstrakts einhering usw.

Wenn wir nun trotzdem in dieser Arbeit von nervösen, katarrhalischen und gastrischen Formen sprechen, so geschieht das aus Bequemlichkeitsgründen, denen man ja doch auf Kosten der Schärfe manches Zugeständnis machen darf, wenn man sich nur der Mängel der Einteilung bewußt ist.

Bei der Einteilung in nervöse, katarrhalische und gastrische Formen, welche natürlich nur unser analysierendes Bedürfnis befriedigt, erinnern wir uns, daß die Natur, die sich in keine absoluten Regeln einzwängen läßt, durch Vermischen und Verwischen der einzelnen Formen jene bunten Bilder erzeugt, die wir bei der Epidemie so zahlreich beobachteten, die aber bei aller Verschiedenheit der Erscheinungen durch das Hervortreten der Symptome seitens des Nervensystems ihren einheitlichen, spezifischen Charakter bewahren.

Wenn wir uns nun der Aufgabe des Studiums der Symptomatologie der Influenza zuwenden, so scheint es geboten, nach jener obigen Einteilung die

---

[99] Duflocq. Les variétes cliniques de la grippe à Paris en decembre 1889: et janvier 1890. Revue de med. 1890. No. 2. Febr. 1890.
[100] Canstatt s. Epidemie 1836/37.
[101] Antonin. Compte-rendu des cas (L'influenza, traites à l'hôpital militaire de Bukarest. Bullet. de la soc. de med. de Jassy 1890.

einzelnen Symptome zu erörtern, wobei es denn geschehen mag, daß durch die Einhaltung des Abgrenzungsprinzips das Krankheitsbild selbst erst zerrissen wird, um es nachher zusammenstellen zu können.

So beginnen wir mit den nervösen Formen, d. h. den nervösen Erscheinungen der Influenza. Obenan steht unter diesen in Bezug auf die Häufigkeit des Vorkommens und den diagnostischen Wert die für jede Influenzaattacke so charakteristische Prostration, welche von den Beobachtern und Darstellern aller gleichmäßig und nicht ohne Ausdrücke staunender Verwunderung geschildert wurde und zwar deswegen, weil die Schwäche in keinem Verhältnis zu der relativen Leichtigkeit des Anfalls steht; denn sie ist meist viel hochgradiger als es der Höhe des Fiebers entsprechen würde und zeigt sich auch da mit großer Intensität, wo gar keine Temperatursteigerung vorhanden ist; kurz sie begleitet jede Form und jeden Fall von Influenza. Die Entkräftung befällt den gesunden, blühenden Mann ebenso wie den Greis und den durch Krankheit Geschwächten. Sie sucht im Verein mit den anderen später zu besprechenden Erscheinungen ihre Opfer so plötzlich, so blitzartig heim, daß der hier und da im Verlaufe der jüngsten Epidemie auftauchende populäre Namen „Blitzfieber", „Blitzkatarrh" nicht unberechtigt erscheint. So sagte z. B. auch Saillant von der Epidemie 1658 (s. diese): „L'Epidemie catarrhale vint comme un coup de foudre." So äußerte sich Gluge über die Epidemie von 1782: „Sie ergriff plötzlich und oft lag kaum eine Stunde zwischen der vollkommensten Gesundheit und der ausgezeichnetsten Schwäche." In gleichem Sinne lauten die Aussprüche der Autoren unserer Epidemie. Die Prostration begleitet den Anfall und die Rezidive, ja sie hält wochenlang an, lange, nachdem bereits die Krankheitserscheinungen geschwunden sind, und unterscheidet somit unter anderem die Influenza von den oft gar nicht leicht gegen sie abzugrenzenden, sogenannten Erkältungskrankheiten, bei welchen letzteren eben die Rekonvaleszenzprostration nie so stark ausgeprägt ist. Die Influenzaprostration stört die Tätigkeit der bereits von den sonstigen

Krankheitserscheinungen befreiten Personen ungemein, indem die Arbeitskraft erheblich geschwächt ist, indem öfters noch Ohnmachtsanfalle und Schwindelerscheinungen auftreten. Man kann behaupten, daß in der Regel die Rekonvaleszenzprostration vierzehn Tage anhielt, in vielen Fällen sogar vier bis sechs Wochen andauerte; indes blieb sie manchmal noch längere Zeit bestehen. Hufeland, der als Student in Göttingen die mächtige Epidemie von 1782 erlebte, berichtet von halbjahrelangen Krafterschöpfungen s. Heidenreich, die Influenza 1833. S. 3.

Auch wenn die eigentliche Influenzaattacke fieberlos verlief, relativ leicht war und nur wenige Tage andauerte, war die zurückbleibende Schwäche nicht unähnlich der nach einer schweren, fieberhaften Krankheit bestehenden Hinfälligkeit. So berichtet unter vielen anderen Metzger von der Epidemie aus dem Jahre 1800: „Innerhalb zwei bis drei Tagen, wenn auch das Fieber nicht gar zu heftig gewesen war, fanden sich die Kranken so kraftlos, daß sie beim Aussteigen aus dem Bette mit Schwindel befallen wurden und sich ohne Hülfe nicht auf den Füßen halten konnten, gerade als ob sie eine schwere und langwierige Krankheit ausgestanden hätten." Um auch einen poetischen Zeugen anzuführen, der die Macht der Influenza an sich erfahren hat, zitieren wir ein „Nach der Grippe" betiteltes Gedicht aus dem Epidemiejahre 1833 von A. v. Chamisso, der damals sang:

„Entkräftet lag ich mit erschlafften Sehnen
„Als ich zuerst, genesend, mich besann usw.

Die Prostration oder, wie Gluge sagt, die wunderbare Depression der Nerven leitet sich nicht selten mit Ohnmacht oder starkem Schwindel ein. Soeben noch im Vollbesitze der Gesundheit brechen die Menschen unter dem Gifthauche der Influenza zusammen und liegen, mögen sie jung oder alt sein, sei es ein kräftiger Mann oder ein schwächliches Weib, wie von schwerstem Fieber getroffen mit matten, zerschlagenen Gliedern darnieder. Diese Tatsache wirkt eben bei kräftigen und jungen Personen, die nie eine Schwächean- wandlung gezeigt haben, so frappierend auf den Beobachter. Summonte berichtet von der Epidemie 1580: quanto piu la persona era galgiarda robusta tanto piu la rendiva debole e fiacca. So charakterisiert Gluge bei der Epidemie von 1836/37 die Schwäche höchst treffend, indem er schildert, wie sie die robusten Kranken der unteren Klassen zwingt, sich von mehreren Menschen unterstützen zu lassen, wenn sie die Stufen des Hôtel Dieu hinansteigen – und doch waren sie nur von einem Katarrh befallen u. a. Freilich gibt es auch bei jeder Epidemie stets solche, die weniger unter der Prostration leiden und, falls sie gleichsam von dem Miasma nur leicht angehaucht sind, das Bett zu hüten nicht gezwungen sind. Vorhanden ist sie aber stets.
Die Schwäche betrifft aber nicht nur das motorische Gebiet, sondern auch die sensorischen Fähigkeiten, was die Engländer in den früheren Pandemien mit Depression of mind and spirits bezeichneten. So sagte schon Johannes Bokel von der Epidemie 1580: Tanta enim huius aegritudinis fuit saevitia, ut subito omnes animi facultates et virtutes prosterneret. Durch die Betäubung der psychosensorischen Sphäre tritt vorübergehend eine Schwächung des Denkens und Wollens ein, welche sich mit Mutlosigkeit, Verstimmung, Ener- gielosigkeit, ja Apathie paart. Häufig kommt es zu stuporösen und soporösen Zuständen, ja zu völligem Koma. Sehr oft liegt eine Abstumpfung der Sinnes- werkzeuge, besonders des Gehörs vor, und wir begegnen sowohl geringen sen- soriellen Anästhesien des Gehörs als auch in selteneren Fällen vollkommener Anacusie. Diese Erscheinungen stellen sich in starken Kontrast zu der Hyper-

ästhesie bei meningitischen Affectionen, mit welchen ja die Influenza gelegentlich verwechselt werden kann. Manchmal äußert sich die zerebrale Depression nur in allgemeiner Willenlosigkeit, „Unbehaglichkeit im Gemüt, Ängstlichkeit, Überdruß seiner selbst und der Umgebung" und erzeugt auch ein gewisses Angstgefühl, das durch die ungemeine Schwäche und Hinfälligkeit Nahrung findet und sich vorwiegend auf die Furcht vor dem Eintritt einer langen schweren Krankheit bezieht, also eine Art Nosophobie darstellt.

Die Influenzabenommenheit ist keine febrile, da sie auch in den fieberlosen Fällen zur Erscheinung kommt, und verdankt, wie die geschilderte sensorische Depression, ihre Entstehung der direkten Wirkung des Influenzagiftes auf das nervöse Zentralorgan. Hier können wir noch einschalten, daß sowohl Schlaflosigkeit wie Schlafsucht in wechselnder Weise Begleiterscheinungen der Influenzaattacke sind. Das schwere Krankheitsgefühl wird nun weiterhin durch den zugleich mit der Prostration eintretenden und nie fehlenden Kopfschmerz verstärkt. Auch für den Influenzakopfschmerz ist es charakteristisch, daß seine Heftigkeit in keinem proportionalen Verhältnis zu der Schwere des Leidens und des Fiebers steht, ja daß er gerade bei denjenigen Fällen am intensivsten auftritt, wo außer der Prostration keine oder höchst geringfügige katarrhalische oder gastrische Symptome vorhanden sind, also bei den rein nervösen Formen. Hier beherrscht der Kopfschmerz beinahe das ganze Krankheitsbild und pflegt oft von so kolossaler Heftigkeit zu sein, daß bei dem Beginne der Epidemie, wo man noch geringe diesbezügliche Erfahrungen gesammelt hatte, bei solchen Fällen der Gedanke an das Vorhandensein einer meningitischen Affection nahegelegt wurde, zumal da der nicht selten verlangsamte Puls einen derartigen Gedanken bestärkte; überdies schrieen bei so heftigem Kopfschmerze die Kranken oft wie wahnsinnig auf und fanden sich gelegentlich, wie später zu erwähnen ist, auch Krämpfe, sogar Nackensteifheit (Dück) (84) usw.; aber bereits nach wenigen Stunden ließ der Kopfschmerz nach, und fand nicht selten der noch in ängstlichen diagnostischen Skrupeln befangene Arzt am nächsten Tage einen lächelnden Patienten wieder vor. Diesen heftigen Schmerz, bei dem der Kopf wie mit eisernem Reif umspannt ist, die Stirn zu springen scheint, nannte Saillant bei der Schilderung der Epidemie von 1557 geradezu grausam (douleur de tête cruelle); bei der Epidemie 1775 beschrieb er ihn d'une violence inexprimable. Wie sehr der Kopfschmerz in dem Vordergrunde des Leidens der Patienten und des Interesses der Ärzte stand, geht unter anderem aus der von Saillant für das Jahr 1510 gegebenen Schilderung hervor, bei welcher die damals herrschende Epidemie nach Schenkius als eine neue Krankheit angesehen wurde und ihr neben anderen der Name Cephalalgie catarrhale beigelegt wurde, nicht die schlechteste Bezeichnung unter den vielen Taufnamen der Influenza.

Die pathognomonische Wichtigkeit des Kopfschmerzes ist von den Schrift-stellern der meisten Epidemien gleichmäßig gewürdigt worden, wenn es auch scheint, als ob die Intensität desselben in den einzelnen Epidemien nicht immer die gleiche gewesen ist. Vielfach schwankt sie zwischen dem mäßigen Druck, wie er bei Kopfcongestionen vorhanden ist, und dem schmerzhaften Spannen, wie es z. B. bei gastrischen Zuständen, Obstipation usw. empfunden wird. So spricht Joh. Bokel (1510) von dolor capitis acutus, tensiuus ac grava-tivus, Saillant (1676) von Tension et douleur gravative de la tete, 1761 nur von pesanteur de la tête, Jussieu (1732) von douleur de tete lancinante à l'exterieur et gravative à l'interieur, die Engländer er oft nur von heaviness and dullness.

Carmichael Smyth (1782)[102] teilte den bei Influenza beobachteten Kopfschmerz folgendermaßen ein.

1. The uneasy weight, soreness and distention of the forehead, usual in common colds.

2. The violent sick head-ache arising from the affection of the stomach and relieved by vomiting.

3. The head-ache, during which the patients complained of a sensation as if their head was splitting with a severe shooting pain at the vertex.

Wenn sich gegen diese Einteilung auch nichts einwenden läßt, so muß doch nach unseren Erfahrungen bezweifelt werden, daß der heftige Kopfschmerz, der an letzter Stelle beschrieben wurde, meist in den peripneumonic cases zur Erscheinung kommt.

Wir können behaupten, daß der Kopfschmerz bei den nervösen Formen stärker ist als bei den gastrischen, bei diesen häufig beträchtlicher als bei den katarrhalischen. Bald handelt es sich um jenen heftigen, ich möchte beinahe sagen meningitischen Schmerz, bald nur um einen stumpfen Druck, „als wenn ein schwerer Körper zwischen den Stirnhöhlen läge." Zeitweise nimmt der Schmerz den ganzen Kopf ein, in der Mehrzahl der Fälle ist er auf die Stirn oberhalb der Augen oder auf die Schläfen beschränkt. Natürlich wird der Kopfschmerz durch den Husten gesteigert. Glücklicherweise ist die Dauer des Schmerzes eine mäßige; in einigen Stunden verschwindet gewöhnlich selbst der heftige Schmerz, während die milderen Formen desselben oft tagelang anhalten; vielleicht verdankten wir die baldige Beseitigung des starken Kopf-schmerzes der Wirkung des während der Epidemie so häufig erprobten Anti-pyrin, Phenacetin, Exalgin usw.

Im Anschluß an diesen Kopfschmerz, der vielleicht einer Gehirn- oder vielmehr einer meningealen Hyperaemie seinen Ursprung verdankt – und wir

---

[102] s. Thompsons Annals of influenza. S. 149.

schließen ja nach den Sektionsbefunden von Kohts[103], Helweg[104] u. a., daß jenes pathologisch-anatomische Ergebnis eine Folge der Einwirkung des Influenza-virus auf das Cerebrum zu sein scheint, –müssen wir ferner der migränear-tigen Form des in der Influenzaattacke vorkommenden Kopfschmerzes ge-denken. So erwähnen die in den Thompson'schen Annalen S. 208 über die Epidemie von 1803 schreibenden Autoren Migräne bei Influenzaerkrankung: Rheumatic persons, or that had been previously subject to intermittents, had a fixed pain in one of the temples, vulgarly called megrim, which as usual, put on remittent exacerbations. „Sehr gewöhnlich waren halbseitige Kopfschmer-zen", sagt Metzger von der Epidemie 1782. Seitz sprach die Meinung aus, daß bei Kranken, die öfter an Hemicranie leiden, der Influenzakopfschmerz die gewöhnlich schmerzhafte Partie des Kopfes einnehme, eine Beobachtung, für die ich in unserer Epidemie keine Bestätigung finden konnte, während Seitz von 11.851 derartige Wahrnehmungen mitteilt. Im ganzen findet sich[105] nach den geschichtlichen Erfahrungen und den Ergebnissen der letzten Epidemie die Migräne als Form des Kopfschmerzes bei Influenza ziemlich selten.

Häufiger kommen initiale Neuralgien des Kopfes vor, welche von den se-kundären und als Nachkrankheit auftretenden Neuralgien (s. später), sowie von der Migräne zu trennen sind, wiewohl es im einzelnen Falle wegen des Vorhandenseins der Influenzaerscheinungen nicht immer leicht sein mag, die Migräne von der Neuralgie zu unterscheiden, besonders falls letztere in dem Ramus ophthalmicus zur Erscheinung kommt; die häufigste Neuralgie, welche als Begleitsymptom der Influenzaattacke auftritt, ist die Supraorbitalneu-ralgie, seltener zeigt sich Infraorbitalneuralgie; auch scheinen die so häufigen Klagen der Influenzapatienten über Schmerzen in der Tiefe der Augenhöhlen auf neuralgische Affection des Ramus ophthalmicus zu beziehen sein. Es zeigen sich sehr oft neuralgische Affectionen der unteren Trigeminusäste, die zu heftigem Zahnreißen führen und meist einseitig aufzutreten pflegen. Wir finden sie oft in der Geschichte der Influenza als Zahnschmerzen[106] erwähnt.

Wenn wir nun ferner der bei Influenza so häufig vorkommenden Delirien gedenken, so müssen wir einmal darin erinnern, daß sie nicht durch die Hef-tigkeit des Kopfschmerzes erzeugt werden; denn wir wissen, daß sie auch

---

[103] Kohts, Über Paralysen und Pseudoparalysen im Kindesalter nach Influenza. Therapeut. Monatshefte Dezemb. 1890.

[104] K. Helweg, Influenzaens Virkninga i en Sindssygeanstalt. Hospit. Tidende 1890. 3. R. VIII. 29. Vergl. auch die Epidemie von 1836/37. S. 46.

[105] Vergl. auch Mühlpauer bei der Epidemie 1729/30, ferner C. F. Löw 1729/30, der Flimmers-cotom beschrieb, ferner Huxham bei der Epidemie von 1737. Thompsons Annals of influenza, S. 54: In some, one half of the head was affectcd as if by an exquisite hemicrania.

[106] Huxham bei der Epidemie von 1737. Numbers were now, miserably tortured with the toothach, who had never had a bad tooth in their head; and this was confined mostly to one side, and terminating exactly between the dentes incisores.

dann eintreten, wenn nur leichter Kopfschmerz vorhanden ist; ferner dürfen sie nicht als febrile Delirien aufgefaßt werden, weil sie eben meist bei den oft fieberlos verlaufenden nervösen Influenzaformen zur Erscheinung kommen. Sie verdanken ihre Entstehung ohne Frage dem direkten Einflusse des Influenzavirus auf die Gehirnrinde und dürfen, da sie den Eindruck von Fieberdelirien machen, ohne daß sie durch Fieber veranlaßt sind, ihrer Eigenart wegen als Influenzadelirien bezeichnet werden. Sie zeichnen sich durch ihre kurze Dauer, ihr plötzliches Auftreten, ihre relative Intensität aus; gewöhnlich stuporösen Charakter tragend, gehen sie zuweilen auch mit heftiger motorischer Agitation einher. Diesen Delirien ist wohl, wie wir bereits an anderer Stelle mitteilten, vornehmlich zuzuschreiben, daß Joh. Wittich bei der Epidemie von 1580 von dem „hirntobenden epidemischen Fieber" sprach.

Die Delirien werden bei allen Formen, besonders aber wie erwähnt, bei den nervösen Influenzaformen beobachtet. Man sieht sehr häufig die Delirien zur Nachtzeit auftreten und am Tage wieder verschwinden. Regnier (92) beobachtete in der Pandemie 1889/90 auch bei Kindern ihr Erscheinen und zwar zur Nachtzeit. Metzger erwähnte von 1782 das nächtliche Irrereden der Influenzakranken, Falconer, (1803) s. Thompsons Annals of influenza S. 254 sprach ebenfalls von Delirien, die besonders nachts auftraten[107] und für gewöhnlich nicht heftig waren, manchmal indes stark ausarteten. (Haygarth.)

Die Delirien sind oft mäßig, schnell vorübergehend, bald dauern sie Stunden, Tage an; sie entwickeln sich erst im Verlaufe der Attacke und setzen nicht gleich mit dem Beginne der Prostration ein; freilich sah Lombard (1837) einige Male die Krankheit mit anhaltendem Delirium beginnen und dann erst den Husten und Schnupfen eintreten.

Es scheint, als ob die Delirien bei verschiedenen Epidemien nicht die gleiche Intensität und Extensität zeigen; so sagt schon Heberden bei der Beschreibung der Epidemie von 1767 (in den Thompson'schen Annalen), daß die Delirien im allgemeinen nicht so gefährlich waren wie die bei der Epidemie von 1762 beobachteten. Haygarth (1775) sah idiotische und wilde Delirien, William Thompson (1775) sprach von a degree of stupor and delirium, Huxham bemerkte bei der Beschreibung der Epidemie von 1737: In the younger and more robust, a delirium generally came on as the disorder increased, eine Mitteilung, die unsere soeben geäußerte Ansicht von dem relativ späten Eintreten der Delirien bestätigt.

Wie die bisher erwähnten nervösen Erscheinungen steht auch der den Influenzaanfall begleitende Schwindel in keinem proportionalen Verhältnis zu der Schwere der katarrhalischen Erscheinungen und des Fiebers. Derselbe pflegt meist zu verschwinden, wenn sich der Befallene zu Bette legt, tritt aber

---

[107] s. auch Carmichael Smyth (1782), Thompsons Annals of influenza.. 8.150 und Gray ibid. S. 125.

sehr häufig wieder auf, wenn sich der Kranke in dem Bette aufrichtet. Nicht selten ist sehr starker Schwindel das erste Zeichen der beginnenden Attacke.

Aber auch wenn der Kranke von dem eigentlichen Leiden genesen das Lager wieder verläßt, stellt sich sehr oft Schwindel ein und bildet häufig ein quälendes Symptom der Rekonvaleszenz. Dippe erwähnte bei der Sitzung der medizinischen Gesellschaft zu Leipzig an dem 21. Januar 1890 einen Fall, wonach der Influenza heftiger, wochenlang anhaltender Schwindel vorhanden war. Neben dem Schwindel beobachtet man bei dem Beginne des Influenzaanfalles nicht selten Ohnmacht, ja völlige Bewußtlosigkeit. So sah Dück z. B. einen Fall, wo die Bewußtlosigkeit einen halben Tag lang andauerte.

Über Störungen des Allgemeingefühls finden sich zahlreiche Angaben. Gluge sprach von dem „Gefühl einer empfindlichen Kälte um die Pfeilnaht und einer die Luftröhre hinaufsteigenden Kugel", an anderer Stelle von „einem eigenen unangenehmen Gefühle, als wäre der Augapfel bloßgelegt, wenngleich keine Spur von Entzündung da ist, so daß die Augen nur mühsam geöffnet werden können". Hildebrand bei Metzger (1800) berichtete von anhaltender und durch den ganzen Verlauf der Krankheit dauernder Empfindung von „Gelenksteifigkeit". Der Tatsache, daß bei allen Influenzakranken selbst bei dem leichtesten Anfalle die Muskeln und Gelenke wie zerschlagen schmerzten, daß die Glieder wie gelähmt dem Willen nicht mehr gehorchten, kurz, daß diese sonst nur bei heftigem Fieber bestehenden Symptome hier ohne Fieber zur Erscheinung kamen, haben alle Beobachter in reichstem Maße konstatieren können.

Auch die höheren Sinne zeigen funktionelle Störungen, die sicher auf Rechnung des Influenzavirus zu setzen sind und teils einen gewissen Grad von Hyperästhesie beziehungsweise Anästhesie erkennen lassen. So wird einmal Abnahme des Gehörs, ja Taubheit angegeben, während auf der anderen Seite schmerzhaftes Klingen, quälendes Ohrensausen und, wie die älteren Ärzte sagten, Tinnitus aurium beobachtet wird.

Bezüglich des Sehorgans gibt Gluge Schwächung des Sehens an. Löw (1729) sprach von Verdunklung des Auges, als wäre ein Flor über dasselbe gespannt.

Oft sieht man Lichtscheu in Fällen, bei denen die geringe coniunctivale Hyperämie jene nicht erklärt. Nach Eversbusch werden die Augenschmerzen meist in die Tiefe der Augenhöhlen verlegt, lassen zur Nachtzeit nach und werden bei allen Beschäftigungen, welche das Zusammenwirken mehrerer Augenmuskeln bedingen, wie Pupillenveränderung, Akkomodation, Konvergenz und assoziierte Bewegungen gesteigert. Falconer (1803) in den Thompson'schen Annalen[108] erwähnt eine Dame, die alle Gegenstände dreifach sah; vielleicht lag hier ein durch die Influenza bedingter Accomodationskrampf vor, welcher monoculäre Diplopie erzeugte.

---

[108] s. daselbst S. 254.

Auch der Geschmack zeigt ohne Vorhandensein gastrischer Störungen eigentümliche Aberrationen; er ist bei guter Verdauung bitter oder sauer. Schon Pasquier (1414) bemerkte: ce qu'il mangeoit (sc. le malade) luy sembloit amer ou puant. Ash (1775) gab an, daß die Geschmacksdistinction verloren wäre, eine Wahrnehmung, die man nach den Erfahrungen der jüngsten Pandemie bestätigen kann.

Der Geruch fehlt oft ganz (Ash. 1775; Leichtenstern, Senator 1889/90), wir können hinzufügen, auch da, wo kein Schnupfen besteht; in manchen Fällen zeigt sich auffallende Wahrnehmung unangenehmer Gerüche. Nach Bahrdt (Leipzig) klagten mehrere Patienten unabhängig voneinander über den Geruch nach Rauch, ohne daß ein bestehender Schnupfen etwa die Veranlassung dazu geboten hätte.

Wir kommen nunmehr zu den die Influenzaattacke begleitenden Schmerzen, die teils als rheumatoide, besonders aber als nervöse zu bezeichnen sind. Sie treten wie die bei schweren Fiebern zu beobachtenden Schmerzen nicht selten in allen Gliedern auf. Höchst charakteristisch ist ein in den unteren Partien des Rückens sitzender Schmerz, der bei allen Influenzakranken gleichmäßig, wenn auch in wechselnder Intensität gefunden wird. Er ist entweder auf die Kreuzbeingegend beschränkt oder zeigt sich auch in der Lumbalregion, so daß die alten Beobachter z. B. Lobineau (1414) von Nierenschmerzen sprachen. Auch zwischen den Schulterblättern, an dem Nacken und in den Gelenken findet sich nicht selten heftiger Schmerz. Zu diesen gesellen sich sehr häufig Schmerzen auf der Brust, in der Gegend des unteren Teiles des Sternum, welche drückenden, stechenden, spannenden Charakter haben und zu der so häufig gefundenen Atembeengung, zu wirklichen Angst- und Beklemmungszuständen Veranlassung geben; Anxietas circa praecordia urget, sagt ein alter Influenzaschriftsteller.

Hierzu gesellen sich neuralgoide Affectionen, die man wegen ihres ziemlich schnellen Verschwindens eigentlich nicht neuralgische nennen sollte; sie sind auch von den in der Rekonvaleszenz und als Nachkrankheit auftretenden wirklichen Neuralgien (s. später) zu trennen, die im Gegensatz zu jenen weit länger anhalten und der Therapie hartnäckig widerstehen. Die neuralgoiden Affectionen können im Verlaufe der Nerven verfolgt werden, zeigen Druckpunkte usw. Abgesehen von den Trigeminusneuralgien s. S. 88 sind hier solche im Ischiadicus, im Occipitalis, dem Medianus usw. anzuführen.

Recht häufig zeigen sich Intercostalneuralgien, die nicht selten zusammengehalten mit dem sonstigen, fieberartigen Befunde eine beginnende Pleuritis vortäuschten. Sie treten meist einseitig und besonders an den unteren Rippen auf, doch springen sie nach Heubner leicht auch auf die andere Seite über.

An dieser Stelle möchte ich auch die Symptome seitens des Zirkulationssystems erwähnen, von denen der größte Teil wahrscheinlich von der Einwirkung des Influenzavirus auf die vasomotorischen Zentren abhängt. Wie die Prostration und die bisher beschriebenen Nervensymptome nicht im Verhältnis zu der Fieberhöhe stehen, so zeigt. sich auch eine Incongruenz des Verhaltens von Temperatur und Pulsbeschaffenheit. Der Puls ist oft übermäßig beschleunigt in Fällen, wo sich gar keine oder wenigstens keine entsprechende Fiebertemperatur zeigt. Heubner sah Anfälle von Tachykardie oder gleichmäßigen Verlauf derselben, Bahrglt (Leipzig) erwähnte einen Fall mit sehr schwerer, anscheinend das Leben bedrohender Tachykardie, welche 24 Stunden andauerte. Auf der anderen Seite sieht man auffallende Pulsverlangsamung (Bradykardie). So beobachteten Stintzing und Weitemeyer unter 405 Influenzafällen 17 Fälle von Herzaffectionen, welche als Vagusneurosen aufzufassen wären und sich in Verlangsamung des Pulses bis auf 48 Schläge dokumentierten. Überhaupt konnte nach meiner Ansicht in den meisten nervösen Formen eine auffallend geringe Frequenz des Pulses konstatiert werden.

Ferner wurden Herzpalpitationen verschiedener Intensität, sodann stenokardische Erscheinungen, welche letzteren als pseudoanginöse Zustände aufgefaßt werden konnten (Duflocq 79), geschildert.

Weit wichtiger sind die als paralysierende Einwirkungen des Influenzagiftes auf das Herz aufzufassenden Erscheinungen. In einigen Fällen handelt es sich nur um die subjektive Empfindung von Herzschwäche, wo ein objektiver Befund nicht zu erheben ist; in ungemein vielen Fällen dagegen zeigt sich eine wirkliche Herzschwäche. Donald Macphail (86) sah in einem Falle Bewußtlosigkeit, blasses Gesicht, kalte Haut, oberflächliche Atmung, etwas verengte Pupillen, auf schmerzhafte Reize keine Reaktion. Auch die bei dem Influenzaanfall auftretenden Ohnmachten, die selbst bei kräftigen Individuen zur Erscheinung kommen, verdanken möglicherweise der Einwirkung des Influenzavirus auf das vasomotorische Zentrum ihre Entstehung; auch Arrhythmie des Pulses sind keine der seltenen Schwächezeichen des Herzens.

Wenn die Herzschwäche an sich bei der unkomplizierten Influenza wenig zu bedeuten hat, weil sie gewöhnlich gut verläuft, so bildet sie eine sehr bösartige, insidiöse und ungemein schwer zu bekämpfende Erscheinung bei den Komplikationen der Influenza oder bei solchen Influenzakranken, die ein altes Herz- oder Brustleiden (Emphysem, Adipositas cordis usw.) aufzuweisen haben. Ja, sie stellt bei den Influenzapneumonikern und bei alten Leuten, selbst wenn letztere nur mäßige Influenzaerscheinungen zeigen, die häufigste direkte Ursache des oft rapid eintretenden Todes dar.

Die bei Influenza vielfach beschriebenen Gesichtserytheme und scarlatiniformen Exantheme, welche später beschrieben werden, scheinen durch eine vasoparalytische Wirkung des Influenzagiftes bedingt zu sein. Während einige Autoren das gerötete, aufgedunsene Aussehen des Gesichts bei dem Influenzaanfalle beschrieben, fiel mir in vielen Fällen, besonders denjenigen, wo die Kopfschmerzen sehr heftig waren, die starke Blässe des Antlitzes auf, welche angiospastischen Zuständen ihre Entstehung zu verdanken schien.

Es bleibt noch übrig, eines sehr wichtigen Symptoms zu gedenken, nämlich des Schweißes; wenn es auch nicht zu leugnen ist, worauf die Beschreiber der früheren Influenzaepidemien vielfach aufmerksam machen, daß sehr oft nur ein kritischer Schweiß zu beobachten ist, so läßt sich doch behaupten, daß in einer sehr großen, der überwiegenden Zahl der Fälle eine sehr beträchtliche Hyperhidrosis die ganze Attacke begleitet, während der ganzen Rekonvaleszenzperiode andauert und hierbei neben der Prostration und den Schwindelanfällen ein höchst belästigendes und schwächendes Symptom darstellt. Ihm kommt somit ein gewisser diagnostischer Wert zu, da sich der Influenzaschweiß erheblich von den nur kritische Bedeutung habenden Schweißausbrüchen bei den akuten Erkältungskatarrhen unterscheidet. Jener, der meist klebrig, reichlich und geruchlos ist, bleibt oft wochenlang bestehen, tritt bei der geringfügigsten körperlichen Anstrengung oder bei Gemütserregung sehr heftig hervor. Auch bei den Komplikationen, besonders den Pneumonien sieht man trotz hohen Fiebers eine sehr beträchtliche Schweißabsonderung die ganze Krankheit begleiten. Nach Ekhoff bei Metzger (1800) zerflossen die Kranken gleich anfänglich in Schweiß, was mit der von uns oben gemachten Bemerkung übereinstimmt.

Aus diesen Symptomen setzen sich die rein nervösen Influenzaformen zusammen, und durch variable Kombinationen jener entsteht die Buntscheckigkeit der Krankheitsbilder; ferner bilden aber die eben beschriebenen nervösen Erscheinungen auch die diagnostisch wichtigen Symptome der katarrhalischen und gastrischen Formen.

Wir kommen nunmehr zu denjenigen Influenzaformen, bei denen katarrhalische Erscheinungen seitens des Respirationstrakts vorhanden sind, und bei denen je nach dem Locus und der Intensität der Affection sehr mannigfaltige Bilder entstehen. Schon William Falconer (1803)[109] teilte die verschiedenen Formen in nasal catarre, catarre guttural, catarre bronchial. In Wirklichkeit kommen teils für sich bestehend, teils miteinander kombiniert Rhinitis, Angina, Pharyngitis, Laryngitis, Tracheitis, Bronchitis, letztere die großen, kleinen und kleinsten Bronchien betreffend, vor. Man kann nicht behaupten, daß diese Influenzakatarrhe etwas Spezifisches darbieten, was sie von den durch sogenannte Erkältung entstehenden Katarrhen unterscheide, falls man von den die differentielle Diagnostik ermöglichenden Nervenerscheinungen abstrahiert. Die katarrhalisch afficirte Schleimhaut trägt keine besonderen Merkmale an sich. Von der fleckigen, morbillenähnlichen Röte der Gau-

---

[109] W. Falconer, An account of the epidemic catarrhal fever commonly called the Influenza. Bath. 1803.

menschleimhaut und der Trachea, die Tigri (1867)[110] beschrieb, hat bei der Epidemie von 1889 /90 keiner etwas gesehen außer Leichtenstern (Köln), s. Mitteil. über d. Influenzaepidemie in Köln (Deutsche medicin. Wochenschrift 1890, 13. März u. folgende) und B. Fränkel (ibid. No. 28).

Die von Löwenstein[111] fast in allen Fällen beobachtete Schiefstellung und spindelförmige Auftreibung der Uvula ist von keinem anderen beschrieben worden. Auch hier ist wieder zu betonen, daß die Intensität des Katarrhs, was für die Influenza pathognomonisch, ist, weder mit dem Allgemeinbefinden noch mit der Höhe des Fiebers in Proportion steht. Man sah hohes Fieber bei nur geringfügigen katarrhalischen Erscheinungen und fand andererseits heftige Bronchitiden bei nur mäßiger Temperaturerhöhung. Auch stand der Husten bezüglich seiner Dauer und Heftigkeit nicht mit dem lokalen Befunde in proportionalem Verhältnis; er war teilweise selbst bei nur geringfügigen lokalen Erscheinungen überaus heftig, trug nicht selten einen gewissen krampfartigen Charakter an sich, was an den Keuchhustenton erinnerte, hielt Tag und Nacht, oft kontinuierlich an und bildete sehr häufig die Ursache der bei Influenza so oft auftretenden Schlaflosigkeit, welche nun ihrerseits wieder die Qualen des Influenzakranken erheblich steigerte. Das nervöse Element des Influenzahustens erinnerte öfters in den paroxysmenartigen, suffocativen Anfällen an die bei Tabes dorsualis vorkommenden Laryngo- und Bronchokrisen, und es ist wohl denkbar, daß das Influenzavirus funktionell an derjenigen Stelle einwirkt, wo die Rückenmarksschwindsucht durch ihre degenerative Veränderung jene Krisen hervorruft. Auch bei dem Niesen prägte sich das nervöse Element in seiner relativen Heftigkeit zu dem geringfügigen Nasenkatarrh aus.

Man kann nun bei der Extensität der Erkrankungen keine statistischen Belege über die Häufigkeit der Influenzrhinitis, Laryngitis und Bronchitis beibringen. Curschmann schätzte die Verteilung des Katarrhs auf die verschiedenen Schleimhäute so: Rhinitis in 78Prozent, Bronchitis in 81 Prozent, Laryngitis in 5,3 Prozent, Angina in 4,7 Prozent der Fälle. Am häufigsten waren Trachea, große und mittelgroße Bronchien befallen, in einzelnen Fällen, die natürlich bei der Unmasse der Fälle nach vielen Tausenden zu zählen sind, stieg der Katarrh auch in die feinsten Bronchien hinab und bewirkte feinblasige Rasselgeräusche, die bei dem Bestehen des schweren subjektiven Leidens die Abgrenzung gegen katarrhalische Pneumonie sehr erschwerten. Das häufigste auscultatorische Phänomen waren die über die ganze Brust verteilten Rhonchi sibilantes.

---

[110] Tigri, Annali universali, Vol. CCII, 1867.
[111] s. Verhandlungen d. Vereins f. innere Medicin. Berlin 1890. S. 175.

Betreffs der Rhinitis kann man nicht behaupten, daß ihre In- und Extensität so sehr im Vordergrunde stand, wie es bei vielen früheren Epidemien der Fall war. Es scheint, daß auch hier die einzelnen Epidemien in ihrem Verhalten variieren. Von jenen heftigen, die Oberlippe korrodierenden Nasenausflüssen, von jenen heftigen Nieserscheinungen hat die Epidemie 1889/90 nicht so zahlreiche Paradigmen aufzuweisen, wie sie in den Beschreibungen der Influenzen des 17. und 18. Jahrhunderts erwähnt sind.

Ebenso wie die Rachenschleimhaut nur geringe katarrhalische Rötung und Schwellung ohne spezifische Merkmale zeigt, ebenso kann man bei der Influenzalaryngitis, Tracheitis und Bronchitis keine besonderen Eigentümlichkeiten konstatieren. Bezüglich der Laryngitis, die relativ selten beobachtet wurde und nur in wenigen Fällen zu schwerer Heiserkeit oder Aphonie führte, siehe B. Fränkels Bemerkungen S. 108. Rud. Meyer (Zürich)[112] hat tracheoscopisch festzustellen geglaubt, daß der Influenzakatarrh in den Bronchien begann und dann erst auf Trachea und Larynx überging. Die Entzündung war sehr oberflächlich und flüchtig; Blutungen, Ödeme oder stärkere Schwellung mit Stenose wurden in der Luftröhre und dem Kehlkopfe nicht, ja auch der Grund, weswegen einige ehrenwerte Influenzahistoriker, wie Schweich und Heidenreich, einen Übergang der Influenza in echte Cholera befürchteten. Regnier (80) sah einmal Melaena.

Zur Ergänzung der gastrischen Symptome erinnern wir an die oben erwähnten Geschmacksveränderungen, an den häufig bestehenden Ekel vor Speisen, an die Nausea und das Erbrechen, welches letztere oft als initiales Symptom der gastrischen Form und gelegentlich recht intensiv zur Erscheinung kam. Englische Autoren (1803) sprachen von einem unangenehmen „Saccharingeruch" im Atem, den die Influenzakranken noch einige Wochen wahrnehmen ließen. Es bleibt noch zu erwähnen, daß Bouchard und Bäumler fast immer leichte icterische Färbung der Sclera, mitunter auch der Haut beobachteten Scheller fand bei einem Viertel seiner Kranken Gelbfärbung der Conjunctiven.[113]

Interessant und noch der Klarstellung bedürftig ist das Verhalten der Milz bei der Influenzaattacke; Biermer wies 1853 bezüglich der differentiellen Diagnose zwischen Influenza und Intermittens auf das indifferente Verhalten der Milz bei jener Krankheit hin. O. Seifert (1884) fand bei keinem seiner Influenzafälle, die er bei der 1884 in Würzburg gesehenen Epidemie beobachtete, eine Milzvergrößerung und sah ebenfalls in dieser Tatsache ein diagnostisches Merkmal gegenüber dem Wechselfieber. Anders freilich lauten die

---

[112] In der Discussion des Eichhorstschen Vortrages. Correspond-Bl. f. Schweizer Aerzte XX. 5. 1890. S. ,1.55.
[113] Bei der Influenza von 1803 wurde von englischen Autoren in schweren Fällen icteric discoloration of the skin and of the eyes beobachtet s. Thompsorfs Annals of influenza S. 208.

diesbezüglichen Ansichten der Autoren der Epidemie von 1889/90. Klinisch konnten Bouchard, Demuth, Ewald, W. Dzyszllo, Krehl[114], Anton, Bäumler, Sokolowski eine Vergrößerung der Milz konstatieren. Krehl sah bei 170 Fällen in 10 Prozent Milzvergrößerung, in 4,7 Prozent war sie, durch Palpation nachweisbar. Curschmann stellte in 17 Fällen vor übergehende Anschwellung der Milz fest; Drasche[115] konnte klinisch und anatomisch diesen Nachweis führen.

Ribbert fand bei acht Influenzaleichen, von denen zwei keine entzündlichen Komplikationen, die übrigen mehr oder weniger ausgedehnte Pneumonien darboten, stets einen Milztumor; Finkler wies wenigstens in den älteren Fällen von Influenzabronchopneumonien bei der Sektion starken Milztumor nach; derselbe wurde, wie mir ein Virchowscher Assistent versicherte, auch bei den Sektionen von Influenzaleichen in dem Berliner pathologisch-anatomischen Institut konstatiert. Dagegen sah Birch-Hirschfeld bei der Autopsie gewöhnlich keine Veränderungen an der Milz. Regnier fand unter 218 Fällen von Influenza bei Kindern keine Hyperplasie der Milz und ebenso wies Comby (88) unter der gleichen Anzahl Fälle, die ebenfalls Kinder betrafen, nie Milztumor nach. Auch J. Szwajzer und Dunin (Warschau) fanden bei Erwachsenen keine Milzschwellung. Leichtenstern (Köln) wies in der überwiegenden Zahl der Fälle, in 86 Prozent, klinisch das Fehlen von Milzvergrößerung nach, was auch von ihm durch die überwiegende Mehrzahl der Obduktionen bestätigt wurde. Diese Ergebnisse lassen die Beteiligung der Milz bei der Influenza recht zweifelhaft erscheinen und nur, wenn man die Majorität bei solchen Fragen entscheiden lassen darf, was freilich keine Sicherheit bietet, könnte man sein Urteil so abfassen, daß bei Erwachsenen die Influenza einen Milztumor zu bewirken scheint, bei Kindern dagegen nicht, und es wäre dies eigenartige Verhältnis damit zu erklären, daß eben die Kinder relativ leicht an Influenza erkranken. Wäre aber der Milztumor sicher eine Folge der Einwirkung des Influenzavirus, so hätte alsdann die Intermittens, welche klinisch die Neuralgien, die sekundären Neuritiden, die Keratitis dentritica usw. mit der Influenza gemein hat, auch darin eine gewisse Ähnlichkeit mit der Influenza, sodann fiele die Möglichkeit, die letztere als reine Neurose aufzufassen, wie es Glover tut, auch aus diesem Grunde fort, endlich wäre damit ein weiteres differentiell-diagnostisches Merkmal zur Abgrenzung der Influenza von den sogenannten Erkältungskrankheiten gegeben, ein immerhin recht fühlbares Bedürfnis; denn daß eine diagnostische Unsicherheit, die Influenza und akute Erkältungskatarrhe zu trennen, wirklich besteht, hat der Winter von 1890/91 zur Genüge bewiesen, wo viele Ärzte Influenzafälle gesehen haben wollten, die nach meiner Meinung häufig nur die üblichen Herbst und Winterkatarrhe waren.

---

[114] Deutsche medicin. Wochenschrift XVI. 6. 1890.
[115] s. Wien. medic.

Alleinstehend ist die Beobachtung von Alison (91), der bei mehreren Influenzakranken eine deutliche, mit der Affection in Zusammenhang stehende Vergrößerung der Leber nachgewiesen haben wollte.

Es bleibt noch an dieser Stelle übrig, der Beschaffenheit des Urins Influenzakranker zu gedenken. Ich möchte diesbezüglich behaupten, daß derselbe wegen seiner braunen bis dunkelrotbraunen Farbe, wegen der Art der Sedimentierung auch bei den nervösen, fieberlosen Erkrankungen eine gewisse Fieberbeschaffenheit zeigte. So gibt auch Alison an, daß in jedem Falle, auch wenn keine Temperaturerhöhung bestand, die Menge des Harns vermindert war, bei Anwesenheit von Fieber mitunter sehr beträchtlich; zuweilen zeigte sich Anurie von 12-16 Stunden Dauer; dementsprechend war das spezifische Gewicht erhöht; auch Alison gab Intensität der Harnfärbung und Neigung zur Sedimentbildung an. Die Harnsäure sollte auf 0,6-1,8 Prozent erhöht sein. Peptonnachweis gelang mittels des Tanretschen Reagens in 18 Fällen 15 Mal. Spektroskopische Untersuchungen ergaben, daß in den leichten Influenzafällen im Harn nur das Chromogen des Urobilin und die modifizierten Gallenfarbstoffe auftreten, daß sich in schweren, aber unkomplizierten Fällen neben den letzteren auch deutlich Urobilin findet und, daß diese Stoffe in schweren, mit entzündlichen Affectionen komplizierten Fällen in besonders großer Menge vorhanden sind. Chapelle (92) fand regelmäßig Vermehrung der Chromogene bei Hyperacidität des Harns und Vermehrung der Phosphorsäure; letztere schwankte bezüglich ihrer Menge zwischen 3,67 und 7,35 gm. pro die; auch Combe (83) fand eine beträchtliche Vermehrung der Phosphorausscheidung, worauf er seine therapeutischen Maßnahmen basiert hat. Huchard (81) fand dagegen eine konstante Verminderung der Phosphorsäure. Die von Hayem angegebene, bei allen Influenzakranken ausnahmslos gefundene Urobilinurie läßt Chapelle nicht gelten. Dagegen fand letzterer alle Harne reich an dem von Nencki und Sieber sogenannten Urorosein. In zwei Fällen ließ sich ferner eine Skatolschwefelverbindung nachweisen, die mit Salzsäure und Chlorkalk eine violette Färbung gab. Der eine dieser Urine enthielt auch reines Skatol. Was nun die Anwesenheit von Eiweiß in dem Urine betrifft, so wies z. B. Alison dasselbe nur in den schwersten Fällen nach. Demuth (Frankenthal) und Macphail fanden kein Eiweiß, Curschmann sah einige Male Albuminurie, Krehl beobachtete in 170 Fällen nur bei 3,5 Prozent derselben vorübergehende Albuminurie. Daraus geht hervor, daß diese nur sehr selten zur Erscheinung kommt und, da wir keine genauen Angaben über dies Auftreten von Albuminurie bei den reinen Influenzaformen besitzen, so dürfen wir nach dem vorwiegend negativen Befunde bis jetzt wenigstens die Annahme aussprechen, daß die Albuminurie nur von zufälligen Ereignissen, von Nierenreizung, vielleicht in manchen Fällen von hohem Fieber, abhängig ist.

Wie wir in dem Anschluß an Influenza ein langwieriges Rekonvaleszenzstadium wahrnehmen, bei welchem Zeichen des geschwächten Nervensystems vorhanden sind, wie in dem Gefolge der katarrhalischen Influenzaerscheinungen nicht selten subchronische und chronische Affectionen des Larynx und Pharynx beobachtet werden, so sehen wir auch eine Verschleppung gastrischer Symptome eintreten. Ich nahm bei gastrischen Influenzafällen noch Monate lang dyspeptische Zustände bei Personen wahr, welche vorher gesunde Verdauung gezeigt hatten, eine Tatsache, welche auch bereits bei der Epidemie von 1836/37 beobachtet wurde. Robert Streeten[116] bemerkte in seiner Beschreibung dieser Epidemie: „I find muco-gastritis and muco enteritis of long standing, referred in its commencement by patients to the influenza." Ja Leichtenstern[117] sah in Folge der lange dauernden Anorexie beträchtliche Abmagerungen, sogar vollkommene kachektische Zustände, die anfangs die Befürchtung maligner Prozesse erweckten, allmählich aber zum Schwinden kamen. Gerade diese nach leichten Influenzaattacken hervorgerufenen Schwächezustände zeugen für die nachhaltige Wirkung des den menschlichen Körper so prosternierenden Influenzagiftes und stellen wiederum ein pathognostisch wichtiges Abgrenzungsmittel gegen die gewöhnlichen, katarrhalischen Affectionen dar, bei denen diese eigenartigen Rekonvaleszenzzustände fehlen.

Nachdem in den vorangehenden Zeilen die Krankheitserscheinungen der Influenza, nach den drei Formen gruppiert, behandelt sind, müssen wir noch eines wichtigen Symptoms gedenken, das den Influenzaerkrankungen mehr oder weniger zukommt, nämlich des Fiebers. Es fehlt sehr oft bei der reinen nervösen Influenza, wo eben Fiebersymptome ohne Fieber vorhanden sind. Zugleich mit der Beschreibung des Fiebers können wir dann den Verlauf der Influenzaerkrankungen abhandeln, der ja teilweise von dem Fiebergange abhängig ist.

Das Influenzafieber, die Attacke setzt für gewöhnlich plötzlich, ohne Vorboten, ein, und dieser akute Beginn zeigt sich bei so vielen Fällen, daß die meisten Autoren ein prodromales Stadium überhaupt negieren; dagegen erheben sich gewichtige Stimmen, die von Prodromen der Influenza sprechen, ja schließlich in das Extrem verfallend das sogenannte blitzartige Auftreten der Krankheit überhaupt leugnen wie z. B. Bäumler, der indes eine nur sehr kurze Inkubationszeit von 1-2 Tagen annimmt; Duflocq sprach von einem zweitägigen Prodromalstadium. Schon Ehrmann (1762) nahm ein protrahirtes Vorstadium der Influenza an. In seiner Inauguraldissertation: De morbo catarrhali benszao hoc anno inter annos epidemico. Argentorati, 1762 heißt es: „Die Patienten fanden sich anfänglich in einem Mittelzustande zwischen Gesund-

---

[116] R. J. N. Streeten, Report upon the Influenza or Epidemie Catarrh of the Winter of 1836—37. Transact. of Provinc. Medic. Ascociat. vol. vi. Lond. 1838, p. 67.
[117] s. Deutsche medicin. Wochenschrift 17. Juli 1890. S. 642.

heit und Krankheit, hatten des Nachts einen unruhigen Schlaf, des Tags bisweilen einen stumpfen Kopfschmerz mit Schwindel, bisweilen Kreuzschmer-
zen: Dies waren die Vorboten der Krankheit." Auch Dorndorff (Riga) äußerte
sich in seiner meisterhaften Beschreibung der nervösen Form der Influenza
des Jahres 1800[118] in ähnlicher Weise: „Mehrere Tage vor dem Ausbruche der
Krankheit waren Müdigkeit, Unbehaglichkeit bei körperlichen Anstrengungen,
Leere und Wüstsein des Kopfes, Mangel des Appetits und unruhiger Schlaf die
Vorboten des bald darauf folgenden Fiebers." Auch Heidenreich (1831) nahm bei
seinen vier Influenzastadien ein Stadium prodromorum an. O. Rosenbach
(1889/90) spricht sich dahin aus, daß gewisse Prodromalsymptome, die in
zunehmender Schwäche beruhen, tagelang (5 bis 10 Tage) dem Beginne der
Krankheit vorangehen. Amann (Münchener Frauenklinik) berichtet, daß dem
Ausbruche der eigentlichen Influenzaerscheinungen häufig zwei- bis dreitä-
gige Prodrome vorausgingen. Er konnte auch einigen Aufschluß über den Gang
der Temperatur in dem Prodromalstadium geben. In 70 Prozent der Fälle stieg
die Temperatur während dieser Zeit auf 38,2—38,5 °C; morgendliche Remissionen fehlten (Abflachung der Kurve); dagegen trat eine solche sehr oft am
Schluß der Prodromi und zwar meist am Morgen des Tages ein, an dem dann
abends das eigentliche Invasionsfieber einsetzte. Die subjektiven Prodromal-
erscheinungen bestanden in Frösteln, Kopfschmerz, Mattigkeit, Verstopftsein
der Nase und leichtem Husten. Nach einer zweitägigen Continua trat konstant
eine tiefe Remission ein, die in 87 Prozent sogar die Norm erreichte.

Trotz aller dieser Beobachtungen ist es nicht zu leugnen, daß der akute,
plötzliche, mit einem Male den gesunden Menschen hinstreckende Invasions-
beginn für die Influenza charakteristisch und bei weitem am häufigsten ist.
Wenn Heidenreich 1831 bei den von ihm aufgestellten vier Influenzaformen
jedes Mal vier Stadien, Stadium prodromorum, febrile, profluvii und convales-
centiae unterscheidet und beschreibt, so ist das höchst schematisch aber
nicht einmal richtig; denn den meisten Influenzaanfällen, vor allem den
nervösen, fehlt fast immer das Prodromalstadium und sehr häufig das Fieber,
da, wie wir öfters hervorgehoben haben, gerade das Auftreten von Fieber-
symptomen ohne Temperatursteigerung für die Krankheit pathognomonisch
ist.

Ich möchte an dieser Stelle auch darauf aufmerksam machen, daß wir bei
der Beurteilung der Influenzaerscheinungen, bei der Schilderung des Verlaufes
der Krankheit usw. die Mitte zwischen den Beobachtungen der praktischen
Ärzte und der Hospitaldirigenten halten müssen, weil jene vorwiegend die
leichteren, fieberlosen, unkomplizierten, diese mehr die febrilen, komplizierten

---

[118] Gluge nennt ihn irrtümlicherweise Dassdorf. — Metzger, Beitrag zur Geschichte der Frühlings-
Epidemie im Jahre 1800. Altenburg 1801.

und schweren Fälle zur Beobachtung bekamen; die statistischen und klinischen Angaben fielen demgemäß divergent aus. Zur Illustration dieser Bemerkung, für welche auch sonst noch viele Beweise vorliegen, ist anzugeben, daß das Gros der Fälle bei den Praktikern jene leichten, nervösen fieberlosen, mit beträchtlicher Prostration und langwieriger Rekonvaleszenz einhergehenden Influenzaformen betraf, welche das Bild der Krankheit in ihrer reinsten Gestalt darstellten, aber in der Krankenhauspraxis die geringere Menge der Fälle ausmachten. Demgemäß mußten die Beschreibungen verschieden ausfallen, wie dies auch gerade bezüglich des Fieberverlaufes der Fall war, betreffs dessen die Krankenhausbeobachtung allein nicht maßgebend ist. Während z. B. Krehl (Leipziger Klinik) keinen charakteristischen Verlauf des Fiebers konstatieren konnte und nur von leichten und schweren Fällen je nach der Dauer und Zähigkeit des Fiebers sprach, unterschied Strümpell[119] vier Hauptformen der Fieberkurve, von denen die beiden letzteren nicht mehr von der Influenza selbst abhängen, sondern bereits das Ergebnis von komplizierenden Affectionen, von Pleuritiden und Pneumonien darstellen. Von einem typischen, für Influenza spezifischen Fiebergange ist aber nicht die Rede; es finden sich hier so viele Varianten wie die Symptomatologie variabel ist.

Die Influenza resp. das Fieber leitet sich gewöhnlich mit Frost ein (frissons, rigor, coldness, chilliness, shivering sind verschiedene, dafür gebräuchliche Ausdrücke bei den früheren Epidemien gewesen). Huggan[120] in seiner vortrefflichen Beschreibung der Influenza auf der Insel Antigua sagt z. B. De sensu frigoris inusitato fere semper primo queritur aegrotus. Bald zeigt sich nur vorübergehendes Frösteln, bald mehrmals zurückkehrender Schauer, bald stundenlang anhaltender Frost, der zuweilen den Charakter des Schüttelfrostes an sich trägt und zur Entstehung einer cutis anserina Veranlassung gibt. Das Fieber steigt alsdann sofort ziemlich heftig an bis 40 °C und darüber, und diese beträchtliche Hyperpyrexie scheint, wo sie vorkommt, am häufigsten bei den nervösen Formen einzutreten, selten bei den gastrischen oder katarrhalischen Formen. Entweder hält sich das Fieber nur einige Stunden auf dieser Höhe oder es bleibt zwei bis drei Tage lang kontinuierlich bestehen, um schnell aber ohne eigentliche kritische Erscheinungen abzufallen. Weniger beträchtlich aber hartnäckiger zeigt sich das Fieber bei den Fällen, wo katarrhalische und gastrische Symptome vorhanden sind, deren variierende Intensität und Dauer auch den Fiebergang verschieden gestalten. Hierbei werden Temperaturen von 39,5 °C kaum überschritten, hier fehlt ein eigentlich

---

[119] Münch. medicin. Wochenschrift XXXVII. 6. 1890.
[120] Huggan, De cat. epid. vel Influentia prout in India occidentali sese ostendit. 1793. 8.

kontinuierlicher Typus. Der Fiebergang ist remittierend, intermittierend[121], gemischt remittierend-intermittierend. Man sieht oft nur ephemere Fieberbewegungen, oft hält sich das Fieber vierzehn Tage lang, ohne daß komplikatorische Affectionen zur Erscheinung gelangen. Die Mehrzahl der Fälle zeigen zwei- bis dreitägiges Fieber. Wenn auch manche Autoren von wirklichen Krisen sprechen und, wie z. B. Frentzel[122], sogar behaupten, daß jene häufiger auftreten als Lysen, so muß man doch behaupten, daß Krisen selten vorhanden sind, jedenfalls seltener als lytische Beendigungen der Krankheit. Eine eigentliche kritische Diaphorese, ein Eintritt kritischer Diarrhöen, wovon die Schriftsteller älterer Epidemien so viel zu erzählen wußten, ist in der jüngsten Epidemie nicht so reichlich zur Beobachtung gelangt. Frentzele berichtete von 50 unkomplizierten, Erwachsene betreffenden Influenzafällen, daß bei dem Fieberabstieg die Temperatur immer unter 37 °C sank, darunter dreimal bis 36,0, einmal sogar bis 35,9.

Es werden häufig Intermissionen des Fiebers beobachtet. Strümpell gibt an, daß in schweren Fällen die Kurve häufig zwei verschiedene Erhebungen zeigt. Die Temperatur steigt rasch bis 40 °C an, bleibt ein bis zwei Tage auf dieser Höhe, fällt dann mehrere Tage lang zu normalen oder nur wenig erhöhten Temperaturen und steigt dann von neuem, um nun erst in die definitive Entfieberung überzugehen. Diese Intermissionen waren auch der Grund, weshalb viele ältern Influenzahistoriker angeben, daß das Grippefieber einen Intermittens-Typus besitze. So heißt es z. B. bei Metzger (1800): „Bei einigen Personen, jedoch selten machte das epidemische Katarrhalfieber den Gang der intermittierenden Fieber." (Vergl. oben.)

So wenig Typisches das Fieber zeigt, so pathognostisch ist die eigenartige Rekonvaleszenz, die sich sehr lange hinzieht und gleichgültig, ob die Erkrankung selbst leicht oder schwer war, den Eindruck hervorruft, als wäre ein heftiges, fieberhaftes Leiden vorangegangen. Dies ist so charakteristisch, daß in Fällen, wo man bezüglich der Diagnose Influenza Zweifel hegt, die nachfolgende langwierige Rekonvaleszenz denselben beseitigt.

Die Dauer der Rekonvaleszenz ist auf acht bis vierzehn Tage, gelegentlich noch länger anzugeben. Es macht den Eindruck, als wenn sich der Genesende gar nicht wieder erholen kann; vor allem zeigen sich Symptome der Nervenschwäche, wie Mattigkeit, Kraftlosigkeit, Energielosigkeit, Appetitlosigkeit, Neigung zu Schwindel und Ohnmacht. Die Aufnahme der geschäftlichen Tätigkeit ist nur in geringem Umfange möglich. Der Schlaf fehlt, wüste Träume plagen; vor allem ist eine dauernde Schweißneigung vorhanden; der Re-

---

[121] Ein Berliner Arzt, der nur eine leichte Influenzaattacke zeigte, ging vormittags fieberfrei, so gut es gehen wollte, seiner Praxis nach, während er nachmittags Fieber (38,2-5), Kopfschmerz, Mattigkeit usw. darbot. Dieser Zustand hielt vierzehn Tage an.
[122] Centralbl. f. klin. Medic XI. 2. 1890.

konvaleszent schwitzt bei mäßigen Bewegungen, bei leichter Gemütserregung sehr heftig (vergl. oben). Manche haben dauernd eine schweißbedeckte Haut und leiden an Herzklopfen, das früher nicht aufgetreten war. Aus dieser Schwäche resultiert alsdann eine wohlbegründete Gemütsdepression, eine hypochondrisch-melancholische Stimmung, die so lange anhält, bis sich die frühere körperliche Elastizität und Frische wieder herstellt.

Eigenartig und für Influenza charakteristisch sind die Rezidive. Wir finden dieselben fast in allen früheren Epidemien erwähnt und beschrieben. Es wurde sehr häufig beobachtet, daß diejenigen wieder von neuem erkrankten, die sich zu früh der Luft aussetzten; es scheint, als wenn die Rekonvaleszenten zu einer erneuten Influenzaattacke besonders disponiert sind. Nicht selten sind die Recrudescenzen schwerer als die erste Erkrankung, und es kommt bei ihnen zuweilen zu schweren Komplikationen, besonders zu Pneumonien, die einen bösen Verlauf nehmen. Oft erscheinen die Rezidive in ihrem Verhalten und Fieberverlaufe mit denselben Symptomen wie die primären Anfälle. Die Rezidive treten gewöhnlich erst nach vier bis sechs Wochen auf; Frentzel sah vier bis sechs Tage nach Ablauf der Influenza ein meist nur zwölf Stunden andauerndes Fieber erscheinen, also mehr ein Nachfieber als ein Rezidiv. Metzger (1782) erwähnt, daß er die Influenza in der Zeit von vier Wochen zweimal ausgestanden habe, eine Beobachtung, die viele ebenfalls an sich selbst machen konnten. In den Fällen, wo sich der Attacke Pleuritiden oder Wanderlungenentzündungen anschließen, da entwickelt sich oft ein wochenlanger, mit Remissionen einhergehender Fiebergang; diese Fälle machen nicht selten den Eindruck eines Pneumotyphus, und würden, zumal sich auch hier nicht selten Erytheme und roseolaartige Flecke einstellen, ohne das Bestehen einer Influenzaepidemie als Typhen diagnostiziert werden.

V.
Komplikationen seitens der Brustorgane.

Literatur:

97. C. Osthoff, Über Grippe und Grippepneumonie. Vereinsbl. f. pfälz. Aerzte. V. 12. 1889.

98. Jaccoud, De la pneumonie grippale. Gaz. des Hopit. LXIII. 15. 1890.

99. Wiltschur, Über den Einfluß der Grippe auf den Verlauf der Phthise und deren Krankheitsbild bei Complicationen mit Grippe. Petersburg. medic. Wochenschr. XV. 5. 1890.

100. B. Fränkel, Über Erkrankungen der oberen Luftwege im Gefolge der Influenza. Deutsche medicin. Wochenschrift. 1890. No. 28.

101. Dujardin-Beaumetz. Journ. de Medec. de Paris. 4. 1890.

102. Fiessinger, De la congestion pulmonaire chronique consecu tive ä la grippe. Gaz. med. de Paris. 1889. No. 59.

103. Kahler, Über schwere Lungen- und Pleuraerkrankungen bei der Influenza. Wien. klin. Wochenschrift. III. 9. 1890.

104. Chauffard, Pleuresie purulente diaphragmatique dbrigine grippale. Mercred. med. 24. 1890. Communique par Lefebvre.

105. Mason, Influenza in Boston 1889/90, especially as it appeared at the Boston city-hospital. Boston med. and surgic. Journ. Febr. 13. 1890. S. 145.

106. Pantlen (Canstatt), Influenza und Pneumonie. Med-Corresp.-Bl. des Württemb. ärztlichen Landesvereins. LX. 10. 1890.

107. Norris Wolfenden, Oedema of the larynx a sequel of influenza. British med. Journ. März 8. 1890. S. 541.

108. Max Schäffer, Kehlkopfentzündung mit Ausgang in Abscess bildung nach Influenza. Deutsche medic. Wochenschrift. 1890. No.10.

109. Jos. Herzog, Rhino-laryngologische Beobachtungen bei Influenza. Mittheilungen des Vereins der Ärzte in Steiermark. Graz. 1890.

110. Chauvel et Saint-Hilaire, Etat du larynx dans la grippe. La tribune med. 17 April 1800.

111. S. Marano, La laringitide emorrhagica e Tinfluenza. Archivii italiani di Laringol. April 1890.

112. Paul Koch (Luxemburg), Manifestations laryngiennes et pharyngiennes de Tinfluenza. Ann. des malad. de l'oreille etc. No. 5. Mai 1890.

UNTER den Komplikationen der Influenza stehen in Bezug auf ihre Häufigkeit und Gefährlichkeit diejenigen obenan, welche sich in dem Respirationstrakt abspielen. Diese durch alle Epidemien hindurch zu verfolgende Tatsache fand auch in der jüngsten Pandemie durchweg ihre Bestätigung, und es bedarf hier keiner statistischen Belege, um etwas darzutun, was alle Ärzte gleichmäßig wahrgenommen haben.

Aus dem Bereiche der Rhinologie sind Empyeme der Highmorshöhle zu erwähnen, siehe u. a. Ewald (Verhandl. d. Vereins f. innere Medicin z. Berlin, S. 195), ferner eitrige Rhinitis (B. Fränkel) und Eiterungen in den Nebenhöhlen der Nase[123]

Bezüglich der komplikatorischen Rachenaffectionen ist zunächst der Angina follicularis zu gedenken, die ich nicht für eine Teilerscheinung des Influenzakatarrhs, sondern für eine Komplikation desselben ansehen möchte. Herm.

---

[123] s. Weichselbaum (u. a.), der bei zehn Influenzaleichen neun derartige Affectionen sah.

Müller bemerkte bei der Diskussion des Eichhorstschen Vortrages über Influenza (Sitzung d. Gesellschaft der Ärzte in Zürich vom 1. Febr. 1890), daß er unter 362 Influenzakranken häufig Angina lacunaris gesehen habe, bei der zweimal Ausgang in Abszeß zu konstatieren war. Ebenso B. Fränkel (Berlin).[124]

Unter den komplizierenden Larynxaffectionen sind Glottisödem, Stimmbandulcerationen, Laryngitiden und Larynxabszesse zu erwähnen. Petrina (Prag) beobachtete bei einem jungen Manne Glottisödem und Larynxstenose mit tödlichem Ausgange. Norris Wolfenden[125] beschrieb Larynxödem als Folgeerscheinung der Influenza bei einer 23 jährigen Kellnerin, bei welcher nach zweimaliger Scarification das Ödem schwand und restitutio ad integrum eintrat. Nach Duflocq[126] kam Glottisödem recht häufig vor.

Interessant sind die an den Stimmbändern beschriebenen Geschwürsbildungen. Le Noir (Paris)[127] sah unter 130 Influenzakranken in dem Hospitale Lariboisiere viermal intensivere Stimmstörungen, welche drei sonst gesunde Individuen und nur einen Phthisiker betrafen, bei denen Geschwürsbildungen auf der vorderen Hälfte der Stimmbänder bestanden; es waren flache, unregelmäßig konturierte Ulcera, die sich in der geschwollenen Schleimhaut befanden; die anfangs symmetrischen, mit weißlichem Exsudat bedeckten Geschwüre zeigten während des protrahierten Verlaufes grünlich gefärbtes Sekret. Sie heilten langsam, aber vollkommen. Bei einem Lazarettgehilfen in Durlach[128], der an Grippe erkrankt war und unter dem Bilde der Herzlähmung und des Lungenödems starb, fanden sich unterhalb der unversehrten Stimmbänder zwei ungefähr markstückgroße Geschwüre mit schmutzig-grünlicher, jauchiger Geschwürsfläche; auf dieser fanden sich zahlreiche Streptokokken.

Während das Auftreten von Rhinitis nach der Influenza selten ist, so hebt B. Fränkel das häufige Erscheinen von nachfolgender Laryngitis mit starker Schwellung der Schleimhaut (auch sehr oft der subglottischen Gegend), mit Heiserkeit, ja völliger Aphonie, mit (zwei mal sich zeigendem) hämorrhagischen Charakter hervor. Sehr häufig war ein Ausfall von Muskelbewegungen, besonders der Interni und Transversi zu konstatieren. Das eigentlich pathognomonische Merkmal sah Fränkel in weißen Stellen, die sich in den geröteten Stimmbändern scharf markierten und dasselbe Niveau wie die geschwollene, hyperämische Schleimhaut zeigten. Das gerade zu der Zeit der Epidemie auftretende Bild erschien Fränkel so charakteristisch, daß er daraufhin die Diagnose auf vorangegangene Influenza mit Sicherheit zu stellen vermochte.

---

[124] B. Fränkel, Deutsche medicin. Wochenschrift. 1890. No. 28.
[125] Norris Wolfenden, Oedema of the larynx a sequel of influenza. Brit. med. Journ. 8. März 1890. S. 541.
[126] s. Litteratur S. 80.
[127] Le Noir, Annal. des malad. de l'oreille, du lar. etc. 1890. No. 3.
[128] Die Grippe-Epidemie im deutschen Heere 1889/90. S. Mittler & Sohn. Berlin. 1890. S. 57.

Diese Erscheinung, eine Art „fibrinöser Infiltration", wurde sonst von keinem erwähnt. Ich habe ferner den Eindruck gewonnen, daß weniger chronische Laryngitiden, als andauernde Pharyngitiden im Anschluß an Influenza zur Entwickelung kamen.

Die abscedirende Laryngitis betreffend, sah Schäffer (108) einen derartigen Fall bei einem 25 jährigen Manne, der acht Tage nach abgelaufener leichter Influenza plötzlich heiser wurde; an dem folgenden Tage trat so starke Atemnot ein, daß Tracheotomie notwendig wurde. Es fand sich jetzt starke Schwellung der Aryfalten und der Taschenbänder mit intensiver Rötung der Schleimhäute. Die Incisura interarytaenoidea war verstrichen. Über dem rechten Aryknorpel saßen zwei kleine Abszesse, die spontan perforierten; ein anderer, in dem linken Giesbeckenknorpel befindlicher Abszeß brach ebenfalls spontan durch. Der Auswurf war überaus übelriechend. Nach der Abszeßent-leerung bildete sich die Schwellung zurück; die Kanüle konnte bald entfernt werden und es trat bald völlige Heilung ein. Im Anfange der Erkrankung war Schwäche des Gaumensegels vorhanden. Leichtenstern (Köln)[129] teilt mjt, daß ein 19 jähriges Mädchen an dem dritten Tage einer leichten Influenza unter schwerem, akutem Glottisödem (typ. Spiegelbild) erkrankte, sodaß alsbald Tracheotomie nötig wurde. Der Larynxabszeß öffnete sich einige Tage nach dem Luftröhrenschnitt unter Entleerung reichlichen Eiters; langsame Heilung; es bestand kein katarrhalischer Prozeß der Nase und des Kehlkopfes, also handelte es sich um eine akute phlegmonöse Influenzalaryngitis, die für direkte Invasion der Eitererreger in den Larynx zu sprechen scheint.

Wir haben an anderer Stelle der Gaumensegellähmungen gedacht; wir haben oben berichtet, daß B. Fränkel Paresen der Interni und Transversi im Larynx sah, und erwähnen hier nur noch den alleinstehenden, von Krakauer am 7. Februar 1890 der Berliner laryngologischen Gesellschaft vorgestellten Fall von einseitiger Recurrenslähmung im Anschluß an Influenza. Aneurysma, Tumor und Tuberkulose konnten ausgeschlossen werden. Dreyfuss und Land-graf meinten in der Diskussion, die Entstehung durch Druck geschwollener Bronchialdrüsen auf den Recurrens herleiten zu können.

Was nun die komplikatorischen Affectionen der Trachea und Bronchien betrifft, so ist es hierbei oft nicht leicht zu entscheiden, welche daselbst spielenden Affectionen noch der Influenza an sich angehören und welche bereits eine Komplikation darstellen; wenn auch die Intensität des bei der Influenza auftretenden Luftröhrenkatarrhs sehr verschieden ist und oft sehr heftige, mit nachher auftretender, beträchtlicher schleimig-eitriger Expecto-ration einhergehende Tracheo Bronchitiden bei Influenza zur Beobachtung

---

[129] Leichtenstern, Mittheilungen über die Influenzaepidemie in Cöln. Deutsche medicin. Wochenschrift. 29. Mai 1890. S. 486.

gelangen, so meine ich doch diejenigen Affectionen als Komplikationen auffassen zu dürfen, die man als Bronchoblennorrhoeen bezeichnet, einmal, weil
sie ziemlich spärlich bei der Epidemie beobachtet sind (Krehl, Curschmann,
Riemer, Lenhartz, übrigens sind alle Leipziger Ärzte) und, weil bei ihnen nach
Curschmann der Staphylococcus pyogenes aureus aufgefunden wurde, dessen
auch sonst konstatierte sekundäre Stellung zu dem primären, noch unbekannten Influenzavirus hier ebenfalls eine sekundäre Affection annehmen
läßt. Der Husten war in diesen Fällen außerordentlich heftig und es wurde
massenhaftes, eitriges Sputum bis zu 500 kcm pro die entleert. Es möge noch
erwähnt werden, daß Krehl bei einem Falle in dem eitrigen Sputum, das von
foetider Beschaffenheit war, Fettsäurenadeln fand. Dagegen gehören die Ka-
tarrhe, die in den feinsten Bronchien ihren Sitz haben, fraglos zu dem Bilde
der Influenza; nur entsteht natürlich eine sehr beträchtliche, durch die Influenzaprostration bestärkte diagnostische Schwierigkeit, klinisch mit Sicherheit
zu entscheiden, wo die Bronchitis aufhört und wo die katarrhalische Pneumonie beginnt, Unterschiede, die hier eben durch die sonstigen Influenzaerscheinungen verwischt werden. Diese Tatsache erklärt es auch, warum viele
Ärzte so erstaunlich viele Pneumonien zu sehen glaubten, wo es sich
wahrscheinlich nur um capilläre Bronchitiden handelte; freilich muß zugege-
ben werden, daß die durch Influenza bedingte Disposition zur Pneumonie eine
ganz außerordentliche ist, und daß sich gerade dadurch wieder die Influenzabronchitis von der gewöhnlichen, durch Erkältungseinflüsse oder anderweitige
Ursachen entstehenden Bronchitis unterscheidet, welche letztere nur aus-
nahmsweise und dann meist bei hochbetagten Leuten, decrepiden Personen
und kleinen Kindern eine katarrhalische Pneumonie in ihrem Gefolge hat. Wir
brauchen nicht die haltlose Meinung derjenigen zu widerlegen, welche die
Pneumonie zum Krankheitsbilde der Influenza hinzurechnen und als eine
Teilerscheinung der letzteren schildern, eine Annahme, die durch die oben
gekennzeichnete Schwierigkeit der differentiellen Diagnostik bedingt zu sein
scheint; dagegen muß man der Ansicht beipflichten, welche auch die meisten
Autoren der Influenzaepidemien aussprechen, daß die Pneumonie die häufigste Komplikation der Influenza, und zwar diejenige darstellt, welche die
Influenza in die Gruppe der gefährlichen Krankheit einreiht; während nämlich
die Influenzabronchitis an sich der Greisen, Lungenkranken und geschwächten
Personen nicht selten Todesursache wird, rafft die komplikatorische Pneumonie gerade kräftige Personen fort, und zwar weit häufiger, als man es sonst
bei den genuinen Pneumonien zu sehen gewohnt ist (s. später).

Bei der Epidemie 1889/90, wie auch bei vielen ihrer Vorgänger, wurde
durchweg die Erfahrung gemacht, daß die Influenza in ihrem Beginne stets
leicht auftrat und deswegen von dem Publikum anfangs für wenig gefahrvoll
angesehen wurde; aber allmählich kehrte sich die ernste Seite der Krankheit

heraus, die mit einem Male zahlreiche Opfer forderte, und diese ernste Seite wurde vornehmlich durch das Erscheinen der komplizierenden Pneumonien dargestellt. Bevor ich zu diesen selbst übergehe, will ich noch eine im Gefolge oder Verlaufe der Influenza auftretende Komplikation erwähnen, die gleichsam eine im Anfang stehengebliebene Pneumonie, eine aktive Lungencongestion darstellt; das Stadium der Anschoppung wird hierbei nicht überschritten, und finden sich diesbezügliche Bemerkungen bei Huchard, Dubrulle, Heubner usw.

Drei Formen pneumonischer Affectionen treten im Anschluß an Influenza auf, nämlich die fibrinöse Lobärpneumonie, die fibrinöse Lobulärpneumonie und die katarrhalische Pneumonie. Birch-Hirschfeld sah unter 108 Sektionsfällen von Influenzaleichen 11 der ersten, 8 der zweiten und 24 der dritten Form, und sprach die Meinung aus, daß die der Influenza eigentümliche Komplikation die croupöse Bronchopneumonie wäre, wenn sie auch etwas seltener auftritt, als die katarrhalische Pneumonie. Kundrat (50) und Finkler (43) sahen ebenfalls bei ihrem Sektionsmaterial unter den pneumonischen Affectionen nur zum geringsten Teile genuine fibrinöse Pneumonien; die meisten waren Bronchopneumonien. Freilich muß man hinzufügen, daß der pathologische Anatom jene Einteilung in die drei bezeichneten Formen vornehmen durfte, daß aber der Kliniker kaum in der Lage war, lobäre von den lobulären, geschweige denn fibrinöse Bronchopneumonien von katarrhalischen zu unterscheiden. Dieses Armutszeugnis, daß sich die Kliniker hiermit ausstellen mußten, findet darin seinen Grund, daß selbst die bei Influenza zur Erscheinung kommenden genuinen Pneumonien bezüglich ihrer Symptomatologie und ihres Verlaufes von den gewöhnlichen bedeutend abwichen, im allgemeinen sehr verwischte Züge an sich trugen, und daß endlich das bakteriologische Ergebnis nicht zur Differenzierung der pneumonischen Affectionen beitrug. Klinisch ließen sich also nur lobäre und lobuläre Pneumonien einigermaßen unterscheiden.

Was die fibrinösen Lobärpneumonien bei Influenza betrifft, so unterliegt es keinem Zweifel, daß solche mit ihrem gesamten typischen, klinischen und physikalischen Symptomenkomplex zur Beobachtung kamen. Indes das war, wie hervorgehoben, die bei weitem geringere Anzahl; die meisten von ihnen zeigten in ihrem Verlaufe und ihren Erscheinungen wesentliche Abweichungen von dem sonst bei croupösen Pneumonien üblichen Bilde. So sah man in manchen Fällen ausgesprochene Dämpfung mit Bronchialatmen und Knisterrasseln, aber die Krankheit entwickelte sich ohne Seitenstiche, das Fieber fiel ganz allmählich ab, rostfarbener Auswurf fehlte ganz, oder er war rein katarrhalisch, höchstens mit einigen Blutstreifen durchzogen; manchmal fehlte er sogar ganz. In anderen Fällen trat kein initialer Schüttelfrost auf (Finkler), die Temperatur war sehr mäßig, die Fieberverhältnisse zeigten sich ganz ungewöhnlich (Curschmann), trugen wohl auch intermittierenden und remittierenden Typus. In manchen Fällen war zwar das Sputum rostfarben oder sanguinolent, ja es kam zu starker Hämoptöe, aber es fehlten dagegen Dämpfung und bronchiales Atmen. Bouchard hielt das Fehlen einer wirklichen Hepatisation in vielen Fällen für ein Charakteristikum der Influenzapneumonie. Nach Krehl war die Diagnose bei dem Fehlen der physikalischen Erscheinungen oft nur durch das Sputum zu stellen. Nach Leyden fand sich meist nur undeutliche Dämpfung.

Heubner konstatierte nur bronchiales Hauchen, aber nicht Bronchialatmen[130] Ein ganz besonderes Gepräge erhielten viele dieser Fälle durch die hervortretenden, nervösen Erscheinungen, den großen Kräfteverfall, der sich von vornherein zu erkennen gab, durch schwere, oft andauernde Bewußtlosigkeit, durch anhaltende Delirien, durch das sofortige Einsetzen profuser, den ganzen Verlauf begleitender Schweiße, durch Krampfhustenparoxysmen und die bald, oft rapid eintretende Herzschwäche oder Herzparalyse. Leichtenstern machte auf das diffus rote, oft cyanotische, gedunsene Aussehen des Antlitzes im Gegensatz zu der sonst bei Pneumonikern auftretenden Blässe und dem Einfallen des Gesichtes aufmerksam.

Man sah kräftige, im mittleren Lebensalter stehende Männer, bei denen Potatorium sicher ausgeschlossen werden konnte, durch diese Pneumonien gefährdet werden, wie man es sonst nur bei Potatoren und schwächlichen Greisen zu beobachten gewohnt ist. Wenn in jenen Fällen bei andauernder Benommenheit des Kranken Herzschwäche eintrat, dann war sie fast durchweg nicht mehr durch die kräftigsten Tonicis und Excitantien, nicht durch Campher- oder Strychnininjektionen zu bekämpfen; der Patient verfiel meist rettungslos dem Tode, so daß es schließlich nicht wunderbar ist, wenn Kollmann zu dem desperaten Ausspruche kam, daß bei croupöser Influenzapneumonie die analeptische Therapie überhaupt nutzlos wäre; wo aber gar ein Herzfehler, Herzdilatation, Fettherz, altes Emphysem, Tuberkulose usw. bestanden, da bedeutete die Influenzapneumonie geradezu das Todesurteil; hiermit stand auch sicher die gewaltige Mortalität auf der Höhe der Epidemie in Zusammenhang.

Seltener fand die croupöse Pneumonie ihren Abschluß durch Krise als durch Lyse. Häufig kam die Entzündung in den oberen Lappen zur Erscheinung, um hier stehenzubleiben oder von hier aus die ganze Seite zu ergreifen; doch am häufigsten betraf sie die beiden Unterlappen, nicht selten zeigte sie einen Wandertyphus, wodurch das Fieber in unregelmäßigem Gange lange Zeit unterhalten wurde.

Wenn man nun in den Sektionsergebnissen so häufig die Influenzapneumonie als Bronchopneumonie sich herausstellen sieht, so könnte man viel-

---

[130] s. S. 46.

leicht annehmen, daß jene klinisch so atypisch verlaufenden Pneumonien eben alle broncho-pneumonische Affectionen gewesen seien; fand doch Finkler bei seinen Obduktionen unter 45 Pneumonien nur zwei typische fibrinöse Pneumonien, während die anderen 43 Bronchopneumonien waren. Ähnlich war das Resultat der Autopsie, das Ribbert und Kundrat erzielten. Nach dem Berichte der Medicinal-Abteilung über die Grippeepidemie 1889/90 S. 47 kam in einzelnen Bezirken z. B. in Stuttgart unter der Militärbevölkerung keine fibrinöse Pneumonie vor; alle mit Grippe verbundenen Entzündungen der Lunge waren Bronchopneumonien. Ribbert und Finkler fanden nun in den pneumonischen Herden stets den Streptococcus pyogenes, und machte der letztere auf die Ähnlichkeit der Influenzapneumonien mit den atypischen Lungenentzündungen aufmerksam, die er als Streptococcus-Pneumonien bezeichnet hatte und von denen er einzelne Beispiele früher in den Kongressen für innere Medizin zu Wiesbaden 1888 und 1889[131] angeführt hatte. In der Tat liegt etwas Bestechendes darin, die in Bezug auf Symptomatologie und Verlauf sich ähnelnden Influenza- und Streptococcuspneumonien (Finkler) als gleiche Prozesse aufzufassen, was z. B. auch Pantlen (106) tut, wenn nicht von anderen Autoren wie Bouchard, Weichselbaum, Birch-Hirschfeld, Menetrier, E. Levy (Straßburg), Duponchel, Netter u. a. der Nachweis geliefert wäre, daß bei den im Gefolge der Influenza auftretenden, lobären und lobulären Lungenentzündungen der Fränkel'sche Pneumococcus allein oder in größerer Menge als der Streptococcus, häufig auch der Staphylococcus pyogenes albus vorkämen. Prior meinte sogar, daß das Hauptkontingent der bei den Influenzapneumonien gefundenen Bakterien der Fränkel'sche Diplococcus wäre. So kann man demnach nicht annehmen, daß alle diese pneumonischen Affectionen im Gefolge der Influenza Streptococcuspneumonien seien, wenn es auch richtig ist, daß der Streptococcus viele derselben erzeugt, und man darf, so lange keine stringenten Gegenbeweise beigebracht sind, annehmen, daß auf der Basis der Influenza wirklich typische fibrinöse Lobärpneumonien vorkommen, von denen viele den oben besprochenen atypischen Verlauf haben, ohne daß man der Meinung zu sein braucht, daß die atypischen Formen eben nur Bronchopneumonien sind, wenn auch die meisten von ihnen freilich durch bronchopneumonische Prozesse bedingt sind. In Bezug auf das zeitliche Auftreten der fibrinösen Pneumonien bezeichnet Heubner den sechsten bis neunten Tag der Influenza als den Beginn. Ich meine, daß dieselben auch früher auftreten, daß sie scheinbar sogar den Anfang der Influenzaattacke darstellen; ich sage scheinbar, denn wenn man diese Fälle genau ansieht, so zeigt es sich vielfach, daß bereits Vorboten vorhanden waren, die auf eine

---

[131] Berichte über die Verhandl. d. VII. und VIII. Congresses f. innere Medicin z. Wiesbaden s. Centralbl. f. klinische Medic. 1888 Beilage No. 25 und 1889 Beilage No. 28.

leichte, nicht an das Bett fesselnde Influenza zu beziehen sind. Der Patient legte sich aber erst nieder, als die Pneumonie begann, und so setzte scheinbar die Influenza mit der Lungenentzündung ein, welche letztere aber eigentlich nur als Komplikation der leichten Grippe aufzufassen war.

Wenn Nothnagel behauptet, daß die Lungenaffectionen während der Influenza durch eine gesonderte, gleichzeitig herrschende, endemische Infektion veranlaßt werden, so spricht dagegen die in allen Influenzaepidemien, auch der letzten, gemachte Erfahrung, welche stets gelehrt hat, daß, sowie die Influenza epidemische Verbreitung erlangte, sofort die Zahl der Lungenentzündungen in einem Maße stieg, wie es kaum bei wirklichen, für sich vorkommenden Pneumonieepidemien der Fall ist. Dies kann demnach nicht ein bloßer Zufall sein. Ob dagegen neben und unabhängig von der Influenza Pneumonieepidemien vorgekommen sind, ist schwer zu entscheiden; aber solches gelegentliche Vorkommnis würde gegen den inneren Zusammenhang, der sicher zwischen Influenza und Pneumonie besteht, nicht sprechen. In dem oft zitierten Berichte der Medicinalabteilung über die Grippe Epidemie 1889/90 wird von der Garnison Lyck erwähnt, daß daselbst vom November 1889 bis zum Februar 1890 nicht weniger als 39 Erkrankungen an Lungenentzündungen unabhängig von der Grippe vorgekommen sein sollen.

Die von Nonat und Gluge bei der Epidemie von 1837 gemachten Befunde, wonach in den hepatisierten Lappen der entzündeten Lungen die Bronchien croupähnliche, zylindrische Ausgüsse zeigten, s. Geschichte der Influenza S. 46, haben bei unserer Epidemie keine Analogien aufzuweisen.

Was nun die Bronchopneumonien betrifft, so wies die Autopsie, wie wir oben gesehen haben, einen so großen, überwiegenden Prozentsatz derselben nach, daß man sagen kann, daß diese Lungenentzündungen die eigentliche Komplikation der Influenza seitens der Lungen darstellen. Die klinische differentielle Diagnostik gegenüber den eigentlichen lobären Pneumonien wurde auch dadurch so erschwert, daß wie z. B. Ribbert bei der Sektion nachwies, die lobulären Herde sich oft zu einem Lobärfocus zusammenschoben, wobei selbst die einzelnen Läppchen verschiedene Beschaffenheit des Exsudats, zellig-fibrinöses Material in den Alveolen, zeigten. Nun konnte natürlich der Kliniker eine circumscripte Dämpfung sowie Bronchialatmen nachweisen und bei Vorhandensein von croupös pneumonischer Beschaffenheit des Sputums, wie sie nach Strümpell auch bei der lobulären Influenzapneumonie vorkam, an gemeine fibrinöse Lobärpneumonie denken, während es sich doch in Wirklichkeit um einen lobulären Prozeß handelte. So meinte auch Mosler, daß die Bronchopneumonien bei Influenza nicht selten als croupöse Formen imponierten. Die Erkrankungsherde zeigten nach Ribbert eine fast glatte Schnittfläche, das Exsudat in den Alveolen war weich, sehr zellenreich und fibrinarm, das Lungengewebe sehr blutreich. In den meisten Fällen zeigten sich die Herde getrennt, in lobulären Begrenzungen, und hier erst konnte bei dem Fehlen circumscripter Dämpfungen, dem Vorhandensein diffusen Knisterrasselns, dem Fieber und dem schweren Allgemeinleiden die Diagnose der katarrhalischen Pneumonie gestellt werden. Auch bei dieser Affection war das Allgemeinbefinden durch das Bestehen schwerer nervöser Erscheinungen und die unverhältnismäßig große Schwäche ein sehr schlechtes, und es erinnerte mit dem schleppend verlaufenden Fiebergange an typhöse Affectionen. Auch hier war die Prognose, besonders aber bei älteren Leuten eine höchst ungünstige, wie wir es auch bei den andern Pneumonien beobachtet haben. Unter 174 Influenzakranken zählte Mason (105) nicht weniger als 77 mit Pneumonie; von diesen letzteren starben 28; die Mortalität betrug zwischen 20 und 30 Jahren 30 Prozent, zwischen 30 und 40 Jahren 40 Prozent, zwischen 40 und 50 Jahren 45 Prozent, zwischen 50 und 60 Jahren 29 Prozent. Betroffen war der rechte Unterlappen 31 mal, der linke 25 mal, beide Unterlappen 9 mal. Nach Sokolowski starben unter 14 Pneumonikern (fibrinöse Pneumonie) 7. Über den ungünstigen Verlauf der katarrhalischen Pneumonien haben wir keine ziffernmäßigen Belege auffinden können. Nach Heubner ist der Beginn der katarrhalischen Pneumonie etwa auf den achten Tag der Influenza zu verlegen.

Während sonst der Anschluß von Bronchopneumonie an infektiöse Bronchitis bei Kindern so oft zu beobachten ist, z. B. nach Morbilli, so zeigte sich die auffallende Tatsache, daß bronchopneumonische Prozesse im Gefolge der Influenza gerade bei Kindern selten, nach Comby (88) auffallend selten waren, und falls sie vorkamen, meist gutartig verliefen (Regnier). Nach Comby trat unter 218 Fällen von Kinderinfluenza nur einmal Bronchopneumonie auf, und er sprach sogar die Meinung aus, daß selbst doppelseitige Bronchopneumonie und Bronchitis nach Masern durch die hinzukommende Influenza günstig beeinflußt würde. Vielleicht darf man der Ansicht sein, daß das seltene Erscheinen der katarrhalischen Pneumonie bei der Influenza der Kinder vor allem auch darin seinen Grund finden dürfte, als eben katarrhalische Influenzaformen im Kindesalter relativ selten und mäßig zur Erscheinung gelangen. Kurz, es zeigt sich insofern ein kongruentes Verhalten von Influenza und der sie komplizierenden Pneumonie, als beide dem Kindesalter am wenigsten gefährlich werden, am heftigsten und hartnäckigsten das sonst am meisten widerstandsfähige mittlere Lebensalter heimsuchen, am unheilvollsten aber bei Personen hohen Alters und krankhafter Konstitution (s. letztes Kapitel) verlaufen.

Interessant ist die in dem Berichte der Medicinalabteilung über die Grippe-Epidemie 1889/90[132] hervorgehobene Tatsache, daß, während sonst die nordöstlichen und östlichen Armeecorps am meisten pneumonische Affectionen

---

[132] s. S. 47.

aufweisen, zur Zeit der Influenza die am meisten befallenen Armeecorps die in der Mitte zwischen Osten und Westen gelegenen oder gar westliche Armeecorps waren.

Berühren wir noch mit einem Worte das Verhältnis der Pneumonie zur Influenza, so darf man diesbezüglich behaupten, daß jene eine Stellung einnimmt, wie etwa die Nephritis zum Scharlach; das heißt nur insofern, als die Influenza das geeignete Feld schafft, auf dem die Pneumo- oder Streptokokken ihre pathogenen Wirkungen entfalten können, die sich hier auf die Lungen und, wie wir später sehen werden, auch auf andere Organe erstrecken. Es bildet also die Pneumonie eine Komplikation, zu der die Bronchitis oder, im weitesten Sinne gesprochen, die Influenzadurchseuchung des Organismus selbst die Disposition bildet, nicht aber ist sie zufällig durch eine nebenhergehende Pneumonieendemie, wie Nothnagel meint, bedingt, ja man kann behaupten, daß kaum je eine Influenzaepidemie aufgetreten ist, die nicht massenhafte pneumonische Komplikationen in ihrem Gefolge gehabt habe.

Der Ausgang der fibrinösen oder katarrhalischen Pneumonie kann nun je nach der Art des Weiterwirkens der Pneumonie- oder Streptokokken verschieden sein. Nicht selten wurde der Übergang in Lungenabszeß beobachtet, welcher letztere auch nach Amann ohne vorausgegangene pneumonische Affection bei Influenza vorkommen soll. Auch Kahler (103), der die Abszeßbildung in der Lunge für eine der bösartigsten Komplikationen der Influenza ansieht, glaubt wegen der Schnelligkeit des dabei eintretenden Exitus annehmen zu sollen, daß hier nicht eine Sekundärinfektion, sondern eine direkte Wirkung des Influenzavirus vorliege; das ist aber keineswegs der Fall, denn Weichselbaum und andere fanden in dem Lungeneiter Streptokokken beziehungsweise Pneumokokken, Organismen, von denen nachgewiesen ist, daß sie nicht die Influenza erzeugen. Herrmann (St. Petersburg) sah bei der Epidemie von 1857 unter 19 Fällen tödlich verlaufener Pneumonie vier Fälle von Lungenabszeß, Mosler in unserer Epidemie einen. Der Bericht über die Grippe-Epidemie im deutschen Heere enthält einen in Stralsund zur Beobachtung gelangten Fall, wo bei einem an Bronchopneumonie leidenden Musketier der Übergang der bronchopneumonischen Affection in Abszeß gesehen wurde. Winogradow fand bei einer Sektion einen taubeneigroßen Abszeß in der linken Lunge, Weichselbaum bei sieben fibrinösen Pneumonien einen Fall von Lungenabszeß. Fürbringer (Verhandlungen des Vereins für innere Medizin, 1889/90, S. 185) bemerkte in einzelnen Fällen multiplen, eitrigen Zerfall pneumonischer Herde ohne Spuren sonstiger Sepsis. Im Moslerschen Falle entleerte sich der bei einem Dienstmädchen vorhandene Lungenabszeß an dem 13. Tage der Influenza. Löffler fand in dem Eiter überwiegend Staphylococcus pyogenes aureus, in der Minderzahl Streptokokken. Als Paradigma führen wir den Chauffardschen (104), von Lefebvre mitgeteilten Fall an. Am 14. März schwere Influenza bei einer 25 jährigen Frau. Am 20. März rechts unten etwas unbestimmte Erscheinungen von Pleuritis, die sich auch später, wenn auch nicht deutlich, manifestierten, obwohl am 25. März die Verschlimmerung des Allgemeinbefindens eine Eiteransammlung zwischen Lungenbasis und Zwerchfell annehmen ließ. Probepunktionen waren stets vergeblich.

Am 29. März zeigten sich eitrige, übelriechende Sputen und an den beiden nächsten Tagen warf die Kranke je 250 bis 300 Gramm höchst fötiden Eiters aus. Das bis dahin beträchtliche Fieber fiel sofort ab, der Auswurf nahm schnell an Menge ab und versiegte nach zehn Tagen ganz. Der Eiter enthielt Pneumokokken.

Ein anderer Ausgang der pneumonischen Affection ist der in Lungengangrän (s. unten Kundrat).

Kundrat berichtet aus seinem Sektionsmaterial Ausgang der bronchopneumonischen Affection in anämische Nekrose der Lunge, wobei sich zugleich auch Nekrose der Pleura anschloß. Mosler beobachtete in einem Falle Pneumothorax nach Bronchopueumonie. Ohne hier von den weiteren metastatischen und embolischen Prozessen, der Pericarditis, Meningitis, dem Empyem, Gehirnabszeß usw. zu sprechen, bemerken wir nur noch, daß Kundrat bei fünf Fällen von Pneumonie einmal Übergang in Induration, viermal solche in Gangrän beobachtete. Ob nun auch Phthise durch die pneumonischen Affectionen entstanden sind, hat sich mit Sicherheit nicht erweisen lassen; es sind jedoch Andeutungen bei den Autoren zu finden, welche dies ziemlich wahrscheinlich machen; auch spricht folgender, von mir beobachteter Fall dafür; es handelte sich um einen vierzigjährigen Diabetiker, der stets gesunde Lungen gezeigt hatte, und der im Anschluß an Influenza eine Bronchopneumonie ausbildete; es entwickelte sich sehr schnell eine beiderseitige Spitzenaffection der Lungen, hektisches Fieber, und in wenigen Monaten ging der Kranke, bei dem sich sub finem große Cavernen nachweisen ließen, unter schnellem Kräfteverfall zu Grunde. Wenn auch sonst z. B. in dem öfters zitierten Medicinalberichte das Auftreten von Tuberkulose nach Influenza authentisch berichtet wird, so ist damit nicht gesagt, daß sich die Tuberkulose immer nur an Pneumonie oder anderweitige Brustaffectionen anschloß, sondern sie betraf auch solche, welche vor der Influenzaerkrankung gesunde Brustorgane gehabt hatten. Die Tatsache der beträchtlichen Vermehrung der Schwindsüchtigen durch die Influenza wird z. B. aus der Militärstatistik recht deutlich ersichtlich, wonach 32 sicher konstatierte Fälle bekannt wurden, Fälle, die um so wertvoller und maßgebender erscheinen, als es sich hier um kräftige und bisher als gesund geltende Personen handelt; freilich könnten auch hier skeptische Beobachter an das Vorherbestehen latenter Tuberkulose denken; jedenfalls muß man der Auffassung, wie sie in dem Medicinalberichte über die Grippeepidemie im deutschen Heere (S. 54) geäußert wird, beipflichten, woselbst es heißt: „Diese Häufung der Lungenschwindsucht wird nach den bisherigen Erfahrungen auf die Grippe zurückgeführt werden müssen, welche einesteils durch die mit ihr einhergehenden entzündlichen Erkrankungen der Atmungsorgane für die Einwanderung und Fortentwicklung der Bazillen einen günstigen Boden schuf[133], anderenteils durch die begleitenden heftigen allgemeinen Ernährungsstörungen manche bis dahin verborgene Schwindsucht zu einer offenkundigen machte." Daselbst finden sich 17 Fälle, die typisch sind und als Paradigmata für viele andere gelten können, mit Angabe des Verlaufes angeführt. Auch sonst begegnen wir ähnlichen Auffassungen. Auch Bouchard betonte, daß die Phthise mit der Epidemie zunehme und nicht allein die Prädisponierten, sondern auch ganz unverdächtige Personen befalle. Nach Vogl (München) sei durch Influenza eine schon vorhandene, aber mehr oder weniger latente Tuberkulose bei 81 an Influenza erkrankten Soldaten der Münchener Garnison manifest geworden. Auch in der Geschichte unserer Epidemie finden wir ähnliche Angaben. So liest man bei Schweich von der Epidemie 1708/9: „In Berlin bekamen viele, die erbliche Anlage dazu hatten, die Schwindsucht", von 1729/30: „Die unglücklichen Ausgänge, welche die Krankheit machte, waren in Lungenschwindsucht" usw.; ähnliche Beobachtungen kennt man bei den Epidemien von 1742/43, 1762, 1775, 1782, 1831, 1833 usw.

Was den Einfluß der Influenza auf bestehende Tuberkulose betrifft, so werden diesbezüglich divergierende Ansichten ausgesprochen.

Strümpell meint, daß mehrere Phthisiker die Influenza selbst in schwerer Form überstanden, ohne daß eine anhaltende Verschlimmerung ihres Grundleidens bemerkt worden wäre. Nach Heubner wurde durch die Influenzapneumonie die Entwicklung der Tuberkulose nicht beschleunigt; dagegen läßt sich doch nach unserer Meinung nicht in Abrede stellen, daß, wenn auch sehr viele Phthisiker den Anfall gut überstanden, viele während desselben eine akute Verschlimmerung, andere sogar eine beschleunigtere Progression ihres Leidens zu beklagen hatten. Demuth (Frankenthal) sah bei Phthisikern heftige Bronchialreizung und häufig Haemoptoë unter dem Einflusse der Influenzaerkrankung, Rudolf Meyer hob hervor, daß alte Prozesse, namentlich solche tuberkulöser Natur, Exacerbationen erfuhren. A. Sokolowski setzte ebenfalls eine bedeutende Verschlimmerung der Phthisiker auf Rechnung der Influenza. Nach Th. Heryng (Warschau) gab diese Anlaß zu der Ausbreitung des Prozesses in den Lungen, zu erneuten Blutungen und zum Wiedererscheinen von Fieber, welches längst nachgelassen hatte. Wiltschur (99) fand in dem Obuchow-Hospitale in St. Petersburg die Zahl derjenigen Phthisiker über Erwarten groß,

---

[133] s. Bouchard, ferner Vogl-München: Mittheilungen über die Beziehungen der Influenza zu den Athmungsorganen. Münch. medic. Wochenschr. 1890. No. '.23 u. 24.

welche wegen Verschlimmerung ihres Leidens das Krankenhaus aufsuchten; dieselbe war während der Epidemie fast auf das Doppelte erhöht, die Menge der Todesfälle nahm absolut und relativ bei verminderter Dauer des Aufenthaltes in dem Hospitale zu, eine Tatsache, welche auch durch die auf S. 57 angeführten statistischen Belege illustriert ist. In dem Wiltschunschen Material handelte es sich um Phthisiker, die bis zum Eintritt der Influenza leidliches Wohlbefinden zeigten, ihre Arbeit verrichteten und mit Beginn der Invasion plötzlich Verschlimmerung des Lungenleidens und rapiden Kräfteverfall zeigten. Drei Kranke mit galoppierender Schwindsucht wollten sogar bis zu dem Ausbruche der Grippe völlig gesund gewesen sein. In zahlreichen Fällen trat der Tod völlig unerwartet ein und, wie Wiltschur meint, in Folge von Miterkrankung der Herzganglien. Auch Vogl (München) deutete auf den nachteiligen Einfluß der Influenza auf den Verlauf der Tuberkulose hin.

Was nun die komplizierende Pleuritis betrifft, so möchte ich die bereits oben geäußerte Ansicht noch einmal aussprechen, daß bei den so oft während des Influenzaanfalles vorkommenden Intercostalneuralgien und bei dem Bestehen der sich oft zeigenden Kurzatmigkeit und des schweren Allgemeinleidens häufig pleuritische Reizungen angenommen wurden, wo in Wirklichkeit keine vorlagen; indes ist nicht zu leugnen, daß in dem Anschluß an Influenza sowohl Reizungen der Pleura (Bahrdt in Leipzig), als auch wirkliche Exsudativpleuritiden mannigfaltigster Form vorkamen, welche letzteren nicht nur Influenzapneumonien begleiteten, sondern auch ohne Vorangehen dieser als selbständige Komplikationen der Influenza folgten. Es wurden seröse und eitrige Brustfellexsudate von verschiedenen Autoren, u. a. von Strümpell, Curschmann, Fleischer, Kahler, Mason, beschrieben. Letzterer sah in sechs Fällen Empyem im Anschluß an Influenza auftreten. Wie allen Komplikationen, fehlte auch dieser nicht die bedeutende Heftigkeit der Beschwerden. Nach Strümpell war die Resorption der pleuritischen Exsudate meist schleppend. Er sah in einem Falle die Umwandlung eines serösen Exsudates in ein Empyem, welches operiert werden mußte. Mosler beobachtete in einem Falle ein so reichliches Exsudat, daß dasselbe zweimal durch Aspiration entleert werden mußte. In dem Exsudat wurden Streptokokken massenhaft nachgewiesen. In dem Empyem fanden Bouchard, Weichselbaum, Ribbert und andere ebenfalls den Streptococcus pyogenes, Kundrat den Diplococcus pneumoniae und Staphylokokken; E. Levy (Straßburg) beobachtete bei fünf serös-eitrigen und einem serösen Pleuraerguß einmal den Diplococcus pneumoniae in Reinkultur, bei einem anderen, serösen Exsudate denselben in Verbindung mit Staphylococcus albus, bei einem dritten war der letztere allein anwesend.

Wir kommen nunmehr zur Besprechung der Komplikationen und Folgeerscheinungen, welche sich auf das Herz und Gefäßsystem beziehen. Hier sind zunächst die Beobachtungen von Röhring (Erlangen)[134] anzuführen; derselbe sah unter 239 erkrankten Soldaten drei, welche als zurückbleibende Nacherscheinungen der Influenza Herzpalpitationen aufwiesen, die in der Rekonvaleszenz des Influenzaanfalles oder eines Rezidivs auftraten und sich bei der geringsten Veranlassung zeigten. Ein 33 jähriger Feldwebel bekam nach Influenza stenokardische Anfälle mit Erweiterung des Cor, beständige Schmerzen in der linken Brusthälfte, welche in den linken Arm ausstrahlten, allgemeine Schwäche und Verstimmung. Nach Pawinski (Warschau) trat bei einem 18 jährigen Manne schwere Stenokardie nach Influenza auf. Ich sah bei einem in mittlerem Lebensalter befindlichen Postbeamten, der im Dezember an Influenza litt und vorher keine Herzbeschwerden gezeigt hatte, einige Wochen nach Ablauf der Attacke von Zeit zu Zeit Anfälle auftreten, bei denen die Brust zusammengeschnürt wurde, die Atmung erschwert war, und Schmerzen von der Brust in die linke Schulter ausstrahlten. Am Herzen ließ sich physikalisch nichts krankhaftes nachweisen. Die Anfälle dauern zur Zeit noch an. Höchst fatal zeigten sich die meist in dem Anschluß von schweren Influenzakomplikationen, wie Pneumonie, Pleuritis usw., auftretenden, organischen Herzaffectionen, die nach ihrem rapiden Verlaufe, ihrer Intensität, Insidiosität und dem bakteriellen Befunde nach den pyämischen Affectionen, den infektiösen Endo- und Pericarditiden, an die Seite zu stellen sind, und bei denen auch das Muskelfleisch des Herzens in Mitleidenschaft gezogen wurde. Diese Herzaffectionen bildeten bei vielen Pneumonien die Todesursache[135] Als Paradigma möge der von Lenhartz (Leipzig) erwähnte Fall von Pneumonie, Pleuritis und Pericarditis bei einem 58 jährigen Manne dienen, bei dem die Sektion eine eitrige Pericarditis und einige kleine, Streptokokken enthaltende Abszesse in dem Herzfleische nachwies. Als eine in dem Kreislaufe sich abspielende Nachaffection der Influenza heben wir die infektiöse Phlebitis hervor, für welche Laveran, Ferrand[136], Eichhorst (128), A. Walker [137], J . Cross[138] und andere interessante Paradigmata beibrachten. Krause (113) (Elbing) sah bei einem Lehrer, der Influenza durchgemacht hatte, das linke Bein unter bläulicher Verfärbung der Haut stark anschwellen. Massage und Suspension führten schnell Besserung herbei; doch kehrte die Anschwellung, wenn auch in geringerem Grade mehrmals nach körperlichen und geistigen Anstrengungen zurück. Eine Ursache der Erscheinungen war nicht aufzufinden, und erklärte der Verf. den Vorgang als Stauung durch Lähmung der gefäßverengenden Nerven der zuführenden Arterien (?); vielleicht handelte es sich doch um einen leichten phle-

---

[134] Neurol. Centralbl. 11 u. 15. 1890.
[135] s. u. a. Féréol.
[136] Pariser Gesellschaft der Hospitäler. Sitzung vom 21. und 28. Februar 1890.
[137] Über chirurg. Complicationen der Influenza. Corresp-Blatt f. Schweizer Aerzte. XX. 15. 1890.
[138] Brit. med. Journ. 26. 4. 1890.

bitischen Prozeß. Eichhorst beobachtete bei einem 22jährigen kräftigen Manne nach Ablauf einer sehr schweren, mit starkem Fieber einhergehenden Influenza das Auftreten von heftigen Schmerzen in dem linken Fuße, an welchem die Haut bläuliche Färbung und absolute Gefühllosigkeit zeigte. Auf Wärmeapplikation und beständiges Reiben gingen diese Erscheinungen in drei Tagen zurück.

Ferner wurden Fälle von Gangrän[139] beschrieben, die vielleicht auf septisch-embolischen Vorgängen beruhen, wie folgender, von Eichhorst mitgeteilter Fall bei einem 40jährigen, kräftigen Arzte. Vierzehn Tage nach dem Beginne der Influenza zeigte sich bei diesem plötzlich eine symmetrische Gangrän der Füße und Unterschenkel; es trat, da die Amputation verweigert wurde, der Tod innerhalb einer Woche ein.

VI.
Komplikationen und
Nachkrankheiten seitens des Nervensystems.

Literatur.

113. Sevestre, de la grippe chez les enfants. Mercredi med. No. 13. 1890.

114. Krause (Elbing). Zwei Fälle von Nachkrankheiten nach überstandener Influenza. Neurol. Centralbl. IX. 7. 1890.

115. van Deventer, Über Influenza, verbunden mit Nerven- und Geisteskrankheiten. Centralbl. f. Nervenheilkunde u. Psychiatr. XIII. 2. Mai 1890.

116. Inglott, Influenza and catalepsy. Brit. med. Jour. April 25. 1890. S. 837.

117. Alfred E. Barret, Prolonged somnolence after influenza. Ibid. May 10. 1890. S. 1067.

118. A. Erlenmeyer, Jacksonsche Epilepsie nach Influenza. Berl. klin. Wochenschr. XXVIII. 13. 1890.

119. Bilhaut, complications cerebro-spinales de la grippe. Bullet. de Ther. LIX. 11. 1890.

120. F. P. Kinnicutt, Clinical notes on the complications and sequelae of influenza. New-York med. Record. XXXVII. S. 209. Febr. 22. 1890.

121. L. Revilliod, Des formes nerveuses de la grippe. Revue med. de la Suisse rom. X. 3. S. 145. 1890.

---

[139] G. Sydenham, Influenza; rapid spontaneous gangrene. Brit. med. Journ. March. 1. 1890 p. 477 und Duchesneau, Sur la gangrene des membres consecutive à l'influenza. Gaz. hebdom. XXXVII. 4. 1890.

122. H. Westphalen, Neuritis multiplex nach Influenza. Petersb. med. Wochenschr. XV. 21. 1890.

123. Wm. Draper, The complications and sequelae of influenza. New-York med. Record. 9. S. 239. 1890.

124. C. F. Williamson, Alopecia areata following influenza. Lancet June 7. 1890. S. 1239.

125. Frankl-Hochwart, Ueber Trigeminusneuralgien nach Influenza. Zeitschr. f. klin. Medicin. Bd. XVII. H. 3 u. 4.

126. Archibald Church, Multiple Neuritis. The journ. of the Americ. med. association. 1. November 1890.

127. Kohts, Über Paralysen und Pseudoparalysen im Kindesalter nach Influenza. Therapeut. Monatshefte. 1890. Dezember.

128. H. Eichhorst, Über Influenza, Corresp.-Bl. f. Schweizer Aerzte. XX. 4. 1890.

129. Benno Herzog (Giessen), Über Rückenmarkserkrankungen nach Influenza. Berl. klin. Wochenschr. 1890. No. 35.

ES ließ sich von vornherein annehmen, daß eine Affection wie die Influenza, welche an sich so viele nervöse Erscheinungen hervorrief und mehr als andere Infektionskrankheiten, eine so frappante toxische Einwirkung speziell auf das Nervensystem entfaltete, auch als Komplikation oder Nachkrankheit manches Leiden des Cerebrospinalsystems auszulösen im Stande sein würde; diese Erwartung wurde in dem reichsten Maße erfüllt, vielleicht übertroffen.

Was zunächst die Neuralgien betrifft, so haben wir bereits bei den Symptomen der Influenza der die Attacke begleitenden Neuralgien gedacht, die im ganzen recht schnell verschwinden. Im Gegensatz zu diesen passageren Neuralgien möchte ich diejenigen als Nachkrankheiten auffassen, die entweder in längeren Intervallen, in Tagen und Wochen nach dem Ablauf der Influenzaerscheinungen auftreten oder, falls sie während des Anfalls zur Beobachtung kommen, entsprechend ihrem sonstigen Charakter lange anhalten und den therapeutischen Bestrebungen hartnäckig Widerstand leisten. Ich selbst sah einige Male bei sonst gesunden und nie neuralgisch afficirten Personen viele Wochen nach dem Influenzaanfalle Neuralgien der Extremitäten auftreten, die Monate lang trotz aller therapeutischen Maßnahmen bestehen blieben, und für die keine andere Ursache als die überstandene Influenza verantwortlich gemacht werden konnte. In dieses Schema passen freilich solche Fälle von Trigeminusneuralgien nicht hinein, wie sie Frankl-Hochwart (125) schildert, Neuralgien, welche bis zu dem achten Tage nach Influenza auftraten und relativ schnell nach fünf bis zehntägiger Behandlung mit dem faradischen Doppelpinsel verschwanden; vielleicht geht aus dieser Beobachtung hervor, daß man die während und nach der Influenza entstehenden Neuralgien nicht auseinanderzuhalten braucht, vielleicht verhalten sich indes die Influenza-Trigeminusneuralgien anders wie die der Extremitäten oder es lag eben an der ausgezeichneten Behandlungsmethode, daß die von Frankl-Hochwart beschriebenen Neuralgien so prompt zur Heilung gelangten, was ich von den der Influenza nachfolgenden neuralgischen Affectionen der Extremitäten sonst nicht behaupten möchte; ich sah diese einige Wochen nach dem Ablauf der meist sehr mäßigen Influenzaattacke langsam und zwar oft symmetrisch sich entwickeln und dem ganzen Arsenal der antineuralgischen Behandlungsmethoden Widerstand leisten, bis sie dann nach Monaten allmählich verschwanden. Jedenfalls ist anzunehmen, daß das Influenzavirus, welches ja noch in der Rekonvaleszenz eine so schwächende Wirkung auf das Nervensystem auszuüben pflegt, hier diese langwierigen Neuralgien auslöst, die nichtaccidentellen Ursachen, sondern der Nachwirkung der Influenzatoxine selbst ihre Entstehung verdanken. Wir besitzen ja hier wieder die Analogie in den der Malaria, dem Typhus, den Pocken und dem Scharlach folgenden Neuralgien.

Ein großes Interesse erregen die in dem Gefolge der Influenza beobachteten Neuritiden, für die Church, Westphalen, Joffroy, E. Remak, Draper Beispiele anführen. Die beiden von Archibald Church (126) beobachteten Fälle von Neuritis zeigten sich etwa eine Woche nach Ablauf der Influenzaerscheinungen und betrafen bisher stets gesunde, im mittleren Lebensalter stehende Frauen, bei denen also nur die Influenza den einzigen, palpablen Grund für die Entstehung der multiplen Neuritis darbot. Die Heilung ging langsam vonstatten; die Erscheinungen waren Sensibilitätsstörungen, Schwächezustände der Glieder, Fehlen der Plantar und Patellarreflexe, Muskelatrophien und Veränderungen der elektrischen Erregbarkeit. Westphalen berichtet über zwei, ebenfalls etwa eine Woche nach Ablauf der Influenza einsetzende, sehr heftige Polyneuritiden, welche sehr langsam zur Heilung gelangten. Bei dem zweiten Falle bestand im Beginn der Nervenaffection Urticaria, und läßt es der Verfasser ungewiß, ob nicht der zweite Fall primär eine multiple infektiöse Myositis (Senator) darstellte, an welche sekundär die multiple Neuritis sich anschloß; aber auch Entzündungen einzelner Nerven resp. Nervenstämme wurden beobachtet. So sah Joffroy sechs degenerative Neuritiden in dem Gebiete der Schulternerven, W. Draper (123) beobachtete unter den Nachkrankheiten der Influenza einen Fall von Neuritis des l. Radialis und Medianus mit Lähmung und Atrophie der entsprechenden Muskeln. Ich selbst sah zwei Fälle multipler Neuritis, von denen der eine Fall einen jungen Mann betraf, dessen Affection ohne Hinterlassung trophischer Störungen langsam zur Heilung kam, der andere bei einem an Influenzapneumonie leidenden älteren Manne zur Beobachtung gelangte, der nach einigen Wochen an der pneumonischen Affection zu Grunde ging.

Diese Fälle erbringen den Beweis für die Ansicht, daß wir denjenigen Infektionskrankheiten, welche Neuritiden in ihrem Gefolge haben, also der Diphtherie, den Pocken, dem Typhus, der Malaria, Syphilis, Tuberkulose, Kakke und Beri-Beri, auch diesbezüglich die Influenza anreihen dürfen.

Wir schließen, indem wir die nachher zu beschreibenden Augenmuskellähmungen nur erwähnen (s. das betreffende Kapitel), hier die teilweise recht schwer zu deutenden Lähmungen einzelner Muskeln und Muskelgruppen an. Dahin gehört die von Joachim, Uhthoff u. a. im Anschluß an Influenza gesehene Lähmung des Gaumensegels, die teils isoliert, teils mit Accoinodationslähmung zusammen vorkam. P. Heymann stellte in der Berl. Laryngologischen Gesellschaft am 7. Februar 1890 einen 12 ½ jährigen Patienten vor, der im Gefolge der Influenza eine doppelseitige Gaumensegellähmung akquirierte, welche nach Faradisation in kurzer Zeit gebessert wurde. Jankau sah in einem Falle von Influenza mit

Ozaena und Otitis media eine Gaumensegellähmung, deren Entstehung er in Kompression der Gaumensegelnerven durch Zellgewebsinfiltration an der Innenfläche des Halses suchte; man wird indes nicht fehlgehen, wenn man annimmt, daß die Influenzatoxine durch direkte Einwirkung auf die Nerven die Velumparese hervorrufen, und man erhält alsdann die völlige Analogie mit der postdiphtherischen Gaumensegellähmung, bei welcher letzteren allerdings die Frage, ob die Nerven peripherisch in der Schleimhaut selbst oder intrazerebral durch capilläre Hämorrhagien (Mendel) afficirt werden, eine bisher noch offene ist.

Die Kasuistik der Influenzalähmungen ist durch die Erfahrungen der jüngsten Epidemie beträchtlich vermehrt, aber nicht geklärt worden; wir finden in der Geschichte viele derartige Andeutungen z. B. bei Heidenreich (1831), in den Thompson'schen Annals of influenza u. a. Ohne auf den Sitz der Influenzalähmungen näher einzugehen, der einmal in die peripherischen Nerven, das andere Mal zentral verlegt werden muß, bemerken wir, daß im Anschluß an Influenza Mono-, Hemi- und Paraplegien, beziehungsweise Paresen in reicher Menge beobachtet und beschrieben worden sind. Der Grippebericht der Medicinalabteilung des Kgl. preuß. Kriegsministeriums lautet S. 44: „Die der Zahl nach aufgeführten Störungen auf dem Gebiete der peripheren Nerven bestanden in schweren Lähmungserscheinungen, welche das Gebiet der Gesichtsnerven und einzelne Zweige des Arm- und Beingeflechts betrafen. In Colberg steigerte sich unter dem Einflusse der Influenza eine lähmungsartige Schwäche der Speichennerven zur vollständigen Lähmung, vorübergehende lähmungsartige Schwäche der Beine kam zweimal im Bereich des V. Armeecorps zur Beobachtung." Henoch[140] berichtete von vollkommener Paralyse des

---

[140] Henoch. Sitzung der Berl. medic. Gesellschaft vom 29. Februar 1890.

linken Armes bei einem elfjährigen Kinde, welche er als Analogon der post-diphtherischen Lähmungen auffaßte. Bahrdt (Leipzig) sah vorübergehende Paraparese mit Muskelschmerz. Revilliod beobachtete ein junges Mädchen, welches während einer Influenzaattacke eine leichte Schwäche der Beine gezeigt hatte und bei einem Rezidiv eine vollkommene Paraplegie mit den Erscheinungen der spastischen Spinalparalyse darbot. Die Besserung ging sehr langsam von Statten. Über ähnliche, den Typus der Tabes spasmodica zeigende Fälle berichteten ferner B. Herzog (129) und Maillart, welche beide auch einzelne Fälle diffuser Myelitis mit schlaffer Paraplegie und Fehlen der Kniephänomene beobachteten[141] Foà[142] sah bei einer an Influenza gestorbenen Frau das Rückenmark von zahlreichen kleinen hämorrhagischen Herden durchsetzt. Leichtenstern (Köln)[143] sprach geradezu von einer Influenza apoplectia. Er beschrieb acht Fälle von Mono- und Hemiplegie, die in direktem Anschlusse an die Influenza oder während der Fieberhöhe eintraten und den Eindruck von Gehirnembolien hervorriefen. Ich finde einige Analogien bei den Thompson'schen Annalen in dem Berichte über die Epidemie von 1886/37; einige Male wurde eine motorische Aphasie bei dem Influenzaanfalle gesehen, Fife bemerkte, daß in einem Falle die Influenza unter apoplectischen Erscheinungen einsetzte, in einem anderen bestand partielle Paralyse.

An dieser Stelle könnten jene interessanten Fälle von Astasie Abasie nach Influenza eingereiht werden, jener meist bei Hysterie beobachteten Innervationsstörung, bei welcher sonst intakte und motorisch gut funktionierende Muskeln für bestimmte Bewegungen oder gewisse Koordinationstätigkeiten nicht gebraucht werden können. Herzfeld berichtet einen derartigen Fall bei einem fünfjährigen hysterischen Knaben, der zwölf Tage nach der Influenza plötzlich Sprache und Gehör verlor; am nächsten Tage kehrte das Gehör zurück. Patient konnte weder stehen noch gehen; obschon Facialisparese fehlte, konnte er den Mund nicht öffnen. Heilung trat in einigen Tagen ein. Heller (Leipzig) erwähnt ebenfalls einen Fall von Astasie-Abasie, Möbius einen solchen bei einem zehnjährigen Mädchen, das im Januar 1890 einen Influenzaanfall durchmachte und, als sie wieder aufstehen sollte, sich nicht aufrecht zu erhalten vermochte. Seitdem lag das Kind dauernd zu Bett. Im Liegen war nichts Krankhaftes nachzuweisen. Motilität, Sensibilität und Reflexe zeigten sich intakt. Stellte man aber das Kind auf die Beine, so knickte es ein; langsame Heilung durch Tinctura amara.

Wir kommen nunmehr zu einer sehr wichtigen Komplikation, welche wiederum einen Beweis für die spezifisch toxische Wirkung der Influenza auf das

---

[141] Appleton (1836/37) erwähnte einige Fälle von Entzündung des Rückenmarkes s. Thompsons Annalen S. 320.
[142] Versammlung der Turiner Academie am 23. 5. 1890.
[143] Leichtenstern, Deutsche medicin. Wochenschrift 29. Mai 1890. S. 486.

Zentralnervensystem erbringt und den Gegensatz der Influenza und der katarrhalischen Erkältungskrankheiten verschärft, bei welchen letzteren derartige komplikatorische Erscheinungen nicht vorkommen; wir meinen die Krämpfe und zwar diejenigen, welche den epileptischen oder epileptiformen an die Seite zu stellen sind, nicht diejenigen, die durch organische Gehirnaffectionen, Meningitis, Gehirnabszeß usw. bedingt werden. Die zunächst zu beschreibenden Krämpfe bilden eine Komplikation, die in direktem Zusammenhange mit dem Influenzaanfalle auftritt und sich in dem febrilen Stadium zeigt. Man kann behaupten, daß die bei Influenza zur Erscheinung gelangenden Krämpfe nicht nur Kinder, sondern auch, wie wir meinen, nicht selten Erwachsene betrifft.

Es muß zunächst betont werden, daß wir diejenigen Krämpfe im Auge haben, die bei der genuinen Influenza auftreten, nicht aber diejenigen, welche sich bei den komplizierenden Pneumonien und Pleuritiden zeigen; denn bei diesen sehen wir auch sonst, falls es sich um junge Kinder handelt, Krämpfe entstehen; man erkennt also auch hierbei wieder den charakteristischen Zug der Influenza; denn während sonst so schwere Affectionen wie Lungen- oder Brustfellentzündungen die Ursache der Konvulsionen im Kindesalter bilden können, löst dagegen die an sich viel leichtere, aber das Nervensystem so eigenartig schwächende Influenza jenes ernste Symptom zuweilen aus.

Indes muß gerade in Bezug auf Krämpfe, deren Entstehung wir auf das bereits so schwer belastete Konto der Influenza setzen wollen, sehr vorsichtig geurteilt werden; denn so mancher Fall von Konvulsionen bei Kindern, der in die Zeit der Epidemie fiel, konnte eine rachitische, epileptische, Zahnungs- oder sonstwie bedingte Eklampsie sein, an der die Influenza keine Schuld zu tragen brauchte; ferner wird abgesehen von der an sich nicht immer leichten Eruierung der Ursache der Krämpfe die Schwierigkeit der Beurteilung noch dadurch erhöht, daß die Diagnose der Influenza bei sehr kleinen Kindern, welche ja über die hierbei diagnostisch so wichtigen subjectiven Erscheinungen nicht zu klagen im Stande sind, ungemein schwer ist und eigentlich nur ex juvantibus, d. h. e praesente epidemia gestellt werden kann.

Ich erwähne, um diesen Punkt zu illustrieren, ein Beispiel, das viele andere Paradigmata finden mag und als Beweis des hier zu übenden Skeptizismus dienen soll. Ein neun Monate altes Kind, das ich von Geburt an kannte, hatte, nachdem es bereits mehrere Zähne ohne Beschwerden bekommen hatte, bisher keine Konvulsionen gezeigt, als ich dasselbe zur Zeit der Hochflut der Berliner Epidemie plötzlich in Krämpfen liegen fand. Es hustete, fieberte ganz mäßig (38,2), sah bleich und leicht cyanotisch aus. Ich meinte anfangs, daß es sich hier um Influenzakrämpfe handele, zumal da das Kind eine leichte Bronchitis hatte, Zeichen englischer Krankheit fehlten und Influenzakonvulsionen bei Kindern vielfach beschrieben waren. Indes wurde meine Annahme sehr unwahrscheinlich, als ich drei Monate später zu einer Zeit, wo die Epidemie längst erloschen war, das Kind wieder in Krämpfen liegen sah. Trotz dieses Falles, der nur Vorsicht bei Beurteilung der Influenzakrämpfe lehren soll, wissen wir, daß die Influenza zahlreich Konvulsionen bedingt hat. Das bestätigt u. a. Combe. Sevestre (113) erwähnt das scheinbar meningitische Einsetzen der Kinderinfluenza unter Zähneknirschen und Mastikationskrämpfen. Kinnicutt (120) teilt eine höchst interessante Beobachtung mit, nach der unter den Kindern einer Familie eine ganze Krampfepidemie bestand, die nur auf Rechnung der Influenza gesetzt werden konnte. In dieser Familie erkrankten zur Zeit der Influenza zu gleicher Zeit drei Kinder, das eine mit einmaliger Eklampsie und Bronchopneumonie, das zweite an leichter Influenza und allgemeinen Konvulsionen, die sich noch eine Woche lang auch nach dem Schwinden der eigentlichen Influenzaerscheinungen immer wiederholten; das jüngste, 18 Monate alte Kind, bekam ebenfalls Krampfanfälle, die sich bis zu dem eine Woche später erfolgenden Tode fortsetzten, ohne daß andere Erscheinungen der Influenza als mäßige Bronchitis vorhanden gewesen wären. Ein einjähriges, sehr kräftig entwickeltes Kind, zeigte an dem dritten Tage einer vorwiegend katarrhalischen Influenza leichte Stuhlverstopfung und nach jeder Aufnahme von Nahrung Erbrechen. Starkes Fieber, heftiger Kopfschmerz, Unruhe und Aufschreien. An dem fünften Tage vollständiger Sopor bei leichter Nackenstarre, Zuckungen in den Augen- und Nackenmuskeln. In vierzehn Tagen war das Kind völlig gesund (Kohts) (127).

Kramsztyk (Warschau) sah unter 180 Fällen von Influenza bei Kindern vierzehnmal Konvulsionen.

Was nun die Krämpfe bei Erwachsenen betrifft, so beobachtete ich einen recht typischen und beweiskräftigen Fall bei einem 17jährigen, kräftigen Menschen, der vorher nie einen Krampf gehabt hatte und aus gesunder, neuropathisch nicht belasteter Familie stammte. Derselbe erschreckte durch einen plötzlich erscheinenden, ausgeprägten Anfall von Bewußtlosigkeit und Krämpfen seine Umgebung nicht wenig; wegen bedeutender Mattigkeit, Kopfschmerz und Husten mußte er einige Tage das Bett hüten. Er ging wenige Tage später wieder in die Schule, nahm an dem Turnen teil und bekam hierbei wieder einen heftigen, mit Bewußtlosigkeit verbundenen Krampfanfall, der das Initialsymptom eines Influenzarezidivs darstellte; er hustete wieder, hatte Angina und klagte über große Schwäche. Seitdem sind 1 ¼ Jahr vergangen, ohne daß er wieder einen Anfall bekommen hätte. Sehr vortreffliche Analogien dieses reinen Falles bringt der Bericht der Medicinal-Abteilung des Kgl. Preuss. Kriegsministeriums: „Ein Militär-Krankenwärter im 1. Garnison-Lazarett Berlin, der früher nie an Epilepsie gelitten hatte, auch erblich nicht belastet war, fühlte sich eines Tages unwohl; es trat ein Grippeanfall ein; am Abend Bewußtlosigkeit mit krampfhaften Bewegungen der Gliedmaßen. Ein im dritten Jahr dienender Mann, der nie einen epileptischen Anfall gehabt hat, wird nach neuntägiger Lazarettbehandlung an Grippe wieder entlassen, obschon er sich noch nicht völlig erholt hat, weil er Bursche ist und als solcher noch geschont werden kann. An dem selben Abend bekommt er einen schweren, epilepsie-ähnlichen Anfall, der von neuem seine Lazarettaufnahme erforderlich macht. Von nun an werden im Lazarett mehrere weitere Anfälle beobachtet". Diesen, den Charakter epileptiformer Anfälle tragenden Konvulsionen schließen wir nun die hysterischen, resp. hystero-epileptischen Anfälle an, welche durch die Influenza ausgelöst wurden. Van Deventer (115) berichtet, daß bei mehreren Patienten der Nervenabteilung des Buiten-Hospitals in Amsterdam die Influenza Veranlassung zu dem Ausbruche hysterischer Erscheinungen (Lach- und Weinkrämpfe, Anfälle von grande Hysterie usw.) gab. In dem XIV. Armeecorps schlossen sich bei einem Grippekranken an eine sehr heftige Supraorbital-neuralgie, nachdem derselbe schon ein Jahr zuvor an diesem Leiden behandelt worden war, hysterisch-epileptiforme Anfälle mit Weinkrämpfen an, begleitet von klonischen Zuckungen des ganzen Körpers ohne Aufgehobensein des Bewußtseins. Derartige Anfälle wiederholten sich, manchmal unter leichten Vorboten, in Zwischenräumen von mehreren Tagen und ließen stets eine tief herniedergedrückte Stimmung bei dem Kranken zurück. Bei einem zweiten Kranken der Art in Heidelberg trat hysterisches Schluchzen (Singultus) mit veitstanzartigen Zuckungen als Nachkrankheit auf. Auch in Mühlhausen und Rastatt kamen ähnliche Beobachtungen im Bilde der Epidemie vor (Grippe-Bericht der Medicinal-Abteilung des Kgl. Preuss. Kriegsminister. S. 41). Grasset und Ranzier[144] berichten von einem 28jährigen Soldaten, bei welchem der Grippeanfall schwere hysterische Symptome, Konvulsionen ohne Bewußtseins-verlust hervorrief. Nachher zeigte sich vorübergehende rechtsseitige Hemian-ästhesie, die später nur an dem rechten Arme bestehen blieb. Die Bewegungen waren in den Hand und den Fingergelenken erschwert. Analgesie von dem Handgelenk bis zu den Fingern usw.

Sehr interessant sind die in dem oben genannten Militärberichte ange-führten Fälle von klonischen Zuckungen einzelner Muskeln und Muskelgrup-pen, welche den myoklonischen Affectionen zugerechnet werden dürfen.

Auch sonst finden wir noch klonische und tonische Krämpfe verschiedener Art erwähnt. Revilliod (121) beschrieb sehr komplizierte Nervenaffectionen mit Schwindelerscheinungen, scandirender Sprache und rhythmischen Schwin-gungen des Kopfes. Heilung. Dreimal beobachtete er Tetanie; ein Kranker starb plötzlich an Glottiskrampf. Dück und Leichtenstern[145] sahen im Influenza-anfalle Nackenstarre. Starker Trismus wurde bei einem Grippekranken in

---

[144] The Lancet. Vol April.. I. 1890. 20.
[145] s. Deutsche medicin. Wochenschrift. 29. Mai 1890. S. 486.

Münster gesehen; die Mundsperre heilte in acht Tagen unter Inunction mit grauer Salbe (Militärbericht S.44). Franklin Churchouse schilderte einen Fall von Tetanus mit tödlichem Ausgange im Anschluß an Influenza.[146] E. Kormann (Coburg)[147] erwähnte bei Kindern konvulsivische Zuckungen einzelner Muskeln, Subsultus tendinum, Zittern der Hände usw.

Wenn wir uns nach diesen Angaben von dem so unheilvollen Einfluß des Influenzavirus selbst auf das Gehirn des kräftigen Mannes überzeugt haben, erscheint der Zusammenhang von Influenza und Krämpfen bei den Kindern nicht mehr zweifelhaft; nur ist die Frage offen, ob sich denn auch die Wirkung der Influenzatoxine auf das Gehirn anatomisch kundgibt; doch scheinen diesbezüglich die von Kohts berichteten Fälle einen Aufschluß zu geben. Bei einem dreijährigen Mädchen sah er an dem vierzehnten Tage nach dem Beginn einer mit hohem Fieber einhergehenden Influenza halbseitige Krämpfe, die freilich nachher, wenn auch in mäßiger Weise, die andere Körperhälfte betrafen; nach dem Ablaufe der Konvulsionen blieben linksseitige Hemiplegie, linksseitige Abducens- und Facialislähmung, Pupillenstarre, Nystagmus, Aphasie, Hyperästhesie der Haut und Trousseausches Phänomen zurück. Bei der Sektion zeigte sich nur Hyperämie der Dura mater cerebri, starke Injektion der Piagefäße, starke Hyperämie der grauen Mantelsubstanz des Gehirnes und der großen Ganglien. Dieser Fall scheint zu lehren, daß durch die Influenza-erreger ein hyperämischer Zustand des Gehirns und der Meningen entstehen kann, dessen Symptomenkomplex eigentlich auf eine schwere Hirnläsion hinzudeuten scheint; wahrscheinlich wird dieser eben durch die hinzukommende funktionelle Wirkung des Influenzavirus auf das Gehirn hervorgerufen und ist somit wegen des mäßigen pathologisch anatomischen Substrates der restitutio ad integrum fähig, wie es ja auch aus analogen Fällen hervorgeht. Andererseits läßt es sich annehmen, obwohl die strikten Beweise hierfür noch fehlen, daß die Influenza auch ohne Hyperämie des Gehirns zu bedingen, ja ohne eine makroskopische Veränderung an der Gehirnsubstanz zu bewirken, jene epileptiformen, so schnell zur Besserung kommenden und später nicht wiederkehrenden Krämpfe erzeugt. Hier kann man sich vorstellen, daß das Influenzagift, vielleicht in starker Konzentration, vielleicht auf Grund einer uns unklaren Disposition funktionell die Krämpfe veranlaßt; ob es einer den Anfall erzeugenden Rindenanämie bedarf, wie es bei der genuinen Epilepsie der Fall ist, muß noch unentschieden bleiben. Erwähnenswert erscheint wenigstens in dieser Hinsicht der Bericht von Hermann (St. Petersburg)[148], der bei einem plötzlich an unkomplizierter Influenza Gestorbenen Anämie des Großhirns fand, von der freilich bei dem geringen, vorliegenden Sektionsmaterial es

---

[146] Brit. med. Journ. 29. März
[147] E. Kormann, Die Influenza bei Kindern. Wien. medic. Blätter 1889. No. 51 u. 52.
[148] s. St. Petersb. medicin. Wochenschrift XIV. 50. 1889.

noch unklar bleibt, ob sie auch wirklich eine Folge der Influenza gewesen ist; haben doch Kohts und Jürgens, wie wir berichteten, bei den von ihnen untersuchten Fällen gerade im Gegenteil Hyperämie des Gehirns und seiner Häute gefunden.

Wir erledigen nunmehr diejenigen nervösen Komplikationen der Influenza, bei welchen sich organische Läsionen des Cerebrospinalsystems vorfinden. Hierhin gehören Fälle wie die von Bilhaut (119) und Erlenmeyer (118) beschriebenen, bei denen sich im Anschluß an die Influenzaerkrankung das Bild der Jackson'schen Rindenepilepsie ausprägte; dieselbe schien durch capilläre Rindenblutung bedingt zu sein und zwar in dem Erlenmeyefschen Falle in dem Corticalzentrum des linken Armes. Beide Affectionen heilten.

Über interessante Paradigmen von Polioencephalitiden nach Influenza berichteten Uhthoff und Gutmann; siehe VIII. Kapitel.

Auch Gehirnabszesse sind im Anschluß an Influenza zur Beobachtung gekommen. Der Medicinal-Bericht des Kgl. preuß. Kriegsminister. S. 45 zitiert einen Fall aus Gießen, wo im Gefolge der Influenza ein mächtiger Eiterherd in dem ganzen linken Stirnlappen zur Entwicklung kam. Es finden sich auch in anderweitigen Sektionsberichten vereinzelt Fälle von Gehirneiterungen erwähnt. Weichselbaum bespricht das Krankheitsbild bei einem jungen Manne, bei welchem sich die Eiterung von der rechten Kiefer- und Stirnhöhle bis unter die Dura fortgesetzt und zu Leptomeningitis und einem großen Abszeß in dem Stirnlappen geführt hatte. Derselbe war in die Höhlen des Gehirns durchgebrochen; in dem Eiter fanden sich Kapselkokken, welche starke Virulenz zeigten.

Häufiger traten eitrige Meningitiden in dem Anschlusse an Influenza auf und, wie Maillart meinte, nach mehr als zwei Wochen seit dem Beginn der Attacke. Revilliod berichtete von foudroyantem Ergusse in die Ventrikel, Ewald[149] sah bei einem jungen Schweizer Arzte in dem Gefolge der Influenza eine Eiterung des Antrum Highmori; trotz zweimal erfolgter Punktion des Empyems ging der Kranke komatös zu Grunde. Die Sektion ergab eine sehr beschränkte, eitrige Meningitis an der Basis des Gehirns. Die Untersuchung des Meningealeiters ergab die Anwesenheit des Staphylococcus pyogenes aureus. Eine direkte Kontinuität zwischen dem Prozeß an den Meningen und der Knochenaffection ließ sich aber nicht nachweisen. Diese Casuistik könnte noch weiter bereichert werden; aber da das Vorkommen der eitrigen Meningitis im Anschlusse an Influenza allseitig anerkannt, auch in der Geschichte unserer Epidemie öfters hervorgehoben ist[150], so genüge es, hier noch einige selteneren Nacherkrankungen von Seiten des Nervensystems zusammenzu-

---

[149] s. Verhandl. des Vereins f. innere Medicin z. Berlin 1889/90. S. 195.
[150] Vergl. z. B. Thompsons Annals of influenza. S. 313, 319. (1836/37.)

stellen, welche als nackte Tatsachen Erwähnung finden mögen. Revilliod sah einen Erweichungsherd in dem rechten Lappen des Kleinhirns bei einer Bonne, die in einer fünf Fälle von Influenzaerkrankung aufweisenden Familie plötzlich mit heftigem Erbrechen, Kardialgien, Muskelkrämpfen, Zähneknirschen und Delirien erkrankte und nach zwei Tagen komatös wurde; sie starb am folgenden Morgen. Eichhorst sah bei einer 24 jährigen Frau, in der Rekonvaleszenz Stiche in der linken Kopfseite und Schwäche des rechten Armes eintreten. In der dritten Woche nach diesen Erscheinungen zeigte sich totale Aphasie; es handelte sich wohl um einen kortikalen Erweichungsherd. Inglott (Malta) beschrieb mehrfach kataleptische Zustände nach dem Ablauf der Influenza; bei einer 32 jährigen, sonst völlig gesunden Frau beobachtete er eine zwei Stunden lang anhaltende Bewußtlosigkeit. Barret (117) berichtete über einen Fall von zehn Tage lang anhaltender Somnolenz bei einem einjährigen Kinde. Dasselbe schlief nach Influenza ununterbrochen und mußte zum Trinken und Baden stets geweckt werden, worauf es sofort wieder einschlief.[151]

Alopecia areata sah Williamson (124) als Nachkrankheit bei einer 35jährigen Witwe, die von dem ersten Anfalle heftige Kopfschmerzen zurückbehalten hatte; nach dem zweiten Anfalle gingen die Haare stark aus, und es entwickelten sich entsprechend den Bezirken der

Supraorbital- und Occipitalnerven kahle Stellen nach Art der Alopecia areata. Eine ähnliche Erfahrung teilte mir ein Berliner Specialist für Hautkrankheiten mündlich mit.

Was den Einfluß der Influenza auf latente Neurosen und sonstige Nervenkrankheiten betrifft, so haben wir uns überzeugt, daß sie z. B. latente Hysterie in einer Weise offenkundig macht, wie wir es z. B. durch Trauma und psychische Erregung geschehen sehen. Wir erinnern ferner an die oben erwähnten Fälle von Astasie-Abasie, an die beschriebenen, hysterischen Krampfzustände und an Fälle, wie der von Mouisset (141) beobachtete; derselbe sah bei einer 22 jährigen Person mit nervöser Grippe eine hysterische Einschränkung des Gesichtsfeldes, das Auftreten hysterogener Zonen und Schwäche des linken Beines. Revilliod spricht die Meinung aus, der wir uns anschließen, daß die Influenza latenten Neurosen gegenüber (Hysterie usw.) die Rolle eines Agent provocateur spielen kann. Dagegen läßt es sich nicht feststellen, daß die Influenza im allgemeinen einen direkt verschlimmernden Einfluß auf die Hysterie oder Neurasthenie ausgeübt habe, wie z. B. Gluge und Petrina ihrer Zeit annahmen. Interessant und, soviel ich weiß, alleinstehend, ist die Beobachtung von van Deventer, der bei einem 9 jährigen hysterischen Mädchen wesentliche Besserung ihres Zustandes eintreten sah.

---

[151] s. Tranjen (Sistow, Bulgarien), Die sogenannte „Nona". Berl. klin. Wochenschrift 1890. No. 22.

Organische Nervenaffectionen betreffend, bemerkte Petrina, daß Tabiker und Myelitiker eine auffallende Verschlimmerung ihres Leidens durch die Influenza erfuhren. Sie hatten Rückenschmerzen, zunehmende Schwäche der Beine, Schlaflosigkeit und bekamen zum Teil plötzlich ganz unmotivierte Kollapse. Goldflam (Warschau) meinte ebenfalls, daß Tabeskranke durch die Influenza schwer litten; die Schmerzen wurden sehr heftig, und auch auf den weiteren Verlauf der Rückenmarkschwindsucht wirkte sie ungünstig ein. Strümpell sah einen plötzlichen Exitus bei einer alten, marastischen Frau mit vorgeschrittener Tabes. Revilliod beschrieb Erstickungstod durch Glottiskrampf bei einem Tabiker und in einem Falle von Morbus Basedow.

Die nach Influenza beobachteten Affectionen des Zentralnervensystems sind deswegen interessant, weil auch sie wieder Analogien mit den nach anderen Infektionskrankheiten, wie Typhus, Scharlach, Erysipel, Variola, Diphtherie, Lyssa usw., auftretenden nervösen Störungen darbieten; wenn wir aber schon bezüglich des Zustandekommens derselben nach Infektionskrankheiten im Dunkeln tappen, so dürfen wir nicht hoffen, auch jetzt schon in Bezug auf die im Zusammenhang mit der Influenza stehenden Nervenaffectionen Klarheit schaffen zu können. Wissen wir doch noch nicht einmal genau, wie die so häufigen und so lange bekannten post-diphtherischen Lähmungen zu Stande kommen, ob sie peripherischer Natur sind oder zentraler (capilläre Hämorrhagie nach Mendel) usw. So können wir auch noch nicht behaupten, ob die Influenzaerreger resp. ihre Toxine die beschriebenen Nervenaffectionen hervorbringen und welche, oder ob wir hier auf die Wirkung der sekundär auf dem Boden der Influenza zur Entwickelung gelangenden Pneumo-, Strepto- oder Staphylokokken rekurrieren müssen. Vielleicht darf man annehmen, daß die Influenzaneuralgien und -neuritiden in gleicher Weise durch das Influenzavirus selbst entspringen, wie sie durch Alkohol, Arsen, Blei usw. entstehen; vielleicht kann man behaupten, daß die Influenzatoxine jene pseudomeningitischen Affectionen, jene beschriebenen epileptiformen Zustände, jene akuten polioencephalitischen Prozesse zur Entwicklung bringen, von welchen letzteren wir bei Scharlach, Diphtherie usw. seltene, aber sichere Analogien kennen. Dagegen scheint es sich mit den schweren, organischen Gehirnaffectionen anders zu verhalten. Was die Gehirn- und Rückenmarksblutungen und die durch Thrombose oder Embolie bedingten Encephalomalacien betrifft, so könnte man hier die Klebs'schen Flagellaten und die durch sie bedingten Thrombosenbildungen verantwortlich machen, wenn die Klebs'sche Beobachtung, welche aber keine Bestätigung gefunden hat, richtig wäre; so müssen wir denn vor der Hand die Casuistik allein als immerhin der Beachtung werte Tatsachen entgegennehmen, ohne daß wir die Entstehung derselben zu erklären im Stande sind. Anders verhält es sich mit den eitrigen Meningitiden und den Gehirnabszessen. Hier liegt der Causalnexus mit den sekundär auf dem Boden der Influenza wachsenden pathogenen Bakterien auf der Hand, welche von einer komplikatorischen Pneumonie, einem Empyem oder einer Eiterung an dem Kopfe aus (Otitis media, eitrige Ostitiden und Periostitiden) ihren Weg zu dem Gehirne finden, wie wir es auch sonst kennen. Pneumo-, Strepto- und Staphylokokken sind ja auch in dem Meningeal- und Gehirneiter bei den Influenzagehirnhautentzündungen und -gehirnabszessen gefunden worden.

VII.
Psychosen und Influenza.

Literatur:

130. Pick, Über Geisteskrankheiten nach Influenza. Neurolog. Centralbl. IX. 4. 1890.

131. E. Kraepelin, Über Psychosen. Deutsche medicin.Wochen Schrift. XVI. 11. 1890.

132. Kirn, Über Influenza-Psychosen. Münch. medicin. Wochen schrift. XXXVII. 17. 1890.

133. Joffroy, Delire avec agitation maniaque dans Pinfluenza. Mercredi med. 13. 1890.

134. Bartels, Einfluß der Influenza auf Geisteskrankheit. Neurol. Centralbl. IX. 6. 1890.

135. Becker (Rastatt), Fall von Geisteskrankheit nach Influenza. Neurol. Centralbl. IX. 6. 1890.

136. Solbrig, Neurosen und Psychosen nach Influenza. Neurol. Centralbl. IX. 11. 1890.

137. M. Metz, Heilung einer Paranoia nach Influenza. Neurol. Centralbl. IX. 7. 1890.

138. Ladame, Des psychoses apres linfluenza. Annal. med-psychol. 7. S. XII. 1. p. 20. 1890.

139. Franz Mispelbaum, Über Psychosen nach Influenza. Allgem. Zeitschr. f. Psychologie. XLXII. 1. p. 127, 1890.

140. Krause (Elbing), Zwei Fälle von Nachkrankheiten nach überstandener Influenza. Neurol. Centralbl. IX. 7. 1890.

141. Mouisset, Statistique des malades atteints de grippe et traites dans le service de M. le Prof. Lepine pendant les mois de Decembre et Janvier 1889–90. Lyon medic. XXII. 7. 1890.

142. Fehr, Influenza som Aarsag til Sindssygdom. Hospitals Tidende. No. 4. 1890.

143. ‚K. Helweg, Influenzaens Virkninga i en Sindssygeanstalt, sarligt dens Sektionsresultater. Hosp.-Tidende 1890. 3. R. VIII. 29.

144. R. Jutrosinski, Ueber Influenzapsychosen. Deutsche medicin. Wochenschrift. 1891. No. 3.

145. Borchardt, Nervöse Nachkrankheiten der Influenza. Dissert. Berlin. 1 890.

146. Lehr. Deutsche medicin. Wochenschrift. 1890. No. 41.

147. Frigerio, Intorno a tre casi die alienazione mentale con secutiva all'influenza. Rendi conto del R. Instituto Lombardo 23. fasc. 9. 1890.

148. Holst, Psychosen nach Influenza. Berl. klinische Wochenschrift. 1890. No. 27.

149. Munter, Psychosen nach Influenza. Vortr. im psychiatr. Verein zu Berlin. 15. März 1890. Allgem. Zeitschr. f. Psychiatrie. 47. Bd. 1. Heft, Discuss. Edel, Jastrowitz.

150. Mehlhausen in der Gesellschaft der Chariteärzte in Berlin. Berl. klin. Wochenschrift. 1890. No. 9. 151. Robertson and Elkins, Report of an epidemic of influenza (140 cases) occurring at the Royal Asylum Morningside. Brit. medic. Journ. 1890. No. 5.

152. Specht im ärztlichen Bezirksverein Erlangen. Münch. medic. Wochenschr. 1890. No. 8.

153. Mairet, Grippe et alienation mentale. Montpellier medical, 1elr mais et 1er juin 1890.

R. Jutrosinski (144) macht in seiner Arbeit über Influenzapsychosen darauf aufmerksam, daß bis zu dem Jahre 1790 von wahren, im Anschluß an Influenza auftretenden Psychosen nirgends eine Meldung zu finden wäre. Erst Rush machte nach Jutrosinskis Meinung eine diesbezügliche Bemerkung. 1837 sah Bonnet einen Fall von Manie, Crichton-Browne 1874 eine Dementia, bei der es sogar noch zweifelhaft ist, ob die vorangehende Krankheit auch wirklich eine Influenza gewesen sei. Ich muß dagegen sagen, daß ich bereits früher und in größerer Menge Angaben über das Erscheinen von Psychosen nach Influenza gefunden habe. So sah Löw (1729) bei zwei Personen, von denen die eine, an suppressio mensium leidend, nicht zur Ader gelassen wurde, siebentägige Delirien auftreten. Cullen berichtet von der Epidemie von dem Jahre 1742, daß die Influenza im Kloster zu Sternberg mit Verstandesverwirrung einherging. Ash berichtet (1775) von einer jungen, gesunden, hochschwangeren Frau, die während ihrer Entbindung Influenza akquirierte und fünf Tage später im Wahnsinn starb. Metzger beobachtete 1782 bei einer Dame, die an einem Influenzarezidiv litt, „Raserei und Irrereden", welche lange nach dem Fieber anhielten und eine langwierige Rekonvaleszenz verursachten. Stark (Jena) erklärte von der Epidemie 1782, daß sich die Krankheitsmaterie der Influenza öfter auf das Gehirn geworfen habe, „woraus eine Art Blödsinn oder schwacher Verstand entstand". In den englischen Annalen der Influenza heißt es: Many on recovering from the disorder were affected with a dread and depression of spirits, similar to those labouring on the hypochondriasis, but which soon appeared.

Wenn sich nun im Gegensatz zu diesen immerhin spärlichen historischen Notizen relativ zahlreiche Mitteilungen bei der letzten Pandemie finden, so darf man nicht von vornherein annehmen, daß unsere zeitgenössischen Beobachter zu viel gesehen haben und die älteren zu wenig, sondern man darf der Ansicht sein, daß auch in den früheren Epidemien manche psychischen Affectionen, durch die Influenza hervorgerufen, aber deswegen nicht beschrieben wurden, weil nach den früheren ärztlichen Anschauungen an die Möglichkeit eines Zusammenhanges der Psychosen mit Influenza nicht geglaubt oder gedacht wurde. Die modernen Ärzte hingegen, die den engen, ätiologischen Connex von akuten Infektionskrankheiten mit geistigen Störungen für erwiesen halten, konnten alsdann das Auftreten von Psychosen mit dieser Infektionskrankheit, der Influenza, in Causalnexus bringen, falls sonstige Ursachen für das Erscheinen der Geisteskrankheit nicht zu eruieren waren, und diese auch in zeitlich engem Anschlusse an Influenza zur Entwickelung kam. Einen Beweis für einen derartigen Zusammenhang liefern die ziemlich zahlreichen und meist in positivem Sinne ausfallenden Arbeiten verschiedener Beobachter.

Die Beantwortung der Frage, in welchem Stadium der Influenza die Psychose einsetzt, ist nach dem zur Publikation gelangten Material nicht sicher zu geben; es scheint aber wenigstens die Annahme, der auch Jutrosinski beipflichtet, zulässig, daß die Psychose in jedem Stadium der Influenza ausbrechen kann. Interessant ist die freilich nur spärlich gemachte Beobachtung, daß nämlich die Psychose als das erste Symptom der Influenza einsetzt, wie z. B. der von Ewald mitgeteilte Fall bei einem 7 jährigen Knaben erweist.[152] Soviel erscheint jedoch sicher, daß die eigentliche Zeit für den Ausbruch der Psychose das Rekonvaleszenzstadium bildet, jenes Stadium; in welchem die zerebralen Depressionserscheinungen so frappant hervortreten. Lehr meint geradezu, daß es für die Influenzapsychosen besonders charakteristisch sei, daß sie während der fieberlosen und zwar meist protahierten Rekonvaleszenzzeit aufträten. So hebt Kraepelin (131) ganz besonders hervor, daß bei den von ihm gesehenen Fällen der Ausbruch der Psychose erst nach Ablauf der somatischen Erscheinungen erfolgte, als keine Temperatursteigerung mehr bestand; dasselbe ließ sich in den Fällen von Mispelbaum (Bonn) (139), Krause

---

[152] Verhandlungen des Vereins für innere Medicin zu Berlin. 1889–90. S. 196.

(Elbing) (140), Becker (Rastatt) (135), Ladame (138), Kinnicutt, Jutrosinski u. a. konstatieren.

Wie es sich bei den meisten Komplikationen und Nachkrankheiten der Influenza beobachten läßt, waren es auch hier nicht die schweren und schwersten Fälle, bei denen Psychosen zur Erscheinung kamen; gerade im Gegenteil wurden nach leichten Influenzaerkrankungen schwere Formen von Geisteskrankheit beobachtet.

Eine Bevorzugung des einen oder anderen Geschlechts war nicht zu bemerken, was auch aus der unten angefügten Tabelle ersichtlich ist. Dagegen markieren sich auch hier die Verhältnisse analog den sonstigen, bei Influenza gemachten Erfahrungen, so nämlich, daß das mittlere Alter das größte Kontingent zu den Geisteserkrankungen stellte[153], während Kinder und Greise den geringeren Prozentsatz lieferten, eine Wahrnehmung, welche bei den psychischen Nachkrankheiten nach sonstigen akuten fieberhaften Affectionen wenigstens in dem Kindesalter anders ausfällt. Wir bringen die von Jutrosinski entworfene Tabelle hier an, welche diese Punkte recht deutlich demonstriert.

Lebensjahr.	Zahl der Fälle psychischer Störung.	Weibl. Geschlecht.	Männl. Geschlecht.	Darunter Delirium tremens.
1—10	1	—	1	—
10—20	13	4	9	—
20—30	30	16	14	—
30—40	17	6	11	5
40—50	22	4	18	8
50—60	6	2	4	2
60—70	3	2	1	—
70—80	1	1	—	—

Die Ätiologie der Psychosen betreffend, muß aller jener ursächlichen Momente gedacht werden, die auch sonst bei akuten Infektionskrankheiten Geistesstörungen zu bewirken im Stande sind, der circulatorischen Störungen im Gehirn, für welche wir in dem Sektionsmaterial bei Influenza Anzeichen wie Anämie und Hyperämie finden, der starken körperlichen und geistigen Erschöpfung, welche ja nach dem Ablaufe der Influenza so ausgeprägt vorhanden ist, endlich der direkten toxischen Einwirkung des Influenzavirus, dessen

---

[153] Der Bericht der Medicinalabteilung des Kgl. Preuss. Kriegsministeriums (S. 45) führt sieben Fälle nach Influenza auftretender Geistesstörung an, die sich also unter 55263 influenzakranken Soldaten entwickelte.

schädliche Einwirkung auf das Zentralnervensystem in dem ganzen Bilde der Influenza und ihren Komplikationen so deutlich zu Tage tritt. Jutrosinski erörtert auch die Möglichkeit, daß in manchen Fällen die maßlose Anwendung von Antipyrin und Antifebrin, welche ja, wie man zufügen kann, das Publikum sich selbst so reichlich verordnete, ein ätiologisches Moment für die Entwicklung der Psychosen abgegeben habe.

Aber alle diese Gründe reichen für die Erklärung des Zustandekommens der psychischen Störungen nicht aus, weil bei der ungeheuren Anzahl der Influenzafälle ein viel reicheres Kontingent an Influenzapsychosen gefunden werden müßte, als es in Wirklichkeit wahrgenommen wurde. Wir müssen demnach auch hier wieder mit dem etwas unklaren Begriffe der Disposition rechnen, deren Vorhandensein dem ätiologischen Agens, möge es nun sein wie es wolle, das Wirkungsfeld vorbereitet. In diesem Sinne sprechen sich auch die meisten diese Frage beantwortenden Autoren aus. So fand Kraepelin in der Tat, daß bei den meisten Kranken irgendeine Anomalie bestand, welche der Entstehung der Psychose Vorschub leistete, Anämie, Magenkatarrh, Herzleiden und angeborene körperliche und geistige Abnormitäten. Auch Ladame war der Meinung, daß bei den disponierten Personen die Influenza nur die Gelegenheitsursache zum Ausbruche der Psychose bilde, allein aber keine Geisteskrankheit erzeugen könne. Auch Mispelbaums Fälle psychischer Störungen nach Influenza betrafen erblich belastete, beziehungsweise blutarme und sehr geschwächte Individuen. Er sprach ebenfalls die Ansicht aus, daß nur bei hierzu veranlagten Menschen Geisteskrankheiten durch die Influenza hervorgerufen würden. Auch Fehr (142) war der Meinung, daß eine Disposition unbedingt erforderlich sei, wenn psychische Störungen durch Influenza ausgelöst werden sollen; letztere ruft nicht wie die anderen fieberhaften Krankheiten Dementia hervor, sondern die in der Disposition latente Psychose; damit sucht er die Mannigfaltigkeit der Influenzapsychosen zu erklären. Jutrosinski fand eine Prädisposition, die auf hereditärer Belastung, auf Potatorium, früherer, nervöser oder psychischer Krankheit oder auf Komplikationen der Influenza, wie Pneumonie, Erysipel, auf Puerperium und schweren seelischen Erschütterungen beruhte, in 104 Fällen 83 mal.

Was nun die Formen der nach Influenza beobachteten Psychosen betrifft, so erwähnen wir zunächst diejenigen, deren Entstehung durch die Eigenart der Influenzarekonvaleszenz bedingt ist. Hierhin gehören die sogenannten asthenischen oder Erschöpfungspsychosen, zu denen die in jener Rekonvaleszenz auftretende nervöse Erschlaffung und Relaxation der geistigen Fähigkeiten die Überleitung bildet; ferner gehören hierher Fälle, von denen Kraepelin einige anführt, die dem von Weber aufgestellten Bilde des Kollapsdelirium gleichen. Wenn man sodann an die durch die andauernde Schwäche erzeugte hypochondrische Verstimmung denkt, zu der die Rekonvaleszenzprostration genügend Anlaß gewährt, so kann man sich nicht wundern, bei hereditär belasteten und disponierten Personen wirkliche Hypochondrie und Melancholie auftreten zu sehen. Diese beiden Psychosen bildeten denn auch das Gros der nach Influenza zur Erscheinung kommenden Psychosen. Jutrosinski konstatierte unter 58 nach Influenza beobachteten Geisteskrankheiten 15 mal Manie, aber 38 mal Melancholie, von welchen letzteren wieder sehr viele Fälle hypochondrische Färbung zeigten, Die Intensität derselben war sehr verschieden. In einigen Fällen (Kraepelin) handelte es sich um einfache psychische Depression mit melancholisch-hypochondrischem Charakter, in anderen kam es zu schwerer Verwirrung, Selbstverstümmelung und Selbstmordversuchen; auch bei den anderen psychischen Störungen, bei akuten Delirien und einzelnen Manien prägte sich das hypochondrische Element deutlich aus.

Der Melancholie und Hypochondrie standen am nächsten in Bezug auf die Häufigkeit des Erscheinens akute Manien und akute Delirien (Kraepelin, Kirn, Joffroy, Jutrosinski u. a.). Letztere hielten Tage, ja Wochen lang an. Joffroy berichtete über einen Fall von sehr

Heftigen, zwei Wochen, Tag und Nacht hindurch, bestehenden und in gleicher Intensität andauernden Delirien bei einem 34 jährigen Manne. Nach Kinnicutt traten mehrere Fälle von ataktischem Delirium während des Influenzafieberanfalles ein.

Auffallend häufig fanden O. Rosenbach, Bruns (Hannover) und Mehlhausen (150) Delirium tremens. „Unter dem Einfluß von Influenza entstand nach der Beobachtung des Garnisonarztes von Straßburg i. E. bei einem Kranken Delirium tremens; Heilung nach vierzehn Tagen." S. Bericht der Medicinalabteilung des Kgl. preuß. Kriegsministeriums. 1889/90, S. 45; vergl. Hlatky, Die Influenza-Epidemie in Budapest. Wiener medic. Presse, 8. 1890, und Thompsons Annals of influenza. S. 350 (Epidemie von 1836/37). Das häufige Auftreten der oben beschriebenen Delirien bei der Influenzaattacke gibt an sich schon die Erklärung für das Zustandekommen dieser bereits in das Gebiet der psychischen Störungen fallenden, akuten Delirien ab. Sodann wurden Fälle akuter (Kirn) und halluzinatorischer Verwirrtheit (Becker und Mispelbaum) mitgeteilt. In dem letzten Falle trat erst nach vier Monaten Besserung ein.

Sehr selten scheint Dementia im Anschluß an Influenza beobachtet zu sein. Herm. Müller (Zürich) führt einen Fall an, wo ein 29 jähriger Mann nach einem Schwindelanfall in einen Zustand von Blödsinn geriet.

Vereinzelt finden sich Fälle von Paranoia im Anschluß an Influenza erwähnt.

Die Einteilung der Influenzapsychosen betreffend, nimmt Jutrosinski die Gliederung in 1. akute Delirien, 2. Delirium tremens, 3. wahre Psychosen vor. Ladame unterscheidet 1. Melancholie und Hypochondrie, 2. asthenische Psychosen, 3. andere beliebige Formen, für welche die Influenza nur die Gelegenheitsursache bilde, wie Delirium tremens, Paranoia, progressive Paralyse usw.

Was nun die Teilnahme der psychisch Erkrankten an der Influenza-morbidität betrifft, so glaube ich nach dem vorliegenden Material keinen nach der einen oder anderen Richtung hinneigenden Schluß ziehen zu dürfen; wenn einige, wie L.Lojacono[154], einen sehr geringen Prozentsatz Influenzafälle bei Geisteskranken fanden, so muß man daran denken, daß viele Fälle nervöser Influenza, bei der doch eigentlich die unverhältnismäßig schweren, subjektiven Klagen, die doch hier nicht empfunden werden, zur Diagnose verhelfen, entgangen sein können. Es erkrankten nach Lojacono von den 1112 Insassen der Irrenanstalt Palermo nur 87 = 7,82 Prozent, während von 226 Angestellten nicht weniger als 140 = 61,97 Prozent ergriffen wurden. Ähnlich, wenn auch mit kleineren Zahlen rechnend, fällt die Statistik von Helweg (143) in der Irren-anstalt Aarhus wenigstens bezüglich der Ziffer der Geisteskranken aus, wo vom 4. Januar bis in den März 1890 hinein von 520 Geisteskranken 41 = 7,9 Prozent, von dem Wärterpersonal (50) 4 bis 5 = 8 bis 10 Prozent befallen wurden. Unter den 41 Patienten waren 12 Männer und 29 Frauen.

Was nun den Einfluß der Influenza auf bestehende Psychosen betrifft, so ist Jutrosinski der Ansicht, daß bei den Geisteskranken die Influenza fast durchweg eine Verschlimmerung des Leidens hervorruft. Auch Ladame meint, daß Influenza auf kranke Gehirne gefährlicher wirke, als manche andere Infektionskrankheit. Er sah z. B. einen maniacalischen Zustand bei einem Influenzarekonvaleszenten, der an progressiver Paralyse litt. Mispelbaum beobachtete mehrere geisteskranke Personen, bei denen durch die Influenza Schwäche und Erregungszustände herbeigeführt wurden, eine Tatsache, die auch van Deventer und Bartels (134) wenigstens bezüglich der Excitationen bestätigen. Specht (152) bemerkte, daß apathische Schwachsinnige in leichte Erregungszustände gerieten, und bei einer periodischen Maniaca, die sich schon seit Monaten in der Intermission befand, traten parallel dem zweima-ligen Fieberaufstieg und -abfall maniacalische Aufregung und Beruhigung ein.[155] Dagegen glaubt Schlangenhausen (Irrenanstalt Feldhof) der Influenza keinen Einfluß auf Psychosen zuschreiben zu dürfen. In der Hildesheimer Anstalt erkrankten 13 Prozent der psychisch Gestörten, ohne daß der seelische Zustand derselben, mit Ausnahme des oben erwähnten Falles, beeinträchtigt wurde. Sehr auffallend indes ist die Beobachtung von Metz (137); dieser teilt einen Fall von Paranoia bei einem 32 jährigen Ziegelarbeiter mit, bei dem die Influenza sogar heilend eingewirkt haben sollte. Es trat unmittelbar nach der Influenza Einsicht seiner Krankheit ein; der Mann betrug sich verständig und konnte einige Wochen später als geheilt entlassen werden. Auch Helweg sah

---

[154] Referat in dem Archivio italiano per le malatie nervose. 1890. XVII. S. 254.
[155] Auch Hemkes (Wehnen) beobachtete Verschlechterung bestehender Psychosen. In der 24. Versammlung der Mitglieder des Ver. der Irrenärzte Niedersachsens und Westphalens in Hannover am 1. Mai 1890 (Neurol. Cen tralbl. 1890. S. 316).

bei zwei Fällen einen günstigen Einfluß der Influenza auf die Psychose. Bei einer 28 jährigen, nach einer Puerperal psychose sehr verblödeten Frau besserte sich der körperliche und geistige Zustand wesentlich. Bei einer 32 Jahre alten Frau, die gleichfalls nach einer Puerperalpsychose dement geworden war, besserte sich der geistige Zustand während der sogar mit Pneumonie komplizierten Influenza so, daß die Kranke nach der Genesung von der körperlichen Affection als geheilt entlassen werden konnte.

Bleibt demnach die Art der Einwirkung der Krankheit auf bestehende Psychosen noch fraglich, so ist das Urteil über die Prognose und den Verlauf der durch die Influenza bedingten Geistesstörungen ein allgemein übereinstimmendes. Jene ist ziemlich durchweg günstig und die Dauer meist kurz, kann sich indes je nach der Art der Psychose schwankend verhalten, indem letztere wenige Tage bis zu mehreren Wochen bestehen bleibt.

Die hier und da erwähnten, plötzlichen Todesfälle, welche bei Geisteskranken während der Influenzaattacke auftraten (Kraepelin, Mispelbaum u. a.) sind in ihren Ursachen nicht ergründet worden.

Wenn nach diesem Überblicke ein zusammenfassendes Urteil in Bezug auf den Einfluß der Epidemie auf die Entstehung von Geisteskrankheiten formuliert werden soll, so kann man folgendes Resumé aufstellen:

1. Die Influenza löst psychische Erkrankungen nur bei disponierten Personen aus.

2. Die Psychose gelangt in jedem Stadium der Influenzaerkrankung, vorwiegend aber bei der an sich schon durch die depressive Stimmung charakterisierten Rekonvaleszenzprostration, zum Ausbruch.

3. Es entstehen sehr verschiedene, psychische Affectionen, indem eben die Influenza latente Psychosen, die sehr verschiedener Natur sein können, offenkundig macht, am meisten aber solche melancholisch hypochondrischen Charakters.

4. Die beiden Geschlechter nehmen gleichmäßig an der psychischen Erkrankung teil.

5. Das mittlere Lebensalter stellt das größte Kontingent für Influenzapsychosen.

6. Die Prognose ist meist günstig, der Verlauf gutartig und kurz.

7. Über den Einfluß der Influenza auf bestehende Psychosen besteht keine Einheitlichkeit der Ansichten, und es bleibt noch zu untersuchen, ob jener schädlich zu nennen ist oder überhaupt gar nicht existiert.

VIII.
Influenza und Augenerkrankungen.

Literatur.

154. H. Adler, Über Influenza-Augenerkrankungen. Wiener medicin. Wochenschrift XL. 4. 1890.

155. K. Hirschberger, Über Hornhauterkrankungen bei Influenza. Münch. medicin. Wochenschrift XXXVII. 4. 1890.

156. Eversbusch, Über die bei der Influenza vorkommenden A.ugenstörungen. Münch.medicin.Wochenschrift XXXVII. 6.u.7. 1890.

157. Pflüger, Die Erkrankungen des Sehorgans im Gefolge der Influenza. Berl. klin. Wochenschrift 1890. No. 27–29.

158. Greef, Influenza und Augenerkrankungen. Ebenda, No. 27.

159. Landolt, Manifestations oculaires dans le cours de Tepidemie actuelle. Semaine medic. X. 3. 1890.

160. Galezowski, Des l'accidents oculaires dans Tinfluenza. Recueil d'ophthalmol. 1890. No. 2.

161. H. Nimier, Des manifestations oculaires de la grippe. Gaz. hebd. de med. et de chir. XXXVII. 15. 1890.

162. Rampoldi, Sopra alcuna affezione oculari in rapporto con la cosi della influenza. II" nota clinica, Annali di Ottalmol., XXIX, fasc. 1.

163. Rampoldi, Affezioni oculari osservati nel corso della epide mia dette influenza. Annali de Ottalmol, XVIX., fasc. 6.

164. E. Fuchs, Tenonitis nach Influenza. Wien. medicin. Wochenschrift III. 11. 1890.

165. Schapringer, Inflammation of Tenons capsule as a result of influenza. New York med. Record. June 14. 1890. p. 679.

166. Natanson, Ein Fall von Influenza mit Pleuropneumonie und doppelseitiger Iridochorioiditis embolica. Petersburg. medicin. Wochenschrift XV. 24. 1890.

167. O. Bergmeister, Über die Beziehungen der Influenza zum Sehorgane. Wiener klin. Wochenschrift. III. 11. 1890.

168. Königstein, Wiener medicin. Blätter XIII. 9. 1890.

169. Uhthofi', Münchener medicin. Wochenschrift 1890. No. 10.

170. Bol. Wicherkiewicz, Über die im Verlaufe der Influenza auftretenden Augenkrankheiten. Internat. klin. Rundschau. 1890. No. 8.

171. Gradenigo, Über einige durch Influenza verursachte Erscheinungen am Auge. Allgem. medicin. Centralztg. LIX. Stück 16.

172. Coppez, Clinique ophthalmologique de Thopital Saint-Jean a Bruxelles. Compte rendu annuel pour 1889.

173. Hosch, Augenaffectionen bei Influenza. Correspond-Bl. für Schweizer Ärzte. 1. März 1890. S. 163-165.

174. Makroki, Beitrag zur Kenntniss der Furchenkeratitis. Klin. Monatshefte f. Augenheilkunde. März 1890.

175. Decker, Zur Aetiologie des Herpes corneae, ibid. März. 1890.

176. P. Frank, Beobachtungen über Keratitis nach Influenza. Deutsche Medicinal-Zeitg. 1890. No. 44.

177. Bänziger, Ritzmann, Discussion in der Gesellschaft d. Aerzte in Zürich. Corresp.-Bl. f. Schweiz. Ärzte. 1. März 1890. S. 155 und 156.

178. Landsberg, Sehstörungen nach Influenza. Centralbl. f. pract. Augenheilk. Mai 1890. p. 141.

179. B. Remak, Sehnervenleiden nach Influenza. Centralbl. f. pract. Augenheilk. Juli 1890. p. 201.

180. Gorecki, Vallude, Chevallereau, Parent, Discuss. in d. franz. ophthalmol. Gesellsch. Jan. 1890. Referirt in Annales dbculistique, Jan.-Febr.-Heft. Recueil ,dbphthalmologique, 1890. No. 1.

181. Gillet de Grandmont, Des accidents, qui accompagnent ou qui suivent la grippe-influenza. Recueil dbphthalmologique 1890. No. 2. S. 125.

182. Sedan, Contributions à Tetude des symptomes oculaires ob serves pendant l'epidemie d'influenza. Recueil ophthalmologique 189.0. No. 3.

183. Van der Bergh, La clinique, 30 janv. Referat in Annales dbculistique, No. 90. S. 79.

184. Rosenzweig, Zwei Fälle von Keratitis superficialis punctata nach Influenza. Centralbl. f. pract. Augenheilk. 1890. Mai. S. 143.

185. Laqueur, Fall von beiders. embolischer Irido-Cyclitis nach Influenza. Klin. Monatsh. f. Augenheilk. 1890. S. 195.

186. Sattler, Über die krankhaften Störungen im Bereiche des Sehorgans, welche teils als Complicationen, teils als Nachkrankheiten der Influenza auftreten. Prager medicin. Wochenschrift. 1890. No. 3.

187. Stöwer, Sehnervenatrophie und Oculomotorius-Lähmung nach Influenza. Klin. Monatsh. f. Augenheilk. 1890, October.

188. J. Comby, La Grippe epidemique chez les enfants. Revue mens. des Mal. de l'Enfance. April 1890. S. 145.

189. Socor, Sur les affections oculaires consecutives à l'influenza. Bullet. de la soc. de med. de Jassy. 1890.

190. Delacroix, Complications oculaires de Tinfluenza. Reims 1890.

191. Hector-A. Maillart, Etude clinique sur la Grippe pandemique. Geneve 1891.

192. G. Gutmann, Über Augenerkrankungen nach Influenza. Berl. klin. Wochenschrift 1890. No. 48. . 193. Ad. Alt, Some eye-affections as sequelae of the grippe. Referat in dem Centralbl. f. Augenheilk. December 1890. S. 374.

IM Vergleich zu der bedeutenden Anzahl von Erkrankungen der anderen Organe, insbesondere des Respirationstrakts, des Ohres und des Nervensystems im Gefolge der Influenza ist die Summe der auf Grund unserer Krankheit zur Erscheinung kommenden Augenaffectionen eine relativ geringe, aber nichts desto weniger wichtige, weil das Auge einen so ausgezeichneten, semiotischen Spiegel für innere Leiden bildet und somit manchen für das Wesen der Influenza maßgebenden Aufschluß zu geben verspricht, weil es ferner seine pathologischen Zustände dem Blicke so klar darlegt, daß wir nur unsere Augen gut zu öffnen brauchen und, weil wir endlich hier mehr wie anderswo des Obduktionsbefundes entbehren können.

Freilich ist die Zahl der bei und nach Influenza beobachteten Augenaffectionen, wenn man den Bericht von Comby (188) und Stintzing Weitemeyer, sowie die Arbeit von Pflüger (157), welcher letztere ein überaus reiches Material zusammengestellt hat, scheinbar nicht gar so klein. Comby sah bei 218 Kindern, die er an Influenza behandelte, 14 mal Komplikationen seitens der Augen: 5 einfache Coniunctividen, 1 Coniunctivitis haemorrhagica, 4 Coniunctivitides vesiculosae, 4 Keratitiden. Stintzing und Weitemeyer beobachteten unter 405 Fällen 159 Bindehautentzündungen. Delacroix (190) führte eine ziemlich beträchtliche Steigerung von Hornhautaffectionen zu der Zeit der Epidemie gegenüber den Jahren 1884-89 auf die Influenza zurück. Indes lehren doch die sonstigen, zu der Zeit der Pandemie von Spezialärzten gemachten Erfahrungen, daß der Prozentsatz der durch die Influenza hervorgerufenen Augenerkrankungen relativ gering ist. Adler (154) z. B. spricht sich in diesem Sinne aus; er schätzt das Vorkommen von Augenleiden, welche durch die Influenza bedingt sind, auf 0,4-0,5 Prozent der Erkrankungsfälle. Nach dem Berichte der Medicinal-Abteilung des Kgl. Preuss. Kriegsministeriums kamen auf 55.263 influenzakranke Soldaten nur drei Hornhautentzündungen. Greef (158) gibt an, daß in der Kgl. Poliklinik für Augenleidende zu Berlin unter 2600 Kranken der Monate Dezember 1889, Januar und Februar 1890 450 Coniunctividen und 52 oberflächliche Hornhauterkrankungen vorkamen, Unter 2350 in demselben Zeitraume des vorhergehenden Jahres daselbst behandelten Augenkranken zeigten sich 300 Coniunctividen und 60 oberflächliche Cornealerkrankungen. G. Gutmanns (192) Statistik fiel ähnlich aus. Auf 1750 poliklinisch behandelte Patienten, die Dezember 1888, Januar und Februar 1889 eingetragen wurden, kamen 192 = 9,73 Prozent Coniunctival- und 97 = 4,91 Prozent Cornealerkrankungen. Bei 1841 Kranken in demselben Zeitraum 1889/90 wurden 253 = 12,74 Prozent Coniunctival- und 111 = 5,5 Prozent Hornhauterkrankungen bemerkt. Die Bindehautentzündungen waren nur um ca. 3 Prozent, die Cornealerkrankungen um 0,59 Prozent vermehrt. Da unter diesen 1841 Personen nur 11 zweifellos im Anschluß an Influenza entstandene Augenaffectionen in dem Material vorkamen, so ist nicht zu leugnen, daß der Einfluß der Epidemie auf Augenerkrankungen kein sehr großer ist; daß er aber doch vorhanden ist, lehrt die Tatsache, daß unter den im Gefolge der Influenza beobachteten Augenaffectionen gerade solche in relativ gehäufter Anzahl vorkamen, die sonst nur spärlich beobachtet werden.

Was nun zunächst die Affectionen der Coniunctiva betrifft, so kann konstatiert werden, was auch aus den Schilderungen früherer Epidemien zu ersehen ist, daß bei vielen Fällen leichte coniunctivale Reizungen, Hyperämien der Bindehaut und mäßige Coniunctivitiden bei der Influenzaattacke zur Erscheinung kommen, weit geringer und weit seltener als bei Masern, solche, welche mehr die Praktiker als die Spezialisten zu Gesicht bekommen, und die demgemäß in den statistischen Aufstellungen dieser nicht berücksichtigt worden sind. Adler behauptet geradezu, daß allen Influenzafällen eine Hyperämie der Bindehaut zukomme; dagegen sei wirklicher Coniunctivalkatarrh selten. Pflüger dagegen sah öfter Coniunctivitis mucipara, nur zwei mal fibrinöse Entzündungen, in einem Falle hochgradige Blepharoconiunctivitis acuta, mehrfach ekzematöse Entzündung, die nach diffuser Coniunctivitis auf Bindehaut und Limbus beschränkt blieb; Ad-Alt (193) beobachtete in dem Gefolge der Influenza eine Coniunctivitis acuta von solcher Heftigkeit, daß er zuerst an eine gonorrhoische Form dachte. Er bemerkte ferner in vereinzelten Fällen auch kleine Blutungen im coniunctivalen und episcleralen Gewebe, ebenso Königstein und Adler. Maillart[156] unterschied zwei Typen der Coniunctivitis, einmal die gewöhnliche, katarrhalische Form, sodann eine symmetrische, von ihm als neuroparalytische Coniunctivitis aufgefaßte Erkrankung; diese seltenere Form zeigte sich in den Fällen, wo die zerebralen Erscheinungen in dem Vordergrunde standen. Hier war die Iniection subaequatorial, nur auf die untere Hälfte der Bindehaut beschränkt oder betraf einen in dem Äquator des Auges gelegenen, einige Millimeter breiten, scharf nach oben und unten abgegrenzten Streifen. Wir wollen an dieser Stelle die ziemlich allein dastehende Beobachtung von B. Wicherkiewicz (170) beifügen, der in drei Fällen und zwar nur einseitig eine ziemlich intensive Entzündung der Karunkel, der halbmondförmigen Falte und des daran stoßenden Teils des episcleralen Gewebes bei Influenza auftreten sah.

Nach diesen Beobachtungen kann man keinen erheblichen Einfluß der Epidemie auf Erkrankungen der Coniunctiva konstatieren. Anders verhält es sich mit Hornhautaffectionen, vor allem mit derjenigen, von der selbst Greef, der sich bei der Frage des Zusammenhanges von Influenza und Augenerkrankungen am reserviertesten aussprach, nahe ätiologische Beziehungen mit der Influenza annahm, nämlich der Keratitis dendritica oder sulcata, Herpes corneae kachecticus oder Furchenkeratitis. Diese bisher in Europa nur ganz ver-

---

[156] Étude clinique sur la grippe pandemique par H. A. Maillart. Génève. H. Stapelmohr. 1891.

einzelt beobachtete Augenaffection (Hansen-Grut, Emmert, Hock, van Millingen) wurde in der Influenzazeit an verschiedenen Stellen von vielen Autoren zugleich und relativ gehäuft gesehen und beschrieben. Diese Tatsache, zusammengehalten mit dem eigenartigen klinischen Befunde setzt es ziemlich außer allen Zweifel, daß diese Form der Nachkrankheit mit der Influenza in direktem, inneren Zusammenhange steht.

Adler sah einen Fall jener Keratitis, Frank (176), (München) beobachtete sechs Fälle, von denen zwei durch Hirschberger (155) Beschreibung fanden, Hirschberger publizierte außerdem noch einen Fall, Eversbusch (156) notierte einen, Gutmann zählte unter seinen elf, in Zusammenhang mit Influenza stehenden Fällen fünf der eben genannten Hornhautaffection. Pflüger fand zwei Fälle der Furchenkeratitis, Sattler (186) fünf Fälle; er hielt dieselben als ganz entschieden mit der Influenza in Zusammenhang stehende Affectionen. Bock (207) sah drei Fälle von Herpes corneae. Außerdem wurden ähnliche Krankheitsbilder von Makroki (174), Decker (175), Fuchs (164), Galezowski(160), Coppez (1 80),Valude (162 u. 163) und Rampoldi skizziert.

Danach ist die Zahl der Beobachtungen nicht gering. Diese Hornhautaffection zeigt auch einen der Influenzaattacke zeitlich naheliegenden Ausbruch. Hirschberger gibt den Beginn der Keratitis dendritica vom dritten bis fünften Tage, Frank vom siebenten Tage der Influenzaerkrankung an. Man sieht bei dieser, stets einseitig auftretenden Hornhautaffection zentrale Bläschen oder mehr weniger tiefe Geschwüre der Cornea, von denen baumförmig feine Verästelungen ausgehen, die entweder aus getrübter Hornhautsubstanz oder aus Furchen mit getrübtem Grunde bestehen. Dabei ist die Cornea in dem Bereiche der dendritischen Zeichnung diffus getrübt. Sonst bestehen nur mäßige Reizungserscheinungen, leichtes Tränen, geringe Lichtscheu, mäßige Pericornealiniection. Die Pupillen reagieren ordnungsgemäß. Das wichtigste, von sonstigen entzündlichen oder traumatischen Keratitiden unterscheidende Symptom dieser Affection ist darin zu suchen, daß nämlich in dem getrübten Teile der Hornhaut Anästhesie besteht, während die klar gebliebenen Randteile bezüglich der Sensibilität unbeeinträchtigt sind, eine Tatsache, die bei dieser seltenen Form der Keratitis früher von van Millingen, jetzt von Frank Hirschberger, Eversbusch, Galezowski, Rampoldi und Gutmann hervorgehoben wurde. Es muß noch betont werden, daß die meisten, hierher gehörigen Fälle Augen betrafen, bei denen alte Hornhauttrübungen und dergl. bestanden.

Die auffallende Ähnlichkeit dieser in engem Anschlusse an Influenza beobachteten Hornhauterkrankung mit der Kippschen Malariakeratitis ist von hohem Interesse und besonderer Wichtigkeit, weil dadurch die bereits öfter hervorgehobenen Berührungspunkte zwischen Intermittens und Influenza (intermittierender Fiebertypus, Neuralgien, Milzschwellung, miasmatische Entstehung usw.) vermehrt werden, und sodann ein neuer Beweis für die bakterielle Ätiologie der Influenza geliefert wird. Ferner trägt die Beobachtung der Furchenkeratitis dazu bei, die Differenzierung von Influenza und den durch „Erkältung" bedingten katarrhalischen Zuständen sicher zu ermöglichen, indem man folgender Erwägung Raum gibt. Wenn man in einer großen Reihe von Jahren, wo doch ungemein viele Fälle der sogenannten Erkältungskrankheiten, zusammengenommen mindestens so viele, als die Influenzapandemie Erkrankungen in dem Winter 89/90 erzeugte, zur Beobachtung gelangt sind, die eben beschriebene Hornhautaffection in so extremer Seltenheit gefunden hat, in den wenigen Monaten der pandemischen Invasion aber so zahlreiche Beispiele davon gesehen hat, wird man da noch der Ansicht sein können, daß die Influenza nichts weiter als ein intensiv und extensiv gesteigerter Katarrh sei[157], und wird man da nicht die enge Beziehung der Furchenkeratitis mit der Influenza als bewiesen anerkennen?

Was nun die Erklärung der Entstehung der Keratitis dendritica betrifft, so spricht Gutmann die Ansicht aus, daß aus dem Blute eingewanderte Influenzaorganismen die engen, interzellulären Gänge und die oberflächlichen Saftlücken der Hornhaut verstopfen und so eine eng lokalisierte Ernährungsstörung hervorbringen, deren Aussehen dem anatomischen Substrat entsprechend dendritisch genannt werden konnte. Zugleich werden durch die von den Mikrobien abgeschiedenen Toxine die cornealen Nervenendigungen des Trigeminus afficirt, die nun ihrerseits durch Anästhesie und Bildung von Herpesbläschen antworten; es scheint, daß das Influenzabakteriengift auch hier kleine neuritische Läsionen hervorruft, wie es dieselben auch an den Nervenstämmen der Extremitäten zu erzeugen im Stande ist. Mag man nun immerhin einen neuroparalytischen oder neurotrophischen Vorgang bei dieser Affection supponieren, die bakterielle Ätiologie derselben scheint jedenfalls gesichert zu sein.

Den weiteren Verlauf der Keratitis dendritica betreffend, mag noch erwähnt werden, daß im Gegensatze zu dem schnell verlaufenden Herpes febrilis Horneri hier der Verlauf protrahiert ist. Es bleibt Trübung der Cornea mit Herabsetzung der Sehkraft zurück. Die Anästhesie besteht monatelang. G. Gutmann vergleicht die Affection in ihrem klinischen Verhalten dem Herpes zoster ophthalmicus, eine Ansicht, welche durch Bocks Beobachtung unterstützt wird, welcher letztere bei einer an Herpes corneae post Influenzam leidenden Patientin unter erneutem Frost einen Herpes zoster inter costalis derselben Seite entstehen sah.

Von sonstigen Hornhautaffectionen werden Keratitis punctata superficialis (Pflüger und Rosenzweig-Lemberg), Keratitis parenchymatosa (Adler und Pflü-

---

[157] s. Seitz, Catarrh und Influenza. München 1865.

ger), Hornhautinfiltrate mit Hypopyonbildung (Adler) in vereinzelten Beispielen angeführt.

Weit spärlicher fallen die Berichte über Affectionen der Iris nach Influenza aus. Adler erwähnt vereinzeltes Vorkommen von Hyperämie der Iris und von Iritis. Gutmann beschreibt eine schwere beiderseitige Iritis bei einem älteren Manne, welche unmittelbar nach heftiger Influenza auftrat, aber in ihrem Bilde und Verlaufe keine Besonderheit zeigte. Pflüger sah zwei Fälle von Iritis.

Etwas reicher ist die Casuistik des akuten Glaucoms ausgefallen. Adler sah dasselbe im Gefolge der Influenza zweimal, Hirschberger einmal, Gutmann einmal, Gradenigo (171) dreimal, Eversbusch einmal. Der von letzterem erwähnte Fall verlief unter dem Bilde der Iridochorioiditis serosa mit konsekutiver Drucksteigerung. Von Rothmund teilte einen Fall von akutem Glaucom mit, das unter Eserinbehandlung in 24 Stunden zurückging.

Was die Affectionen des Uvealtractus betrifft, so erwähnt Natanson (166) einen Fall von doppelseitiger Iridochorioiditis embolica, welcher sich in dem Gefolge einer mit Pleuropneumonie komplizierenden Influenza entwickelte und mit beiderseitiger Erblindung endete. Pflüger berichtet über einen Fall von einseitiger, eitriger Uveitis, welche während der Influenza bei einem 25 jährigen Mädchen auftrat, zu Panophthalmie führte und die Entfernung des Bulbus nötig machte. Eversbusch sah einen Fall von punktförmigen Glaskörpertrübungen und schwerer eitriger Chorioiditis mit Übergang in Panophthalmie bei einem Patienten, der 14 Tage zuvor an Grippe erkrankt war, zur Zeit an katarrhalischer Pneumonie litt und an dem Dorsum pedis ein talergroßes, spontan entstandenes, die Strecksehnen freilegendes Geschwür zeigte; die Sclera wurde von dem Eiter durchbrochen; derselbe enthielt den Staphylococcus pyogenes aureus (metastatische Uvealerkrankung). Laqueur (185) beobachtete eine Frau von 43 Jahren, die am siebenten Tage nach Erkrankung an Influenza in weniger als einer halben Stunde bis auf Lichtschein erblindete; vier Tage später fand Laqueur beiderseits Iridocyclitis mit plastischem Exsudate; nach vier Wochen wurde die Patientin mit leidlicher Sehkraft geheilt entlassen. In dem Verlaufe der Krankheit wurde die linke vordere Augenkammer behufs bakteriologischer Untersuchung, aber mit negativem Erfolge punktiert. Annahme embolischer Entstehung.

Bezüglich Glaskörperaffectionen findet sich die Angabe einer akuten, einseitigen Glaskörpertrübung bei Pflüger, eine ähnliche Beobachtung bei Gillet de Grandmont (181). Eine Glaskörpertrübung bei sonst normalem ophthalmoscopischen Befunde, geringer Sehstörung und freiem Gesichtsfelde sah G. Gutmann bei einer 66 jährigen Frau, die an Influenza mit konsekutiver Pneumonie erkrankt war.

Berichte über Störungen und Affectionen der Retina im Gefolge der Influenza sind spärlich vorhanden. Es werden nur Netzhauthyperästhesie, miliare Blutungen der Retina (Gillet de Grandmont), Embolie der Arteria centralis retinae (ein Fall Hosch (173), ein Fall Coppez), Amaurosis fugax (Sedan) (182) und Scotoma secutilans (Parent und Hosch) angegeben. Dagegen bieten großes Interesse die bezüglich der Sehnervenaffectionen gemachten Erfahrungen. Öfters wird der Hyperämie der Sehnerven Erwähnung getan. Pflüger berichtet zwei Fälle von typischer Papillitis; Königstein sah einen Fall von Neuritis nervi optici im Anschluß an Influenza, B. Remak (Glogau) eine Neuritis optica im Gefolge der Influenza.

Die mitgeteilten, relativ häufigen Fälle von Neuritis retrobulbaris, deren Vorkommen doch sonst immerhin selten ist, scheinen eben deswegen in engem Zusammenhange mit Influenza zu stehen. Pflüger erwähnte einen derartigen Fall, Gutmann beobachtete zwei solcher Fälle, welche ich ebenfalls sah. Bei dem einen, einem 52 jährigen Arbeiter, traten Sehstörung und lähmungsartige Schwäche der Extremitäten 8 bis 14 Tage nach Beginn des ärztlich konstatierten Influenzafiebers auf; es ließ sich von Seiten des Nervensystems nichts weiter als heftige Steigerung des Kniephänomens nachweisen. Bei dem anderen, einem 55 jährigen Arbeiter, begann die Sehstörung einige Wochen nach der Influenza, und glaubte ich nach dem Nervenbefunde eine Pacchymeningitis annehmen zu dürfen, in deren Gefolge, vielleicht durch einen neuen Entzündungsschub, die retrobulbäre Neuritis auf trat. Ferner wurden von Bergmeister ein Fall, von Landsberg zwei Fälle (einseitig und gebessert), ein Fall von B. Remak (s. oben) (beiderseits Neuritis mit Ausgang in Besserung) beschrieben. In diesen genannten Fällen bildete sich mit Ausnahme des Bergmeister'schen Falles, bei dem Atrophie des Nerven eintrat, die Entzündung fast ohne bleibende Sehstörung zurück, und wurde das analoge Vorkommen dieser Neuritis mit der bei Typhus, Scharlach, Alkohol- und Bleiintoxikation zur Beobachtung gelangenden allseitig betont.

Bezüglich der Fälle von Opticusatrophie gibt Bergmeister an, daß sie dem ophthalmoscopischen und klinischen Befunde nach auf retrobulbärer Neuritis beruhen. Er teilt zwei Fälle bei Kranken von 38 beziehungsweise 30 Jahren mit; es trat rapide Abnahme der Sehkraft ein. Stöwer (187) (Greifswald) sah zwei Fälle. Der erste betraf einen 35 jährigen Arbeiter, der wenige Tage nach der Genesung von Influenza die ersten Sehstörungen zeigte. Dieselben wurden bald intensiver. Die Untersuchung ergab beiderseitige Atrophie mit Herabsetzung der Sehschärfe, Störung des Farbensinnes, Freibleiben des Gesichtsfeldes. Der andere Fall kam bei einem 12 jährigen Knaben zur Beobachtung, der in der Rekonvaleszenz von Influenza schnelle Abnahme der Sehkraft zeigte. Bei der etwa ein halbes Jahr später erfolgenden Untersuchung fanden sich reflektorische Pupillenstarre der beiderseits erweiterten Sehlöcher, konzentrische Gesichtsfeldeinengung auf dem linken Auge, das nur noch Handbewegungen erkannte, rechts totale Amaurose und beiderseits Atrophia nervorum opticorum. Bergmeister wies auf die Ähnlichkeit mit der bei Typhus und Masern vorkommenden Sehnervenatrophie hin.

Von den extrabulbären, in dem Bereiche der ophthalmiatrischen Behandlung liegenden Affectionen kamen zur Beobachtung: Lidödem und Lidabszesse, sehr zahlreich, wie Hirschberger angibt, meist nach Ablauf der eigentlichen Influenza (Landolt) (159), Lidödeme (Greef, Frank, O. Rosenbach), solche bei Schwellungskatarrh der Coniunctiva (Pflüger), umfangreiche Lidphlegmonen (Wicherkiewicz).

Letzterer beobachtete auch einige Male eitrige Tränensackentzündungen; Pflüger sah eine Periostitis des Oberkiefers, die sich unmittelbar nach Influenza bei einem sonst gesunden Manne entwickelte, sich wesentlich auf den unteren, inneren Orbitalrand rechterseits beschränkte und mit Dakryocystitis verbunden war.

Etwas reicher gestalteten sich Beobachtungen von Tenonschen Kapsel- und Intraorbitalgewebsentzündungen. Stöwer und Fuchs führten Fälle an, deren Erscheinungen sich auf intraorbitale Drucksteigerung zurückführen ließen, und bei denen die Symptome derselben Exophthalmus, Ödem der Lider, Beweglichkeitsbeschränkung des Bulbus völlig zurückgingen. Ferner wurden auch phlegmonöse Intraorbitalprozesse erwähnt, bei denen sich Panophthalmie entwickelte [Pflügen Schapringer (165), Fuchs, Socor (189)]. In dem Fuchs'schen Falle wurden in dem Orbitaleiter Fränkel-Weichselbaum'sche Pneumokokken gefunden. Der Beginn der Affection, die Anschwellung der Augenlider, war bei dem 46 jährigen Handarbeiter am vierten Tage der Influenza zu konstatieren. Socor sah in dem Anschlusse an überstandene Influenza eine Phlegmone des retrobulbären Gewebes. Der durch Incision entleerte Eiter enthielt Diplokokken, Strepto- und Staphylokokken.

Wir kommen nunmehr zu den Muskelaffectionen des Auges, Affectionen, welche nach Analogieschlüssen die enge Verwandtschaft der Influenza mit den akuten Infektionskrankheiten wiederum erkennen lassen. Hier tritt bezüglich der Häufigkeit des Vorkommens die Accomodationsparese, von der Königstein (168), Uhthoff, Pflüger, Fukala, Wicherkiewicz, Greef, Bergmeister, Eversbusch, Sattler, Frank, Gutmann und Bock Beispiele anführen, in den Vordergrund. Es zeigte sich, daß sich der naheliegende Vergleich mit der postdiphtherischen Accomodationslähmung um so vollkommener durchführen ließ, als auch bei der Influenzaaccomodationsparese Schluckbeschwerden und näselnde Sprache von Pflüger, Bock und Uhthoff beobachtet wurden. Öfters handelte es sich nur um Accomodationsschwäche. Nach Fukala sind die Influenzaaccomodationslähmungen durch ihre Hartnäckigkeit charakterisiert und treten in ungleicher Intensität auf, wenn sie beide Augen befallen.

Es erübrigt noch, der Affectionen externer Augenmuskeln Erwähnung zu tun. Pflüger sah Parese des Rectus internus, doppelseitige Oculomotoriusparalyse und doppelseitige Trochlearislähmung, letztere eine bisher in dieser Reinheit kaum gesehene Erscheinung, Frank Insuffizienz der Interni, Fukala Oculomotoriusparese, Sattler zweimal Abducenslähmung, Coppez ebenfalls zweimal, van der Bergh zweimal, Vallude einmal. Van der Bergh berichtete ferner über einen Fall von Parese des rechten Rectus superior. Die Schrift der Medicinalabteilung des preußischen Kriegsministeriums[158] lautet: „Nicht besonders der Ziffer nach aufgeführt, aber doch erwähnenswert sind zahlreiche vorübergehende Augenmuskellähmungen. " Es werden daselbst ein Fall von Oculomotoriusparalyse und eine doppelseitige Abducenslähmung angegeben und beschrieben. Höchst interessant und bemerkenswert sind die im Anschluß an Influenza auftretenden nukleären Ophthalmoplegien, für die Uhthoff (169), Pflüger und Gutmann vortreffliche Paradigmata beibringen, und für welche die bei den akuten Infektionskrankheiten erscheinenden akuten Ophthalmoplegien Analogien bilden. In dem Uhthoffschen Falle, der einen 21 jährigen Mann betraf, war eine Polioencephalitis acuta superior et inferior zu diagnostizieren, während in den beiden anderen Fällen Kernlähmung des dritten, vierten und sechsten Gehirnnerven zur Beobachtung kam. Beide entstanden unmittelbar nach Influenza; es stellte sich, wie ja das partielle Zurückgehen der Lähmungen bei der akuten, nucleären Ophthalmoplegie gewöhnlich der Fall ist, die Funktion des Trochlearis und Abducens langsam wieder her, während einzelne Äste des Oculomotorius gelähmt blieben.

Die Entstehung einer derartigen Affection durch bakterielle Embolien oder durch Hämorrhagien erscheint unwahrscheinlich; es ist dagegen nicht unmöglich, daß es sich hier um Einwirkung bakterieller Toxine auf die Nervenkerne an dem Boden des dritten und vierten Ventrikels handeln könne.

Betreffs des Einflusses der Influenza auf bestehende Augenaffectionen bemerkt Pflüger, daß er eine erhebliche Verschlimmerung bei Glaucoma simplex während der Influenza mehrfach gesehen habe. Gutmann gibt dagegen an, daß er bei einem akuten Glaucom, bei welchem zwei Tage nach der normal verlaufenen Operation fieberhafte Influenza auftrat, keine Störung des Heilungsverlaufes durch die Erkrankung beobachtet habe. Adler meint vollends, daß die Influenza keinen nachweisbaren Einfluß auf bestehende Augenaffectionen ausübe, ein Urteil, dem man nach den bisher gesammelten Erfahrungen beipflichten muß.

Wenn wir nunmehr ein Fazit ziehen wollen, so begegnen wir sehr differierenden Ansichten. Auf der einen Seite steht Pflüger, nach welchem es kaum eine Augenaffection gibt, die er nicht im Anschlusse an Influenza entweder selbst gesehen oder von anderen beschrieben gefunden hat; auf der anderen Seite ist Adler zu nennen, der meint, daß es keine für Influenza charakte-

---

[158] S. 44.

ristische Augenerkrankung gäbe, ferner Greef, der fast nur die Entstehung von Conjunctivalerkrankung und Accomodationsschwäche auf Grund der Influenza gelten lassen will. Ein sicheres Urteil läßt sich also bisher noch nicht geben, und man muß demnach die Entscheidung, wie weit die beigebrachten Fälle wirklich der Epidemie zuzuschreiben sind, späteren Zeiten überlassen.

Jedenfalls glauben wir das Factum konstatieren zu dürfen, daß gerade diese Beobachtungen der Augenaffectionen bei Influenza ein neues, fruchtbares und interessantes Kapitel bilden, da bei den früheren Influenzaepidemien darüber so gut wie nichts berichtet worden ist. Die Ähnlichkeit mancher oben beschriebenen Augenaffection mit den nach sonstigen akuten Infektionskrankheiten, wie Typhus, Scharlach, Diphtherie und Masern, beobachteten läßt den Wahrscheinlichkeitsschluß zu, daß wir getrost einen wirklichen Zusammenhang annehmen dürfen, daß es sich nicht allein um zufällige Komplikationen handelt. Wir haben bereits oben den inneren Connex der Keratitis dendritica mit der Influenza zu beweisen versucht; wir können einen solchen ebenfalls bei jenen entzündlichen und phlegmonösen Prozessen, die sich in der Orbita extrabulbär abspielen, ferner bei den embolischen Chorioiditiden, die den Ausgang in Panophthalmie nehmen, bei den nucleären und peripherischen Augenmuskellähmungen, der Accomodationsparese, der Neuritis retrobulbaris für erwiesen halten. Ja, ich möchte für einen, freilich noch zu beweisenden Zusammenhang von Influenza mit Opticusatrophie nicht dem absprechenden Urteile Greefs folgen, da sich doch auch bei anderen Infektionskrankheiten analoge Beispiele finden. Wir dürfen annehmen, daß einige Augenaffectionen durch die Toxine der Influenzaerreger selbst verursacht werden, wie z. B. die Neuritis retrobulbaris, die nucleären Ophthalmoplegien, die Accomodationslähmung. Wenn Eversbusch die Accomodationsschwäche auf die allgemeine, der Grippe folgende Kräfteabnahme zurückführt, so liegt es hier doch näher, eine der postdiphtherischen Lähmung analoge Ätiologie anzunehmen.

Ferner sind wir der Ansicht, daß bei der Entstehung der Keratitis dendritica Embolien von Bakterien, vielleicht solche der Influenzaerreger selbst, die Ursache der Erkrankung bilden; endlich darf man die Überzeugung aussprechen, daß die sekundär auf dem Boden der Influenza sich entwickelnden Strepto-, Pneumo- und Staphylokokken, welche die komplikatorischen Pneumonien, Empyeme, Knocheneiterungen usw. erzeugen, auf embolischem Wege jene phlegmonösen Prozesse in der Orbita, Chorioidea und in der das Auge umgebenden Haut hervorrufen, die oben geschildert sind und in gleicher Weise in dem Anschluß an andere akute Infektionskrankheiten gesehen werden. Man könnte die zuletzt genannten Affectionen sekundäre Komplikationen der Influenza nennen, indem die Pneumonien usw. als primäre bezeichnet würden. Wie weit Kapillarthrombose und hämorrhagische Vorgänge zur Erzeugung von Augenaffectionen beitragen, läßt sich bei dem Mangel pathologisch-anatomischer Befunde noch nicht übersehen, es scheint dies aber im Hinblick auf die neuropathologischen und otiatrischen Erfahrungen bei Influenza nicht unmöglich zu sein.

IX.
Influenza und Ohrenerkrankungen.

Literatur:

194. R. Dreyfuss, Notiz zur Erkrankung des Ohres bei Influenza. Berliner klin. Wochenschrift. XXXVII. 3. 1890.

195. Schwabach, Über Otitis media acuta bei Influenza. Ebenda.

196. J. Michael, Das Wesen der Influenza mit specieller Berücksichtigung der Ohrsymptome. Deutsche medicin. Wochenschrift. XVI. 6. 1890.

197. A. Eitelberg, Über Ohraffectionen bei Influenza. Wien. medic. Presse. XXXI. 7. 1890.

198. J. Glower, Des troubles et des lésions de l'oreille dans l'épidémie de la grippe de 1889-1890. Annal. des malad. de l'oreille etc. 1890. Febr.

199. R. Chatellier, Cinq observations d'otites moyennes suppurees graves consecutives à la grippe. Ibid. März.

200. Scheibe, Bacteriologisches zur Otitis media bei Influenza. Centralbl. f. Bacteriol. und Parasitenk. 1890. No. 8.

201. J. Purjesz (Budapest), Acute Entzündung der Trommelhöhle als Complication bei Influenza. Pester med-chirurg. Presse. 1890. No. 20.

202. L. Katz, Über Ohrenerkrankungen bei Influenza. Therap. Monatsh. 1890. No. 2.

203.' J. Habermann, Zur Erkrankung des Ohres bei Influenza. Prager medicin. Wochenschrift. XV. 8. 1890.

204. Zaufal, Bacteriologisches zur Mittelohrentzündung bei Influenza. Ebenda. 9. 1890.

205. Haug, Acute haemorrhagische Pauken-Entzündung, eine Complication bei Influenza. Münch. medicin. Wochenschrift. XXXVII. 3. 1890.

206. Haug, Die häufigsten Erkrankungen des Gehörorgans bei Influenza. Ebenda. 8. 1890.

207. E. Bock, Augen- und ohrenärztliche Erfahrungen während einer Influenza-Epidemie. Betz' Memorabilien. XXXIV. 5. 1889.

208. Hermet, Les Otit. de la grippe. Gazette hebd. XXXVII. 10. 1890.

209. A. Huysmann, Myringitis bei Influenza. Nederl. Tijdschr. f. Geneeskde. 9. 1890.

210. Politzer, Die Erkrankungen des Gehörorganes während der letzten Influenza-Epidemie in Wien. Wiener medicin. Blätter. XIII. 9. 1890.

211. Jos. Gruber, Influenza und Otitis. Wien. medicin..Blätter. XIII. 9. 1890.

212. C. Atkin, The Lancet. 12. 4. 1890.

213. Ad. Bronner, The Lancet. 8. 3. 1890.

214. Ludwig Jankan, Ueber Otitis media. acuta nach Influenza. Deutsche medicin. Wochenschrift. XVI. 12. 1890.

215. Löwenberg, Les complications auriculaires dans Tepidemie actuelle dinfluenza, Bulletin medic. 1890. No. 4.

216. Ludewig, Influenza-Otitis. Archiv f. Ohrenheilk. Bd. XXX. S. 204.

217. C. Hennebert (Brüssel), La Clinique. 4. 90.

ÜBER die Erzeugung von Ohrenaffectionen durch Influenza bestand bei Praktikern und Spezialisten nur eine Stimme. Sobald sich die Influenza in größerer Extensität zeigte, stieg die Zahl der Ohrenaffectionen in beträchtlicher, ja überraschender Menge. Dies zeigt unter anderem die statistische Zusammenstellung von Gruber (211) in Wien:

1887		1888		1889		1890	
			Otitis media acuta				
cat.	pur.	cat.	pur.	cat.	pur.	cat.	pur.
Nov. 15	+ 16	18	+ 34	56	+ 27	—	—
Dec. 20	+ 10	32	+ 36	115	+ 103	—	—
Jan. 17	+ 18	6	+ 17	59	+ 59	138	+ 186

Danach wurden im Dezember 1888: 32 katarrhalische und 36 eitrige Otitiden, im Januar 1889: 59 katarrhalische und 59 eitrige Otitiden, im Dezember 1889: 115 katarrhalische und 103 eitrige Otitiden und im Januar 1890: 138 und 186 derartige Ohrenaffectionen gesehen. Also hier ist die Zahl der Otitiden zur Zeit der Epidemie etwa dreimal so groß als in dem entsprechenden Zeitraume früherer Jahre. Zu ähnlichem Resultate kam Ludewig (216) bei Verwertung des Materials der Kgl. Ohrenklinik in Halle. Gegen 44 Mittelohrerkrankungen Dezember und Januar 1888/89 kamen 137 in derselben Zeit 1889/90 vor; rechnet man andere ätiologische Momente ab, so bleibt ein Zuwachs von 88 Fällen, an dem die Influenza die Schuld trägt.

Es scheint, als ob sich der Hauptzuwachs an Ohrenaffectionen zu der Zeit einstellt, oder wenigstens zur Beobachtung gelangt, wo die Influenzaepidemie von ihrer Höhe herabzusteigen beginnt. So sah Löwenberg (115) in Paris seine

Fälle vom 23. Dezember 1889 bis 5. Januar 1890, so Katz (202) dieselben in Berlin vom 28. Dezember bis zum 10. Januar, also zu der Zeit des Declive, ähnlich Gruber und Habermann (203) die ihrigen von der dritten Dezemberwoche an.

Katz meint, daß, wie beispielsweise bei der Scarlatina die meisten Entzündungen des Mittelohres in der Desquamationszeit zur Beobachtung gelangen, auch bei der Influenza sich die akute Otitis media in der Rekonvaleszenz einzufinden scheint.

Bronner (213) teilt die Fälle bezüglich der Zeit ihres Auftretens in solche, die gleichzeitig mit der Influenza und solche, die acht bis zehn Tage später zum Vorschein kamen. Katz sah die Ohrenaffection von dem zweiten Tage der Influenzaattacke an bis zu dem vierzehnten Tage nach der Invasion beginnen. In gleicher Weise fallen die Angaben von Schwabach (195) und Dreyfuss (194) aus. Nach den letzteren sind die bereits an dem ersten oder zweiten Krankheitstage auftretenden Ohrenaffectionen von denjenigen, die 8 bis 14 Tage später zur Entwicklung gelangen, ätiologisch und klinisch zu unterscheiden; jene ersteren müßten als eine besondere Lokalisation der Influenza angesehen werden, diese könnten wahrscheinlich nur eine einfache Fortsetzung des Katarrhs auf den Nasenrachenraum und das Ohr darstellen. Der erste Teil der Bemerkung ist richtig, während wir der letzten Ansicht, wie wir später nachweisen wollen, nicht Glauben beimessen können. Andere, wie z. B. Bronner, sahen keine symptomatischen Unterschiede zwischen diesen verschiedenzeitig auftretenden Affectionen. Er bemerkte nur, daß bei den früh erscheinenden Ohrenaffectionen, entsprechend dem allgemeinen Charakter der Influenza, der Schmerz vielleicht bedeutender, intermittierender und die Schwerhörigkeit von kürzerer Dauer ist als bei den Spätaffectionen.

Die frühzeitig auftretende, für Influenza charakteristische Erkrankung ist nach Dreyfuss die schwere, hämorrhagische Trommelfellentzündung, welche meist auffallend geringe, subjektive Beschwerden verursacht. Bronner betont deshalb, daß man bei Auftreten von Ohrenschmerzen mit leichter Schwerhörigkeit bei Influenza immer an die Möglichkeit einer solchen Myringitis denken soll. Diese als Myringitis hämorrhagica bullosa zu bezeichnende Affection scheint für sich allein selten vorzukommen, während sie in Kombination mit Otitis media als eigenartige, charakterisierende Erscheinung überraschend oft zu finden ist. Krakauer sah, wie ich aus einer Notiz ersehe, eine einfache. Myringitis hämorrhagica ohne Mitbeteiligung des Ohres. Haug (205 und 206) beobachtete unter 80 Influenzaohrenerkrankungen nur zwei Fälle, wo allein das Trommelfell ergriffen war, dagegen 17 mal in Kombination der Myringitis mit Otitis media. Nach Haug nahm bei 11 Grippekranken am dritten bis vierten Tage der Influenza unter intensiven Schmerzen das Trommelfell blauschwarze Farbe an, ließ deutliche Hämorrhagien erkennen, platzte nach einigen Stunden, und es entleerte sich hämorrhagisches, klumpiges Sekret. Nach der Perforation ließen die Schmerzen nach; es gesellte sich in dem weiteren Verlaufe eitriger Ohrenfluß hinzu. Der Ausgang war am günstigsten, wenn bereits Paracentese des Trommelfelles ausgeführt war. Nach Dreyfuss zeigte in solchen Fällen das Trommelfell eine intensive, oft cyanotische Röte, in einzelnen Fällen an der Peripherie linsengrosse Blutblasen. Daneben bestanden merkwürdigerweise häufig keine hämorrhagischen Exsudate der Paukenhöhle. Ekchymosen und mehr oder weniger ausgedehnte Blutblasen, die sich auch in dem Meatus auditor externus selbst vorfanden, erwähnen außerdem Purjesz (201), Hennebert (217), Schwabach, Habermann u. a. Michael (196) sieht das Charakteristikum der Influenzaohrenaffectionen in dem Gegensatze zu anderen Infektionskrankheiten nur in der intensiven Hyperämie der Schleimhaut des Ohres.

Wie gesagt, war die hämorrhagische Myringitis sehr oft eine Teilerscheinung der Otitis media, eine Tatsache, die von den meisten Autoren bestätigt wird. Durch die hämorrhagische Trommelfellentzündung kam es auch öfters zu starken Blutungen aus dem Ohre, auf welche u. a. Eitelberg und Schwabach (letzterer sah sie unter 72 Fällen von Otitis media 22 mal) aufmerksam macht.

Die in dem Gefolge der Influenza auftretende Otitis media zeigt nach der Auffassung einiger Autoren wie Glower (211) und Ludewig keine charakteristische Abweichung von dem sonst zu beobachtenden Bilde. „Weder", sagt letzterer, „zeigte das Trommelfell ein vom gewöhnlichen Bilde abweichendes, charakteristisches Aussehen, noch war die Stelle des spontanen Durchbruches eine typische." Indes haben wir oben der vielseitig bestätigten Tatsache gedacht, wonach das Trommelfell mit seinem hämorrhagisch-bullösen Aussehen hinreichend eigenartig charakterisiert war; ferner hält Jankau (214) die Perforation des Trommelfelles in dem vorderen, unteren Quadranten für die Influenza Otitis charakteristisch. Endlich sprechen sich doch viele Autoren für gewisse Differenzen gegenüber den sonstigen Mittelohreiterungen aus. So weist zunächst Bronner darauf hin, daß bei der Influenza-Otitis der Schmerz plötzlicher auftritt, mehr neuralgischer und entschieden intermittierender Natur ist. Er ist nachts schlimmer und dauert länger als am Tage an. Dem Charakter der Influenza gemäß entspricht der Schmerz überhaupt nicht den objektiven Symptomen. Ferner hält auch Bronner, was auch Michael betont, die eigentümliche Rötung des Trommelfells für auffallend. Sodann sei die Tatsache bemerkenswert, daß die künstliche oder natürliche Durchbohrung des Trommelfells weder den Schmerz noch die Schwerhörigkeit bessere; außerdem nehme die Schwerhörigkeit zwei bis drei Tage lang zu, persistiere dann noch mehrere Wochen, lange nach Beseitigung des Katarrhs. Endlich sei die geringe Absonderung bei erheblicher Schwellung der Schleimhaut des Trommelfelles und des Mittelohres eigentümlich. Vergleichen wir bezüglich dieser Punkte hiermit die Berichte anderer, so schildert auch Hermet (208) den Ohrenschmerz als auffallend heftig. Ludewig fand in einzelnen Fällen, aber bei weitem nicht konstant Schmerzhaftigkeit der Stirn- und Keilbeinhöhlen; er hebt das manchmal neuralgieartige Ausstrahlen der Schmerzen in die Stirn und die Kiefer hervor, eine sehr wichtige Beobachtung, welche, wie wir meinen, lehrt, bei den auf Antipyrin, Phenacetin usw. nicht reagierenden Trigeminus-neuralgien bei Influenza stets das Ohr einer Untersuchung zu unterziehen, wobei dann nicht selten das Vorhandensein einer Otitis media erkannt wird. Atkin (212), der ebenfalls in dem Charakter und Verlaufe der Influenzamit-telohrkatarrhe Abweichungen gegen sonstige Erfahrungen findet, macht auf den höchst akuten Eintritt und die initiale Hyperästhesie des Gehörs auf-merksam, welche letztere indes bald abnimmt. Auch Haug betonte den immer ganz plötzlichen, meist unter beträchtlichen, zuweilen sogar unter den unerträglichsten Schmerzen einsetzenden Beginn der Ohrenentzündung. Nicht minder auffallend erschien ihm die außerordentlich rasche Exsudation, die so abundant war, daß es bereits nach sechs bis zwölf Stunden zur Ruptur der Membran kam. Im Gegensatz zu der oben ausgesprochenen Ansicht Bronners sah Haug nach der Paracentese die Heilung im allgemeinen rascher eintreten als nach spontanem Durchbruche, eine Meinung, die freilich Politzer (210) ebenfalls nicht teilte; letzterer bemerkte ferner daß die Schmerzen sogar nach dem Aufhören der Entzündung in Form einer nervösen Otalgie mit oft inter-mittierendem Charakter noch längere Zeit anhielten (siehe auch Bronner).

Was nun die Sekretion in der Paukenhöhle betrifft, so stehen die Angaben der meisten Autoren im Gegensatz zu Bronner, der nur spärliche Absonderung gesehen, nie starken, serösen oder eitrigen Ausfluß wahrgenommen, dagegen mehr Granulationsprodukte oder polypöse Schleimhautwucherungen beobach-tet hat. Von den meisten wurden seröse, schleimig-eitrige und am häufigsten rein eitrige Absonderungen angegeben. Die letzteren waren nach Huysmann (205) oft so stark, daß sich der ganze knöcherne und ein Teil des knorpeligen Gehörganges mit Eiter erfüllt zeigte; ja Gruber meinte ebenfalls, daß die bei Influenza auftretenden Entzündungen höchsten Grades fast nur mit den bei Scharlach, Pneumonie usw. auftretenden Otitiden zu vergleichen waren, und sonst primär ohne Infektion fast gar nicht vorkämen. Nach Ludewig war die Schwerhörigkeit trotz nur geringer Flüssigkeitsansammlung in der Pauke oft eine auffallend große und überdauerte den Ablauf der Entzündungserschei-nungen um ein Bedeutendes.

Die eitrigen Entzündungen waren meist beiderseitig, was sonst bei den purulenten Otitiden ziemlich selten ist. Dem stürmischen Auftreten der Ent-zündung entsprachen auch die bedeutenden Zerstörungen durch die Ent-zündung. Gruber mußte sechsmal den Process mastoides eröffnen; in gleicher Weise urteilte Politzer. Öfters als sonst bei genuinen Mittelohreiterungen kam es zur Abscedirung in dem Warzenfortsatze, der deswegen in zehn Fällen eröffnet werden mußte. Glower (198), der fünfzehn schwere Fälle von akuter Mittelohrentzündung beschrieb, mußte in diesen die operative Eröffnung des Proc. mastoid. vollziehen, sah aber bei allen einen guten Verlauf. Nach Ludewig griff ebenfalls die Entzündung häufig auf den Knochen über, und es wurde gar nicht selten akute Karies beobachtet. Interessant ist übrigens seine Bemerkung, daß die Beteiligung der Knochenaffectionen sich gegen die Abnahmezeit der Epidemie hin steigerte. Vielleicht hing dieser Befund damit zusammen, daß sich auf der Höhe der epidemischen Ausbreitung die komplikatorischen Pneumonien vermehrten, durch die ja auf embolischen Wege manche der Otitiden bedingt sein konnten. Katz dagegen beobachtete in seinen Fällen, die nur bis zu dem 10. Januar 1890 auftraten, keine konsekutiven Periostitiden.

Nicht selten waren die Berichte über die unheilvollen, sich an akute Otitis media anschließenden Folgeerkrankungen, welche auch trotz und nach operativen Eingriffen zur Wahrnehmung gelangten. So wurden eitrige Sinusphlebitis und -thrombose, Pyaemie, eitrige Meningitis und Gehirnabszeß beobachtet, Fälle, welche sich also in steigender, unheilvoller Linie auf der an sich leichten und so oft verspotteten Influenza aufbauten.

Die therapeutischen Bestrebungen, die operativen Eingriffe, wie Paracentese des Trommelfelles und Eröffnung des Warzenfortsatzes, richteten sich nach den sonst bestehenden, otiatrischen Prinzipien; doch werden auch hier einige antagonistischen Ansichten geäußert. Gegenüber den meisten Autoren hielt Michael die Paracentese bei dem Gros der bei Influenza vorkommenden Fälle von Otitis media für überflüssig; er schlug nur vor, die vorhandene Hyperämie der Schleimhaut durch Diaphoretica, Senffußbäder, Laxantien und lokale Blutentziehung zu bekämpfen. Atkin äußerte sich in ähnlicher Weise. Bronner bemerkt, daß 10 Prozent Cocainlösung mehr zu leisten scheine, als die bei der gewöhnlichen Otitis media so erfolgreich wirkende Glycerincarbolsäure. Bei lokaler Anwendung schien von den Adstringentien 10 Prozent Argent. nitric-Lösung günstiger zu wirken als Chromsäure, Alkohol, Alaun, Zink usw. Antipyrin oder geringe Dosen von Morphium trugen zur Milderung des Schmerzes bei, und in einigen Fällen brachten hohe Gaben von Chinin. sulfuric. große Erleichterung. Politzers Methode schien auch nach dem Aufhören der Schmerzen nicht viel zu helfen.

Die Annahme einiger Autoren, daß die beschriebenen Otitiden durch kontinuierliche Fortpflanzung des Katarrhes vom Halse aus entständen, ist sicher nicht zu rechtfertigen, weil auch die Ohrenaffectionen bei den nervösen Formen auftreten, bei denen keine katarrhalischen Erscheinungen des Rachens usw. vorhanden sind, und weil in den Ohrensekreten eitererregende Bakterien aufgefunden sind, deren Anwesenheit an sich die Schwere der Affection erklärt; man muß annehmen, daß die Influenza diesen pathogenen Pilzen das

Wirkungsfeld ebnet, wie es bei den Lungenentzündungen usw. in gleicher Weise der Fall ist. Finkler fand in zwei Fällen von Otitis media in dem Eiter einmal eine Reinkultur von Streptokokken, einmal neben diesen den Staphylococcus pyogenes albus.

Weichselbaum sah in dem Exsudate einer Otitis media den Fränkel'schen Pneumococcus. Bouchard sprach ebenfalls den Pneumococcus für die Ursache der die Influenza begleitenden komplikatorischen Otitis media an.

Nach E. Levy (Straßburg) enthielt das Sekret von sieben Influenzaotitiden ebenfalls den Fränkel'schen Diplococcus sechsmal in Reinkultur, einmal, wo der Eiter mehrere Tage nach der Perforation unter sucht wurde, lag daneben der Staphylococcus pyogenes albus.

Zaufal (214) fand in dem frisch entleerten Sekrete einer nach Influenza entstandenen Otitis mit hämorrhagischen Blasen in dem Trommelfell eine Reinkultur von Streptococcus pyogenes und in dem eitrigen Ausflusse bei einer zweiten Patientin den Diplococcus pneumoniae Fraenkel ebenfalls in Reinkultur. Netter (Societé medicale des hopit. Sitzung von dem 24. Januar 1890) fand bei Influenzaotitis einmal Streptokokken, zweimal Pneumokokken.

X.
Einfluss der Influenza auf Erkrankungen der weiblichen Sexualorgane.

Literatur.

218. J. Gottschalk, Über den Einfluß der Influenza auf Erkrankung der weiblichen Genitalien. Centralbl. f. Gynäkologie. XIV. 3. 1890.

219. Börner, Wiener medicin. Presse. XXXI. 7. 1890.

220. Amann, Studien über Influenza bei Schwangeren, Kreissenden und Wöchnerinnen. Münch. medicin. Wochenschrift. XXXVII. 9. 10. 1890.

221. Anton, Beobachtungen über Influenza. München. medicin. Wochenschrift. XXXVII. 3. 1890.

222. R. Evershed, The influence of the influenza wave a men struating womens. Brit. med. Journ. March. 1. 1890. S. 477.

223. R. Müller, Beobachtungen über den Einfluss der Influenza auf den weiblichen Sexualapparat. Centralbl. f. Gynäkolog. 17. 1890.

224. W. H. Banko, Die Grippe als Ursache von Abort und Fehlgeburt. The med. and surgic. Report LXII. 17. 1890.

225. W. F. Wright (New-York), A few cases of epidemic influenza presenting strange features. Medic. record. 1890. 15. März.

226. F. Trossat (Chalons-sur-Saone), Störungen im Urogenitalsystem in Folge der Influenza. Lyon medic. 30. März 1890.

227. Gesellschaft für Geburtshilfe zu Leipzig. 17. März 1890. Centralbl. f. Gynäkologie. 1890. No. 37.

WÄRE die Pandemie von 1889/90 die erste ihrer Art, und liest man alsdann den Ausspruch von Jacquemier und Kiwisch, daß die Influenza z. B. ohne Nachteil für den Verlauf der Schwangerschaft sei, so könnte man, da andere Autoren dagegen einen erheblichen Einfluß auf die sexuelle Sphäre und auf die Gravidität wahrgenommen haben wollten, bezüglich dieser Frage in Zweifel bleiben, falls nicht eine erstaunlich große Menge gerade von derartigen Erfahrungen bei den Beschreibungen der meisten Influenzaepidemien niedergelegt worden wären; ohne diesen geschichtlichen Hintergrund würden die bei unserer Epidemie beobachteten Erscheinungen weder nach der einen noch nach der anderen Seite hin beweiskräftig sein, zumal da die Ätiologie dieser Krankheitszustände, die Ursachen von vorzeitiger Beendigung der Gravidität – man denke nur an die habituellen Aborte – im allgemeinen nicht immer leicht zu ergründen sind. Man würde also bezüglich der nach der Influenzaattacke erfolgenden Fehlgeburten einem Zweifler gegenüber den Beweis für einen inneren Zusammenhang der Krankheit und der Niederkunft schuldig bleiben, falls uns nicht das Studium der Influenzageschichte auch hier eine ausgezeichnete Unterstützung gewährte. In der Tat besitzen wir über den Einfluß der Influenza auf die weiblichen Geschlechtsorgane und die Gravidität eine große Reihe geschichtlicher, meist sich deckender Erfahrungen, auf deren Basis wir erst über die modernen Beobachtungen ein maßgebendes Urteil abgeben können; man vergl. die Epidemien von 1387, 1411 (Pasquier), 1557 (Forest), 1675 (Peu und Sydenham), 1712 (Slevogt), 1729 (Löw), 1732/33, 1742/43, 1762, 1775, 1782, 1788, 1830/31, 1836/37.

Was nun zunächst den Einfluß auf die Menses betrifft, so sagt Heidenreich von der Epidemie 1831. „Die weiblichen Regeln werden befördert, treten früher, reichlicher, stürmischer ein." Dieser Meinung kann man beipflichten, falls man das Wörtchen „hier und da" zufügt: denn sonst müßte das weibliche Geschlecht noch mehr unter der Epidemie leiden, als es der Fall war. Trossat (226) bemerkte ebenfalls, daß nicht selten Menstruationsbeschwerden, verfrühtes oder verspätetes Eintreten der Regeln beobachtet würde. Er schilderte den Fall bei einer 35jährigen Frau, die erst vier Tage zuvor ihre Periode gehabt hatte und unter heftigen Leibschmerzen eine profuse Menorrhagie bekam. Bei einer anderen traten heftige Kolik, Drängen, Nausea, galliges Erbrechen ein; der Leib war aufgetrieben und äußerst druckempfindlich, so daß Trossat an eine beginnende Peritonitis dachte; diese Erscheinungen verschwanden, als zwölf Stunden später die Menses eintraten. Auch Börner[159] berichtete in der Sitzung des Vereins der Ärzte in Steiermark vom 10. Februar 1890 über Genitalblutungen, verstärkte Meno und Metrorrhagien, die unter dem Einflusse der Influenza zur Beobachtung kamen. Natürlich konnte man in solchen Fällen, wo außerhalb der Zeit der Menses Blutungen auftraten, nicht immer entscheiden, ob das verfrühte Menses oder wirkliche Metrorrhagien waren. Letztere sollen indes wirklich vorgekommen sein. Gottschalk (218) z. B. beobachtete am ersten oder zweiten Tage der Influenza ausgesprochene Metrorrhagien, die fünf bis acht Tage anhielten, durch heiße Duschen und Hydrastis gebessert, aber nicht beseitigt wurden; daß die Blutungen nicht reflektorisch von den Ovarien ausgelöst wurden, beweist die Beobachtung bei einer Frau, bei welcher die erkrankten Adnexa vorher entfernt waren. R. Müller (223) sah unter 48 Nichtschwangeren 45 Gebärmutterblutungen, bei denen er die Dauer und Stärke der Blutung hervorhob. Wright (225) (New York) beobachtete in dem Verlauf der Influenza bei einem jungen Mädchen eine bedrohliche Metrorrhagie, welche zu der Zeit der Temperaturerhöhung eintrat, aber in wenigen Stunden ihren beängstigenden Charakter verlor. Die Blutung war mit intensiven Schmerzen im Uterus und den Ovarien verbunden. Die regulären Menses waren eine Woche vorher dagewesen. Krysinski (Warschau) beschrieb die Neigung zu Blutung bei chronischer Metritis. Nach Revilliod erkrankte eine 30jährige Frau Mitte Dezember 1889 an Influenza. Zu Weihnachten trat länger dauernde Ohnmacht ein. Von diesem Tage an zeigte sie unstillbares Erbrechen, Bluthusten und unaufhörliche Uterusblutungen.

Wichtiger als diese immerhin beachtenswerte Tatsache der Menstruationsanomalien und Uterusblutungen, welche durch die Influenza bedingt werden, ist der Einfluß derselben auf die Herbeiführung von Aborten, beziehungsweise Fehlgeburten, eine von Gottschalk, R. Müller, Amann, Banko, Petit, Wright (New-York) und Trossat bei dieser Pandemie mit Beispielen belegte Beobachtung. Nach Amann (220) bildet die Influenza wenigstens in ihren schweren Formen entschieden ein veranlassendes Moment für die Herbeiführung der Geburt. Ob gerade die Intensität der Influenzaattacke hier allein maßgebend ist, möchte ich dahingestellt sein lassen, zumal da in dem Trossatschen Falle nur mäßiges Fieber und kein Husten, bei den Gottschalkschen Fällen keine Temperatursteigerung bestanden. Banko (224) führte vier Grippefälle an, bei denen der Abort in der Rekonvaleszenz eintrat. Die Schwangerschaftsunterbrechung betraf sowohl die frühesten Monate, z. B. nach Trossat die fünfte Woche, nach Petit[160] den zweiten Monat, nach Gottschalk den dritten, be-

---

[159] Wiener medicin. Presse. XXXI. 7. 1890.
[160] Petit. Pariser Gesellsch. d. Hospitäler, 21 u. 28. Febr. 90.

ziehungsweise vierten Monat, als auch die letzten Abschnitte der Gravidität. In einigen Fällen traten Wehen ein, die den Beginn der Geburt erwarten ließen, mit Cervixerweiterung, starker Empfindlichkeit des Uterus und Sekretion aus der Uterushöhle (Gottschalk) einhergingen, aber nach dem Ablaufe der Grippe verschwanden. Zwei ähnliche Beobachtungen teilte Wright mit.

Wie Trossat behauptet, läßt sich wohl annehmen, daß die Erregung von Wehen eine Folge der Wirkung des Grippegiftes darstellt, wobei es denkbar ist, daß unter gewissen Umständen auch ein intensiver, krampfhafter Influenzahusten eine vorzeitige Unterbrechung der Schwangerschaft herbeigeführt haben mag. Während Seitz angab, daß man die bei Influenza so häufig beobachteten Fehlgeburten den durch die Krankheit erregten Krampfwehen des Uterus zuschreiben dürfte, nahmen Gottschalk und Müller eine akute Endometritis als Ursache der vorzeitigen Unterbrechung der Schwangerschaft an. Wie man sich nun auch den ätiologischen Vorgang denken möge, so steht doch die Tatsache des inneren Zusammenhanges von Influenza und Abort fest, eine Tatsache, die uns bezüglich prophylaktischer Maßnahmen von Wert sein muß, und eine Bereicherung unserer Kenntnis von den Ursachen der Fehlgeburten bildet.

Bezüglich des Einflusses der Krankheit auf den Geburtsakt selbst bemerkte Amann ungewöhnliche Schmerzhaftigkeit und Wirkungslosigkeit der Wehen. Ferner bestanden bei Influenzakranken während der Geburt teils psychische Depression teils heftige Erregungszustände. Wehenschwäche sah Seitz als eine Wirkung der Influenza an.

Unter dem Einflusse der Influenza erlitt, wie Amann beobachtete, die Rückbildung des Uterus während der Zeit des höheren Fiebers eine Verzögerung, das Lochialsekret nahm an Menge ab und wurde in zwei Dritteln der Fälle übelriechend. Blutungen aus dem Uterus traten nur in zwei Fällen an dem siebenten bis neunten Tage ein. Sonst fanden sich keine Störungen.

Wenn sich in der Geschichte der Influenza Notizen finden, daß Schwangere an Influenza schwerer erkrankten, als nicht in gesegneten Umständen befindliche Frauen, so läßt sich dafür bei der Pandemie 1889/90 kein Anhaltspunkt geben; andererseits kann man behaupten, daß Schwangere und Wöchnerinnen nicht mehr und nicht weniger für die Invasion empfänglich waren als andere Frauen. Nach Amann erkrankten von 102 während der Epidemie in der Münchener Frauenklinik liegenden Wöchnerinnen 64, also 62,2 Prozent an Influenza. Fast die Hälfte der verschont gebliebenen Frauen hatte bereits während der Gravidität die Krankheit überstanden.

Noch ein Punkt ist des Interesses und der Erwähnung wert, nämlich der, welchen Anton (aus der Würzburger Klinik) und R. Evershed hervorheben, daß sehr viele Frauen und Mädchen gerade zu der Zeit der Menses von Influenza befallen würden. Nach Evershed erkrankten in einem Mädchenheim, in welchem sich 36 junge Mädchen von 15 Jahren und darüber befanden, zwischen dem 15. und 27. Januar 1890 zehn an Influenza. Von diesen hatten acht gerade ihre Menses oder bekamen sie während des Anfalls. Die übrigen zwanzig, welche verschont blieben, hatten während der genannten Tage keine Menstruation. Auch Amann vermutete auf Grund seiner Beobachtungen, daß Weiber zur Zeit der Periode besonders empfänglich für Influenza wären.

XI.
Komplikatorische Erscheinungen seitens der Haut und des uropoötischen Systems.

UNTER den komplikatorischen Hautaffectionen gedenken wir zu nächst des Herpes febrilis, der sehr häufig auftrat, und der auch hier seiner sonstigen Bedeutung gemäß einen günstigen Verlauf der Krankheit prognostizieren ließ.[161] Demuth (Frankenthal) sah denselben in etwa einem Viertel der Fälle, meist an den Lippen, aber auch an den übrigen Teilen des Gesichts, Curschmann in 12 Prozent der Fälle; nach Ramon Guiteras[162] trat er bei den katarrhalischen Formen und zwar an dem zweiten Tage der Invasion der Influenza auf.

Stintzing und Weitemeyer fanden bei 405 Fällen von Influenza 34 mal Herpes.

Herpes zoster erschien nach Kollmann jun. (Leipzig)[163] am dritten Krankheitstage und wurde von Bilhaut[164] und anderen mehrfach beobachtet und beschrieben. Schwimmer[165] erwähnte Herpes circinatus und iris.

Bouchard wies in dem Herpes febrilis bei Influenza den Staphylococcus nach.

Nach Ramon Guiteras[166] war die wichtigste teils zugleich mit der Influenza, teils in ihrem Gefolge auftretende Dermatose das Erythem, welches wegen seiner Ähnlichkeit mit dem Scharlachexanthem wohl scarlatiniform genannt werden durfte, und welches wegen seines häufigen Erscheinens die Veranlassung war, daß Guiteras geradezu von einer ‚Influenza erythematosa' sprach. Nach Combe kam es in 50 Prozent der Fälle zur Beobachtung. Es zeigte sich

---

[161] s. Glass (1775), Thompsons Annals of influenza 98. Eruptions on the lips, towards the crisis, were a common and very salutary symptom.

[162] Ramon Guiteras, Die Dermatosen der Influenza. Medic. Record. Vol. 37. 8. 1890.

[163] s. Schmidts Jahrbücher. 226 Bd. S. 112.

[164] Bilhaut, Complications cerebrospinales de la grippe. Bulletin de Ther. LIX. 11. 1890.

[165] Schwimmer, Die Influenza und die Hautkrankheiten. Pester medicin. chir. Presse. April 1890.

[166] Ramon Guiteras, Die Dermatosen der Influenza. Medic. Record. Vol. 37. 8. 1890.

öfters bei Erwachsenen, besonders bei Frauen. Dasselbe hat vornehmlich seinen Sitz in dem Gesichte und an den von den Kleidern nicht bedeckten Teilen; die Röte schwindet gewöhnlich nach 12 bis 24 Stunden; die Eruption ist diffus, blaß, nicht punktiert und unterscheidet sich, abgesehen von den angeführten Erscheinungen durch die mäßigen Begleitsymptome von dem Scharlach. Schon Heberden (1775)[167] erwähnte dieses Scharlachexanthem: I saw two persons in this distemper who had eruptions upon their skins resembling that of a scarlet fever. R. Hamilton (1782)[168] berichtete ebenfalls über scarlatiniforme Eruptionen bei Influenza.

Minauf[169] sah in einem Stifte bei 23 jungen Leuten einen Ausschlag, den er für ein Exanthem sui generis hielt. In der Rekonvaleszenz oder wenigstens erst zwei bis vier Tage nach dem Ausbruche der Influenza erkrankten diese unter Fieber, katarrhalischen Erscheinungen, Nasenbluten, Erbrechen und einem blaßroten Quaddelausschlag auf der Stirn, welcher sich in etwa zwölf Stunden über Gesicht, Nacken, Rücken, Brust und Arme ausbreitete; hier und da waren leichte kapillare Blutungen zu sehen. Jucken war unbedeutend. Nach 24 bis 36 Stunden blaßte der Ausschlag ab, keine oder nur geringe Abschuppung zurücklassend. Curschmann sah in 1,2 Prozent der Fälle Roseolen wie bei dem Typhus, Comby beobachtete bei 218 Kinderinfluenzen dreimal Roseolen.

Urticaria, die als komplikatorische Hautaffection auch in früheren Epidemien aufgeführt wurde, s. 1709 (Fr. Hoffmann), 1732/33 (Rücker), 1782 usw., wurde von Demuth, Combe, Guiteras u. a. beobachtet, nach dem letzteren bis 24 Stunden andauernd. Außerdem wurden Miliaria (Guiteras) besonders in Papelform und von Schwimmer akute Psoriasis erwähnt. Von weiteren Eruptionen wurden Furunculosis[170] und ekzematöse Ausschläge (Guiteras) angeführt.

Eine größere Bedeutung beansprucht das komplikatorische Auftreten von Erysipel, dessen relativ seltenes Erscheinen im Gegensatze zu dem so häufigen Befunde von Streptokokken bei den Secundäraffectionen der Influenza bereits von Ribbert erklärt wurde; Laborde, Heller, G. Lemoine[171], Mason beschrieben Gesichtsrose, letzterer bei drei Kranken mit Pneumonie, Lemoine vier Fälle während der Influenzarekonvaleszenz; es ging in den zuletztgenannten, obwohl keine Parotitis epidemica in dem Hospitale herrschte, dem Ausbruche des Erysipels Anschwellung der Ohrenspeicheldrüse voran, deren selbständiges, komplikatorisches Auftreten in den früheren Epidemien häufig erwähnt wurde (s. Geschichte der Pandemien); auch bei Hellers drei Fällen von Erysipel bestand Parotitis.

---

[167] s. Thomsons Annals of influenza. S. 91.
[168] s. ibid. S. 170.
[169] Minauf, Influenza-Exanthem. Wien. medicin. Presse. XXXII. 1890.
[170] H. Leloir, Eiterungen der Haut im Gefolge der Influenza. Bulletin medic. 1890. No. 11.
[171] Revue de medecine. 6. 1890.

Blaschko[172] sah in unmittelbarem Anschluß an Influenza einen Lupus erythematodes sich entwickeln, der zu Haarschwund auf dem Kopfe führte.

Unter den genannten, die Attacke begleitenden Hautaffectionen können wir, da hier die Geschichte der Influenza analoge Beobachtungen aufzuweisen hat, den Herpes febrilis, die Urticaria[173], das Erythem und das Erysipel[174] in einen gewissen Zusammenhang mit der Influenzaaffection bringen.[175]

Es erübrigt nunmehr noch einiger, als Komplikationen imponierender Erscheinungen in dem uropoetischen System zu gedenken, deren innerer Connex mit der Influenzaattacke nicht sicher zu beweisen, aber immerhin möglich ist.

Macphail sah häufig Reizbarkeit der Blase, in einigen Fällen ausgebildete Strangurie. Bilhaut beobachtete bei einem 63 jährigen Manne eine Woche lang völlige Retentio urinae[176] Trossat beschrieb bei zwei vorher ganz gesunden Frauen während des Ausbruches der Influenza heftige Erscheinungen echter Zystitis, welche in sechs bis acht Stunden vorübergingen. Drei Personen, welche seit langer Zeit an chronischem Blasenkatarrhe litten, erfuhren akute Exacerbationen ihrer Zystitis. Jolles sah eine akute Zystitis, welche mit Influenza in Zusammenhang zu stehen schien.

Dieses geringfügige casuistische Material hat insofern Bedeutung, als das spärliche Vorkommen dieser Blasenerscheinungen ebenfalls ein Merkmal darstellt, die Influenza von den sogenannten Erkältungskrankheiten abzugrenzen, bei denen ja Symptome, die sich auf Blasenreizungen beziehen, so häufig gefunden werden.

Einige akute hämorrhagische Nephritiden wurden von Strümpell (zwei Fälle), von Sympson[177] bei einem 11 jährigen Knaben, von Leyden[178], von Chrostowski (Warschau) (zwei Fälle) im Anschluß an Influenza gesehen; der mit derselben angenommene Zusammenhang der Nierenentzündungen ist möglich, aber nicht erwiesen.

Was das hierher gehörige, etwas mager ausfallende Sektionsergebnis betrifft, so sah Th. Hermann bei der Obduktion eines an unkomplizierter Influenza gestorbenen, 30jährigen, kräftig gebauten Individuums Hyperämie der Nieren neben Anämie des Gehirns, starke eitrige Tracheo-Bronchitis usw.. Auch Winogradow fand bei der Autopsie von Influenzaleichen Nierenhyperämie. Beneke (Leipzig) beobachtete bei zwei Sektionen totale Nekrose der Nieren,

---

[172] Blaschko, Berlin. dermatol. Vereinigung. 6. Mai 1890. Monatsschr. f. pract. Dermatolog. XI. 1890. S. 140.

[173] s. S. 21.

[174] s. S. 39 und 46.

[175] Hoffmann, Monatsh. f. practische Dermatologie. XI. Bd. S. 199.

[176] s. S. 48.

[177] E. Mansel Sympson, Acute Nephritis following influenza. Lancet. May 10. 1890. p. 1012.

[178] Leyden, Berlin. klin. Wochenschr. XXVIIÄ 10. 1890.

wie sie nach Verschluß der Nierengefäße auftritt, und sprach die äußerst kühne Ansicht aus, daß hier vielleicht ein Gefäßkrampf stattgefunden hätte.

Es möge hier daran erinnert werden, daß Weichselbaum (s. oben) in dem Harn einer an schwerer Influenza und Albuminurie leidenden Patientin den Fränkel'schen Pneumococcus, also einen der sekundären Influenzapilze, gefunden hat.

XII.
Wirkung der Influenza auf andere Krankheiten.

Literatur:

228. Antony, Contagiosita de la grippe. Gaz des hopit. LXIII. 24. 1890.

229. Delepine, Is influenza a contagious or a miasmatic disease? Practitioner. April 1890.

230. Kirn, Über die Contagiosität der Influenza. Ärztliche Mitteilungen aus und für Baden. XLIV. 7. 1850.

BEI einer Affection wie die Influenza, welche unaufhaltsam wie das Schicksal den größten Teil der Menschheit in wenigen Monaten ihrer Macht unterwirft, ist die Frage, wie sie andere krankhafte Zustände und Leiden beeinflußt, stets von Interesse gewesen. Schon Gluge sagte diesbezüglich zusammenfassend: „Die akuten Zustände scheinen nicht so sehr unter ihrem Einflusse zu stehen, aber sie verschlimmert alle chronischen Krankheiten, besonders die nervösen, so von der Hysterie bis zum Rückenmarksleiden."

Wenn wir uns zunächst die akuten Zustände und Krankheiten ansehen, so läßt sich behaupten, daß sie die an akuten, fieberhaften Krankheiten Leidenden verschont und erst dann befällt, wenn sie in die Rekonvaleszenz eintreten. Wir haben dafür manche Belege in der Geschichte der Influenza und manche aus der jüngsten Epidemie. So bemerkte Graves 1831[179], daß die Influenza den an dem Typhus dar niederliegenden Patienten, solange er fieberte, verschonte, aber den Entfieberten befiel, eine Tatsache, die sich auch auf die anderen fieberhaften Krankheiten bezieht.

Eine weitere Tatsache ist, daß mit dem Erscheinen der Influenza nicht nur die akuten, sporadischen Infektionskrankheiten, sondern auch die bestehenden Epidemien ganz in den Hintergrund treten, beziehungsweise ganz schwinden. Schon Galliccio beobachtete bei der Epidemie von 1782, „daß die

---

[179] Graves. London medic. Gazette, vol. XX. p. 10. 1831.

hartnäckigsten Tertianfieber, die den Kranken seit langer Zeit abgemattet hatten, mit dem Eintritt der Epidemie in der Stadt und auf dem Lande aufhörten." Smart bemerkte bei der Epidemie von 1803, „daß in den am Meere gelegenen Dörfern vor dem Erscheinen der Influenza der Scharlach herrschte, daß er verschwand mit dem Eintritt derselben und wiederkehrte mit dem Aufhören." Ferner herrschte in der ziemlich großen Stadt Holywell bei Chester schon seit zwei Jahren der Typhus; die Influenza erschien, und fast plötzlich hörte derselbe auf, und seit jener Zeit sah Currie, dem wir diese Notiz verdanken, kaum einen Fall wieder.

Lombard bemerkte von der Pandemie 1836/37, daß man auf der Höhe derselben, vom 10. bis 20. Februar, fast keine andere Krankheit zu sehen bekam als Influenza (vergl. S. 55). Wenn dagegen nach Otto Seifert bei der auf Würzburg beschränkten Influenza von 1884, welche er beschrieb, eine heftige, sehr verbreitete Masernepidemie herrschte, so darf, man solche Tatsachen nicht einfach auf die Pandemien übertragen, bei denen doch die giftige Durchseuchung der Atmosphäre eine ganz andere Intensität besitzt, bei denen im Gegenteil während ihres Regiments keine anderen Infektionskrankheiten epidemisch herrschen. Gluge[180] sagte bereits diesbezüglich: „Die Influenza hat, soviel mir bekannt ist, nie gleichzeitig neben einer anderen größeren Epidemie geherrscht."

Nach Sokolowski (Warschau) kam in dem Heiligen-Geist-Spital kein einziger Fall von Abdominaltyphus während der Monate November und Dezember 1889 vor, obschon in den früheren Jahren um diese Zeit Typhus vielfach beobachtet wurde. Ich selbst hatte die Erfahrung, die sicher auch andere Ärzte zu verzeichnen hatten, daß alle diejenigen Krankheiten, welche den Praktiker in der Winterszeit so viel beschäftigen, zu der Zeit der Epidemie in ganz spärlichen Exemplaren zum Vorschein kamen; dies gilt von der folliculären Angina, die sonst in reichlicher Menge um diese Zeit zur Beobachtung gelangt; ähnlich steht es mit der Diphtherie, den Masern, dem Scharlach, auch den akuten rheumatischen Affectionen und dem akuten Gelenkrheumatismus. Diese Tatsache findet auch in den Morbiditäts- und Mortalitätsstatistiken ihren Ausdruck.

Man kann sich vorstellen, daß in dem gegenseitigen Kampfe der Bakterien die an Zahl überwiegenden Influenzaorganismen alle anderen ersticken und unterdrücken und so für eine gewisse Zeit die Entstehung der anderen Infektionskrankheiten verhindern. Daher kommt es denn, daß auch nach dem Aufhören der Influenza der Gesundheitszustand ein so vortrefflicher war; schon Currie bemerkte von der Epidemie 1803: „I have not for many years known the country so healty as since the Influenza disappeared". Man kann nicht etwa

---

[180] Die Influenza oder Grippe. Minden 1837. S. 33.

sagen, daß dies nur wegen des Aufhörens der zahllosen Erkrankungen und der Rückkehr zu dem gewöhnlichen Morbiditätszustande jenen Anschein erweckte; hinterließ doch außerdem die Influenza, welche die Alten, Schwachen und gleichsam auf der Liste stehenden Todeskandidaten fortgeräumt hatte und sozusagen ein Reagens auf die Lebensfähigkeit des Individuums darstellt, nach ihrer tödlichen Durchmusterung nunmehr widerstandsfähiges Material an Menschen zurück.

Wir haben bereits in den einzelnen Kapiteln über die betreffenden Komplikationen, vor allem der unheilvollen Einwirkung der Influenza auf die Herz- und Lungenkrankheiten, insbesondere auf die Phthisiker, ferner des Einflusses auf Nerven- und Geisteskrankheiten, sowie auf die Gravidität gedacht; es bliebe hier noch die Erwähnung einzelner, bisher noch nicht angeführter Tatsachen übrig.

Zunächst möchte ich den Einfluß der Krankheit auf den Diabetes schildern; man konnte von vornherein darauf gefaßt sein, daß eine Krankheit wie die Influenza, welche einmal das bei der Zuckerharnruhr ätiologisch eine nicht unwichtige Rolle spielende Nervensystem so stark in Mitleidenschaft zieht und sodann an sich so schwere Brustkrankheiten in ihrem Gefolge hat, auch nicht an den Diabetikern, welche ihr zum Opfer fielen, spurlos vorübergehen konnte. Ich fand trotz des immerhin spärlichen, hier zu verwertenden Materials doch genug Beweismittel für die oben ausgesprochene Vermutung. Nach Mouisset zeigte sich bei einem 52 jährigen Diabetiker, der einen guten Allgemeinzustand, geringe Polydipsie und Polyurie aufwies, nach der Influenza Verschlimmerung des Diabetes, große Schwäche und Abnahme des Körpergewichts um 40 Pfund in sechs Wochen. Hier ist auch die Angabe von Fereol, welche er in der Pariser Gesellschaft der Hospitäler gelegentlich einer Influenzasitzung machte, zu verwerten, wonach die Zuckerkranken einen ziemlich bedeutenden Prozentsatz zu der Mortalitätssteigerung bei Influenza lieferten. Ich erwähnte oben einen Fall, bei welchem der Connex von Influenza und Diabetes ein höchst ungünstiges Resultat herbeiführte. Die Influenza des 40 jährigen Diabetikers komplizierte sich mit Bronchopneumonie, trotz deren günstigen Ablaufes ein linksseitiger Spitzenkatarrh entstand, der den Beginn einer schweren, fieberhaften, nach wenigen Monaten zum Tode führenden Phthise bildete.

Sehr interessant, aber noch des stringenten Beweises bedürftig, ist die Beobachtung einiger Autoren, nach denen die Influenza Glycosurie erzeugt haben sollte. Nach Eichhorst bekam ein Mann nach der Influenza Diabetes mellitus. Nach Saundby[181] begann ein 22 jähriges Mädchen kurz nach der Influenzaattacke über Durst und häufige Urinentleerung zu klagen; der Urin

---

[181] Saundby, Diabetes after influenza. Brit. med. Journal. May 10. 1890. p. 1067.

enthielt 10 Prozent Zucker! Der Zuckergehalt schwand unter geeigneter Behandlung. Ein 30 jähriger Mann zeigte unmittelbar nach der Influenza Durst und Gewichtsabnahme des Körpers, der Urin ließ 7 bis 8 Prozent Zucker konstatieren. Derselbe nahm unter antidiabetischer Behandlung kaum ab. Leider fehlen in diesen Fällen die Daten über das frühere Verhalten des Urins, was bei dem von Fischel[182] beschriebenen Falle von transitorischer Mellliturie dagegen keinen Mangel der Reinheit der Beobachtung bildete. Eine Frau, deren Urin früher wiederholt als zuckerfrei konstatiert war, bekam am neunten Tage der Influenza, als bereits das Fieber geschwunden war, in der Nacht plötzlich sehr heftigen Durst und konnte nicht Schlaf finden. In der folgenden Nacht trank sie drei Liter Flüssigkeit und entleerte 3 ½ Liter Harn, der 2,5 Prozent Zucker enthielt. In den nächsten 24 Stunden fehlte bei Wohlbefinden die Glycosurie; an dem folgenden Abend trat wieder Polydipsie, Polyurie (6 Liter Harn in 24 Stunden gelassen) und gleich starker Zuckergehalt ein. Auf Chinin gingen diese intermittierenden und beinahe als ein physiologisches Experiment imponierenden Erscheinungen zurück und verschwanden völlig.

In Bezug auf den Einfluß der Influenza auf Gicht und Rheumatismus, welchen die Beobachter früherer Epidemien wahrzunehmen glaubten, sind bei der letzten Pandemie keine bemerkenswerten Tatsachen mitgeteilt worden.

Bezüglich des Keuchhustens bemerkte Comby folgendes. Von sechs Keuchhustenkindern zeigte bei dem Hinzutreten der Influenza eines eine Veränderung der Anfälle, ein anderes Vermehrung derselben, ein drittes bekam Bronchitis, bei den übrigen wurde kein merklicher Einfluß wahrgenommen.

Bei einem Kranken mit Lepra sah Mouisset nach der nervösen Form der Influenza das Auftreten neuer Lepraknoten und Vergrößerung eines alten; doch fehlen uns hier zur Formulierung eines bestimmten Urteils die geschichtlichen Vergleichsbilder und -erfahrungen.

Sehr große Wichtigkeit muß der unheilvollen Wirkung der Influenza auf das Herz beigelegt werden, eine Tatsache, deren Wichtigkeit es gebietet, ihrer an dieser Stelle noch einmal Erwähnung zu tun; freilich ist es nicht klar gestellt worden, ob das Influenzagift auf die zentralen Teile oder auf die Herzganglien oder auf das Myocardium selbst so fatal einwirkt. Jedenfalls muß konstatiert werden, daß bei alten Herzfehlern, Lungenkrankheiten, senilem Marasmus die Influenzaattacke an sich den Tod durch Herzparalyse herbeiführt, etwa wie eine in solchem Falle vorgenommene Chloroformnarkose gelegentlich die Herzlähmung bedingt, daß akute Komplikationen, wie Pneumonie, Pleuritis, Peritonitis usw., nur durch die einfache Herzlähmung rapide zu dem Exitus

---

[182] Fr. Fischel, Beobachtungen während der Influenza-Epidemie. Prag. medic. Wochenschr. XV. 9. 1890.

gelangen; wir sehen natürlich hier von den infektiösen Endo- und Pericarditiden, sowie von akuten organischen Herzerkrankungen ab.

Für die chirurgische Behandlung zur Zeit der Influenzaepidemie ist die seitens einiger Chirurgen gemachte, ungünstige Erfahrung wohl zu beherzigen. Es wurden Fälle angeführt, bei denen trotz regelmäßigen Wundverlaufes pyämische Prozesse auftraten, die dem Leben ein Ende machten, während die Ursache, die zur Operation zwang, beseitigt war. Verneuil[183] erzählt ein Beispiel von Mammakarzinomoperation bei einer Influenzarekonvaleszentin, wo der Wundverlauf und Operationserfolg günstig war. Aber sehr schnell verschlechterte sich das Befinden der Patientin; es traten Fieber, Delirien, Hautabszesse, sowie eitrige Ansammlungen in dem linken Pleuraraum und dem Kniegelenk auf; es stellte sich bei fast völlig geheilter Operationswunde der Tod ein. Auch Demons (Bordeaux) hat, wie Verneuil mitteilt, schlimme operative Erfahrungen während des Bestehens der Epidemie gemacht. Walter bemerkte an den Operierten des Hôpital de la Charité bei Hinzutreten der Influenza ungünstige Operationsresultate. Bennett[184] gab an, daß er sich bei Betrachtung des Wundverlaufes in die vorantiseptische Zeit zurückversetzt glaubte; eine höchst bezeichnende Bemerkung.

Nach diesen freilich nur vereinzelten Beobachtungen läßt sich behaupten, daß zwar der chirurgische Eingriff bei Influenzakranken oder während des Bestehens der Epidemie an sich ebenso günstig wie sonst verläuft, dagegen der Invasion pathogener Bakterien trotz des scheinbar aseptischen Verhaltens der Wunde leichter als gewöhnlich eine Eingangspforte bietet, gerade wie man in gewissen Fällen bei ganz leichten Kopfverletzungen eine Gehirnhautentzündung oder einen zerebralen Abszeß entstehen sieht, während die primäre Wunde reizlos geheilt ist; in der Tat ist diese pyämische Infektion des Körpers

bei Influenza von antiseptisch behandelten Wunden aus sehr merkwürdig und wohl wert, bei nächster Gelegenheit genauer studiert zu werden. Auf Grund seiner schlechten Erfahrungen gibt Verneuil demgemäß den bei späteren Epidemien wohl zu beherzigenden Rat, Operationen, welche nicht durch Influenzakomplikationen bedingt sind, und welche einen Aufschub gestatten, keineswegs in der Rekonvaleszenz der Influenza vorzunehmen, sondern erst die volle Genesung abzuwarten. Demons empfiehlt besonders solche Operationen, welche die Luftwege betreffen, erst nach der Genesung von Influenza zu vollziehen, da ihm die Gefahr hinzutretender Eiterungen dort besonders groß zu sein schien.

---

[183] Verneuil, De la grippe au point de vue chirurgicale. Bull. de l'Aca demie. XXIII. 18. p. 456. 1890.
[184] Wm. Bennett, Brief notes on some cases of pyaemia and suppuration apparently due to the prevailing epidemic of influenza. Lancet II. Febr. 6. 1890.

XIII.
Behandlung der Influenza.

Literatur:

231. Scheller, Bericht über den Verlauf der Grippe beim Husarenregiment König Wilhelm I. (1. rhein.) No. 7. Deutsche militairärztl. Zeitschrift. XIX. 3. 1890.

232. Ludw. Heissler, Eine interessante Beobachtung über Influenza. Münch. medicin. Wochenschrift. XXXVII. 9. 1890.

233. Spillmann, Revue med. del l'Est. 2. 1890.

234. Goldschmidt, Immunität gegen Influenza durch Vaccinirung mit animaler Lymphe. Berl. klin. Wochenschrift. 1890. No. 50.

235. L. Reuss, Influenza. Annal. d'Hygiene publ. XIII. 2. 1890. p. 97.

236. A. Frey, Schwitzbäder bei Influenza. Aerztliche Mitthei lungen aus Baden. XLIV. 9. 1890.

237. Mosler, Deutsche medicin. Wochenschrift. XVI. 8. 1890.

238. M. Schäffer. Ibidem.

239. G. Elwert, Über einige Symptome und Complicationen bei Influenza nebst therapeutischen Bemerkungen. Württemb. Corresp.-Bl. LX. 9. 1890.

240. Th. Whipham, Some of the more prominent symptoms in the present epidemic of influenza. Lancet. I. p. 390. 22. Febr. 1890.

241. Lorenz, Mittheilungen über die Behandlung der Influenza. Berl. klin. Wochenschrift. XXVII. 15. 1890.

242. Maragliano, La riforma medica. 53. 1890.

243. C. Graeser, Vorschläge zur Verhütung der Influenza. Berl. klin. Wochenschrift. XXVI. 51. 52.

WENN man vielfach in alter und neuer Zeit hervorgehoben hat, daß die Influenza an sich eine milde, gutartige Krankheit darstellt, bei der die sogenannte expectative Methode völlig ausreiche, so geht dennoch nicht daraus hervor, daß man prophylaktisch und therapeutisch die Hände in den Schoß legen dürfe; ganz im Gegenteil ist man verpflichtet, in beiden Beziehungen energisch tätig zu sein, weil ja die Influenza an sich, wie mehrfach erwähnt wurde, für Lungen- und Herzkranke, für Greise, schwangere Frauen und kleine Kinder so gefährlich ist, und weil sie zu einer Reihe der unheilvollsten Komplikationen führt, die so rapide den Exitus bedingen können. Demnach sind von Erfolg gekrönte, prophylaktische Maßnahmen nicht selten geradezu als lebensrettende zu bezeichnen. In der Erkenntnis, daß die Atmosphäre die Krankheitserreger in sich trägt, ist naturgemäß der Rat zu geben, sich so wenig wie möglich der freien Luft auszusetzen, zumal da diejenigen zunächst und zumeist erkranken, welche der Beruf zwingt, sich viel im Freien zu bewegen.

Ferner muß auf das Warmhalten des Körpers durch passende Kleidung, durch häufiges Wechseln des Unterzeuges und der Fußbedeckung, durch Genuß warmer und Vermeidung kalter Getränke und auf Einhaltung sonstiger Vorsichtsmaßregeln geachtet werden, da Erkältungszustände das Eindringen der Influenzaerreger erleichtern. Diesbezüglich sind die von dem französischen Kriegsminister gegebenen Verhaltungsmaßregeln[185], ferner die in dem Berichte der Medicinal-Abteilung des Kgl. Preußischen Kriegsministeriums (S. 27) enthaltenen Vorschriften nicht nur für die Soldaten, sondern auch im allgemeinen maßgebend. Alles, was eine erhebliche Reizung des Mundes, des Rachens und Halses hervorzubringen und dadurch der Invasion des Krankheitsgiftes Vorschub zu leisten im Stande ist, wie z. B. der Genuß pikanter Speisen und reizender Getränke, mit welchen letzteren das Publikum vielfach gesündigt hat, indem es Cognac und andere Spirituosen als Prophylaktikum gegen die Influenza empfahl, ist zu der Zeit der Epidemie tunlichst zu vermeiden, beziehungsweise einzuschränken. Während fleißige Reinigung des Mundes, am besten mit leichten, reizlosen, desinfizierenden Spülwässern zu empfehlen ist, muß man dagegen die zu prophylaktischen Zwecken dienenden Ausspülungen der Nase verbieten, weil dadurch der die eindringenden Keime abfangende Nasenschleim, der eben an sich präventiv wirkt, entfernt und die aufgelockerte Nasenschleimhaut erst recht zur Aufnahme der Krankheitserreger disponiert wird. Ferner möchte ich den Rat geben, zu der Zeit einer herrschenden Influenza im Freien nur durch die Nase zu atmen und den Mund geschlossen zu halten; denn bei der nasalen Inspiration wird einmal die kalte Luft, welche durch den langen, gewundenen Nasenkanal hindurchgeht, mehr erwärmt als der Mundluftstrom und gibt somit seltener zu einer Erkältungsreizung der Halsorgane Veranlassung; sodann stelle ich mir vor, daß der in gewisser Menge stets vorhandene, häufig wieder entfernte Nasenschleim die Bakterien auffängt, resp. wieder hinausbefördert.

Von anderen prophylaktischen Maßregeln ist zunächst der vorbeugenden Chininbehandlung zu gedenken. Scheller (231) meinte von Chiningaben, die er täglich verabreichen ließ (0,5 g salzsaures Chinin in 15 g Kornbranntwein), gute prophylaktische Erfolge gesehen zu haben. Diese Ansicht wird in dem oft zitierten Grippeberichte der Medicinalabteilung des preußischen Kriegsministeriums (s. S. 71 u. 72) nicht geteilt. Auch Spillman (233) (Nancy)[186] sah von denselben zur Prophylaxe gegebenen Chinindosen keinen Erfolg. Die Influenza trat doch ein und verlief auch nicht gutartiger als sonst.

Von umfangreichen Desinfektionen ist selbstverständlich gar kein Erfolg anzunehmen. Von Isolierungsmaßregeln ist, abgesehen davon, daß sie kaum

---

[185] s. Die Grippe-Epidemie im Deutschen Heere 1889/90. Berlin. S. Mittler und Sohn. S. 102.
[186] Revue medic. de l'Est. 2. 1890.

durchzuführen sind, bei der Masseninvasion und bei der ungemeinen Flüchtigkeit der Influenzaerreger erst recht nichts zu er warten. Solche Dinge zu unternehmen, hieße Schläge in die Luft tun.

Hier könnten noch einige Beobachtungen Platz gewinnen, die ein gewisses Interesse in Anspruch nehmen dürfen. Heissler (232) glaubte aus den an den Arbeitern einer Glashütte gemachten Beobachtungen den Schluß ziehen zu dürfen, daß das Einatmen heißer Luft Immunität für Influenza bewirke. Goldschmidt (234) (Madeira) bemerkte, daß alle wegen einer Blatternepidemie kurz vorher Geimpften von der Influenzainvasion verschont blieben. Er zog daraus den Schluß, daß eben die durch die Vaccination hervorgerufene Immunität der Grund sei, warum die jüngsten Kinder, also die vor nicht zu langer Zeit geimpften, so wenig und selten von der Influenza heimgesucht würden; nun und die Säuglinge, die noch vor der Impfung stehen? Diese müßten doch, falls die Hypothese Goldschmidts richtig wäre, erst recht befallen werden; doch weiß jeder, daß die Kinder im Säuglingsalter am wenigsten Influenza akquirieren, gewöhnlich so selten und so geringfügig, daß viele annehmen und vielleicht mit Recht behaupten, daß letztere überhaupt nicht an Influenza erkranken.

Bonnejoy (Gaz. medicale, 6, 1890) sprach sogar aufgrund europäischer Korrespondenzen die Ansicht aus, daß langjährige Vegetarier immun gegen Influenza seien. Fast nur Neulinge im Pflanzenessen zahlten der Influenza ihren Tribut, und auch diese nur leicht. – Ja, zur Unterstützung der vegetarischen Ideen muß selbst die Influenza herhalten.

Wir kommen nunmehr zu der Behandlung der Influenza. Einige Autoren waren der Meinung, durch schleunige Darmentleerung die Krankheit coupiren zu können. O hätten sie sich doch vorher die Geschichte der Influenza angesehen, in welcher analoge Versuche, die resultatlos verliefen, zahlreich aufgezeichnet sind. So verordnete bei der letzten Pandemie Schuster (Aachen), der von der etwas voreiligen und unsicheren Annahme ausging, daß der Giftkeim vornehmlich in die Verdauungsorgane aufgenommen werde und von da aus in die Säftemasse übergehe, nach wohl zu verstehender Absicht Calomel in ein- bis zweimaliger, nach sechs bis acht Stunden abführend wirkender Dose sowohl bei Kindern wie bei Erwachsenen (0,15 bis 0,6 g) derart, daß, wenn kein Stuhl in der genannten Zeit erfolgte, Ricinusöl oder Brustpulver in einmaliger Dose gegeben wurde. „Viele scheinbar schwer Erkrankte standen anderen Tages wieder auf und waren am dritten Tage wieder an ihrer Beschäftigung."[187] Nun, diese günstige Erfahrung hatte wohl jeder Arzt, auch derjenige, der nicht purgieren ließ, in Hülle und Fülle zu machen. In ähnlicher Idee wie Schuster

---

[187] vergl. auch R. Guiteras. An experience with the influenza. New York medic. Record. XXVII. l. 1890.

verordnete Mosler (237) in dem Beginne der Krankheit, wenn nicht bereits Durchfälle bestanden, große Gaben Oleum Ricini und sah danach wesentliche Besserung der subjektiven und objektiven Beschwerden, sowie Abkürzung des Verlaufes.

A. Frey (236) (Baden-Baden) empfahl sowohl für die akute Krankheitsperiode als auch für die verschiedenen Nachkrankheiten, Bronchitis, Neuralgien, Muskelschmerzen dringend. Schwitzbäder, eventuell unter gleichzeitiger Anwendung der Massage.

Ferner wurde gegen die Krankheit selbst eine Reihe von Mitteln empfohlen, zunächst Chinin, dessen Wert weniger in der antibakteriellen Wirkung als vielmehr in seinen tonisierenden Eigenschaften zu beruhen scheint; so, sprachen sich z. B. auch Arnould und Heubner für die günstige Wirksamkeit des Chinins aus, eine Meinung, die bereits bei der Epidemie von 1833 in W. Rawlins[188] einen Vertreter fand. Derselbe wollte mit dem schwefelsauren Chinin der Krankheit in allen Stadien sogleich aufs Glücklichste ein Ende gemacht haben, versicherte jedoch, daß es um so vollkommener wirkte, je früher man es dem Kranken darreichte.

M. Schäffer (238) gab in dem fieberhaften Stadium der Influenza Natrium benzoicum in einer acht- bis zehnprozentigen Lösung, und zwar zwei- bis dreistündlich einen Eßlöffel von der Solution. Der Erfolg zeigte sich fast schon stets nach drei bis vier Eßlöffeln, nach deren Einverleibung die Waden-, Rücken- und Kopfschmerzen, sowie der Schwindel nachlassen sollten.

Andere, wie Boucheron und Th. Heryng, erwärmten sich für den Gebrauch von Naphtol und Salol, Bärwinkel (Leipzig) für Jodkalium usw.

Obschon die einzelnen Autoren durch die angegebenen Mittel eine Abkürzung und Milderung des Verlaufes der Influenza wahrzunehmen glaubten, kann man doch keines von allen angegebenen Mitteln irgendwie als ein Specificum gegen die Influenza betrachten. Die meist günstigen Berichte über die Wirkung der einzelnen Mittel resultierten nicht zum geringsten Teile aus der Gutartigkeit der genuinen, unkomplizierten Influenzafälle selbst, deren spontaner Abortivverlauf häufig der Wirkung des betreffenden, oft rein zufällig angewandten Medikaments zugeschrieben wurde. Bei einer Krankheit, wie die vorliegende, für deren Verlaufsdauer, die ja zwischen einigen Stunden und einem Zeitraume von vierzehn Tagen schwankt, wir keinen sicheren Maßstab haben und gar keine Anhaltspunkte besitzen, ist die Kontrollierung und Abschätzung des Wertes der verschiedenen Mittel sehr problematisch und höchst schwierig.

Die bis jetzt mögliche Behandlungsweise ist die symptomatische, und sie ist, je nachdem es sich um nervöse, katarrhalische und gastrische Formen

---

[188] W. Rawlins, London med. Gazette. May 1833.

handelt, verschieden. Man kann behaupten, daß die unkomplizierten Influenzafälle derselben Behandlungsweise zugänglich sind, wie wir sie seit langem bei den sogenannten, gewöhnlichen Erkältungskrankheiten anwenden. Bettwärme, warme, flüssige Diät, die aus Milch, Schleimsuppen und Tee besteht, reichen allein für eine große Anzahl leichter Influenzen aus; wo Fieber besteht, ist je nach der Höhe desselben die diätetische und medikamentöse Behandlung einzurichten, deren Auswahl im einzelnen Falle dem therapeutischen Takte des betreffenden Arztes überlassen werden muß. Bei mäßigem Fieber führt die oben skizzierte Behandlung zum Ziele; bei höherer Temperatur müssen kühle Getränke, saure Limonaden, eventuell Fiebermedizinen und Antipyretica ihre Stelle finden. Dagegen darf man im Gegensatz zu den sonstigen rheumatischen Katarrhen bei der Influenza keine etwa kritisch wirkende Schweißbildung forcieren, weil die Krankheit an sich schon zu einer beträchtlichen, die Kräfte herabsetzenden Schweißbildung tendiert, und ferner muß man sich bei der Verabreichung von Medizinen vor dem Gebrauch solcher, welche schwächend auf die Herzkraft einwirken, dringend hüten.

Die einzelnen Symptome betreffend, bedarf vor allem der Kopfschmerz der zunächst liegenden Berücksichtigung, und haben sich die Ärzte überzeugt, daß es dem Exalgin, Phenacetin, Antifebrin und besonders dem Antipyrin zu verdanken ist, daß die Influenzacephalalgie so prompt wich, wobei auch die antipyretische Kraft jener Mittel viel zur Erleichterung der sonstigen Beschwerden beigetragen haben mag. In Bezug auf die Behandlung der katarrhalischen Symptome von Seiten des Respirations- und Digestionstractus leisteten die Expectorantia, Solventia, Sedativa und Narkotika bei jenen, sowie die Evacuantien und gastrotonischen Mittel bei den gastrischen Fällen all das, was sie auch bei den analogen Erkältungsaffectionen zu leisten vermögen; ein Blick auf die Geschichte unserer Epidemie lehrt uns, wie lächerlich es ist, gewissen modernen Mittel ganz besondere Wirkungen auf die einzelnen Symptome der Influenza zuzuschreiben, da diese, wie sie als Pandemie ungestört ihren Verlauf nimmt, ebenso als Einzelaffection mit und ohne medikamentöse Behandlung ihrem naturgemäßen Ende zueilt. Weder Antipyrin noch irgendein Mittel, das symptomatologisch wirksam gefunden wurde und vielleicht die Heftigkeit der Beschwerden dämpfte, hat die Influenzafälle unserer Epidemie schneller und leichter verlaufen lassen, als dies die Behandlungsmethode z. B. Joh. Bokels bei der Pandemie von 1580 vermochte. Daher meinte Curschmann ganz richtig, daß eine spezielle Therapie nur bei den Komplikationen indiziert wäre. Nun, zur Erleichterung der katarrhalischen Erscheinungen ist es geraten, sich der Fülle des Arzneischatzes in der sonst üblichen Weise zu bedienen, welche dem Ermessen und den Erfahrungen des einzelnen entspricht. Einige Mittel erhielten besondere Empfehlung, Kreosot durch Maragliano (242), Jodkalium bei Bronchoblennarhoe durch Heubner,

Codein zur Linderung des Kopfschmerzes und der Zerschlagenheit durch Elwert (239), Ammonium bromatum in Verbindung mit Tinctura Hyoscyami durch Whipham (240), Ichthyol zur Inhalation internen Verabreichung (Lorenz) (241), Oleum Eucalypti zur Einatmung in Verbindung mit interner Gabe von Tartarus stibiatus und Amonium bromatum (Mosler) usw. usw. Dagegen muß vor allem jede Sorgfalt auf die Erhaltung der Herzkraft gelenkt werden, deren oft rapide Paralyse unter der Einwirkung der Influenza oben beschrieben worden ist. Diese Indikation ist naturgemäß bei den Greisen, Asthmatikern, Herz- und Lungenleidenden, bei denen die Influenzaherzlähmung so häufig konstatiert wurde, die wichtigste. Hier kann man nicht früh genug tätig und aufmerksam sein; da es sich herausgestellt hat, daß eine in der Entwicklung begriffene Lähmung der Herztätigkeit selbst bei den unkomplizierten Influenzen, besonders den bronchitischen Formen sehr selten, bei den Pneumonien, die jene oben bezeichneten Personen befallen, fast nie durch die stärksten Excitantien und Herzmittel, nicht durch Digitalis, nicht durch Camphor- und Strychnineinspritzungen aufzuhalten sind, so muß der Rat gegeben werden, in allen diesen Fällen, abgesehen von der Erfüllung sonstiger Indikationen, von vornherein der Kräftigung des Herzens, die Hauptaufmerksamkeit zuzuwenden. Excitantien und Roborantien sind hier vor allem zu empfehlen.

Nicht selten bildet die Rekonvaleszenzschwäche den Anlaß zur Verordnung tonisierender Mittel, die zur Hebung der Verdauung und der Regelung des Stuhles, aber vor allem zur Kräftigung und Belebung des geschwächten Nervensystems Platz finden müssen. In letzter Beziehung hat vor allem neben Nux vomica, Valeriana, Arsen und ihren Präparaten das Chinin seine bekannten neurotonischen Wirkungen bewährt, während dagegen Antipyrin die Meisterschaft bei der Beseitigung des Influenzakopfschmerzes und der während der Attacke auftretenden neuralgischen Affectionen erhalten hat.

Die Behandlung der Komplikationen und Nachkrankheiten erfordert keine besonderen, irgendwie neuen Gesichtspunkte: Betreffs chirurgischer Eingriffe bei Influenzakranken haben wir bereits oben die notwendigen Angaben gebracht. Einzelne therapeutisch wichtige Punkte haben in den Kapiteln, welche die Komplikationen und Nachkrankheiten behandeln, ihre spezielle Erledigung gefunden, und müssen die Behandlungsmethoden dem eigenartigen Wesen der Krankheit und ihrer Folgezustände Rechnung tragen.

XIV.
Zusammenfassende Bemerkungen.

DIE Influenza ist eine in ihrer Entstehung noch unbekannte Infektionskrankheit, welche nach mehr oder weniger langen Intervallen in einer
relativ kurzen Zeit den größten Teil der Menschheit befällt, welche neben
katarrhalischen Symptomen seitens des Respirations- und Digestionstrakts
vorwiegend nervöse Erscheinungen hervorruft, an sich eine leichte Affection
darstellt, aber wegen ihrer schweren Komplikationen von Seiten der verschie-
densten Organe zu den schweren Krankheiten gezählt werden muß.

Die als Pandemie auftretende Krankheit hat die seit vier Jahrhunderten
konstatierte Eigenschaft, die beiden Erdhemisphären ziemlich gleichzeitig zu
befallen, wobei der Gang der Influenza wenigstens bei den Pandemien von
Osten nach Westen gerichtet ist. In dem weiteren Verlaufe der Krankheit
zeigen sich auch andere Direktionen, die teilweise durch die Lage der Kontinente bedingt sind, ferner Progression in einem dem Anfangskurse entgegengesetzten Sinne. So sprang die Epidemie 1889/90, nachdem sie Nord- und
Mitteleuropa in einem nach Westen gerichteten Zuge durchwandert hatte,
nach Afrika über und durchzog andererseits nach der Ausgangsgegend zu-
rückkehrend, Italien, Griechenland, Türkei, Persien, Japan usw., Australien. In
derselben Zeit suchte die Epidemie die auf der westlichen Hemisphäre gelegenen Kontinente heim; auch hierhin kam die Influenza von Osten her, nahm
aber dann wegen der geographischen Lage Amerikas eine südliche Direction
an.

Wenn wir sagen, daß das Miasma, welches die Influenzaerkrankung bedingt,
in der Luft weiter getragen wird, so meinen wir nur, daß diese Propagation
und Dispersion des Giftes durch Luftströmung stattfindet, nicht aber durch
die Winde; jene braucht ja nicht mit der Windrichtung übereinzustimmen,
und, daß letztere nicht die Direktion der Influenza bedingt, kann aus der
Geschichte der Krankheit und aus den diesbezüglichen Aufzeichnungen, die
recht zahlreich sind, bewiesen werden. Ferner möchte ich annehmen, daß der
Zug des Miasmas in der Atmosphäre einen gewaltigen Höhendurchmesser
besitzen muß, da die Tiefebene zugleich mit dem Hochgebirge befallen wird.
Es gibt nichts, was dem Laufe der Epidemie Einhalt tun kann; weder Klima
noch Wettereinfluß, Dinge, die bei den anderen Infektionskrankheiten ins
Gewicht fallen, weder die Stufe der Hygiene und Kultur noch Sanitätsmaß-
regeln, welche selbst bei der mächtigen Cholera von wesentlicher Bedeutung
für ihre Einschränkung sind, ändern etwas an dem Laufe und der Kraft der
unwiderstehlichen Influenza. „Sie trifft", sagt Gluge, „auf Meer und Land, auf
Tal und Berg, auf Sumpf und auf die freundlichste Ebene. Denselben Verlauf

bis zum geringfügigsten Umstande behält sie in allen Zonen und nicht die Glut des Äquators, nicht das Eis des Nordens vermag dieses zu ändern." Die fortschreitende Kultur und der allmächtige Zahn der Zeit, welche manche Pest auf Nimmerwiederkehr vernichtet haben, sind an der Macht der Influenza ohnmächtig abgeprallt. So heißt es in den Schlußbemerkungen der Thompson'schen Annals of influenza: Nothing can more forcibly prove the definite character of the influenza which produces the disease, than the similarity of the symptoms during several centuries, and under such different degrees of civilisation.

Weder Stand noch Rasse, weder Armut noch Reichtum schützen vor der Invasion. Der Bewohner der steinigen Höhen, der Tiefebene, des hohen Nordens, der Tropen, der Bauer wie der Städter, der Säugling und der Greis, der kräftige Mann und das schwache Kind, der Bettler und der Fürst, alle verfallen dem Hauche der Influenza. Ja, gerade die Kräftigsten, die Gesündesten werden zunächst und am heftigsten heimgesucht.

Zu gleicher Zeit erkranken viele Tausende; in gewaltigem Sprunge erreicht die Epidemie die Stellen, wo viele beisammen wohnen, die großen Städte, und verbreitet sich, wie wir bei dem Gange der Epidemie auseinandergesetzt haben, in radiärer Verteilung, ohne daß es erwiesen wäre, daß hieran der Verkehr die Schuld trägt. Dies erscheint dem lokal Beobachtenden nur so; wer aber die ganze Epidemie oder vielmehr die Geschichte der Influenza im Auge hat, erkennt, daß wir die Dispersion der Krankheitserreger in der Luft und nicht an dem Menschen finden, von dem viele annehmen, daß er die Influenza mit seinen Kleidern weiter trägt.

Im Durchschnitt verweilt die Influenza an Hauptplätzen und großen Städten etwa sechs bis acht Wochen. Schon Bokel sagte von der Epidemie von 1580: Hisce locis non multo longius uno durauit mense, praeter naturam et morern Epidemiorum. Nun, damals wohnten bedeutend weniger Menschen in den Städten als heutzutage. Auch Petrequin (1837) betonte, daß die mittlere Dauer der Epidemie an einem Orte sechs Wochen oder zwei Monate betrug, eine Tatsache, welche wir bei der letzten Pandemie durchweg bestätigt fanden. Der Höhepunkt der Epidemie liegt in den einzelnen, großen und größeren Städten meist in der dritten bis fünften Woche nach dem epidemischen Einsetzen der Krankheit und geht ausnahmslos mit einer ungemeinen Steigerung der Mortalität einher, wobei meist die ungewöhnliche Erscheinung eintritt, daß die Zahl der Gestorbenen die Menge der Geborenen übertrifft. Durchweg wird die Epidemie von einer großen Reihe komplizierender, aber mit der Influenza in innerem Zusammenhange stehender, eigenartiger Pneumonien begleitet, welche gleichsam den Leichenzug der Seuche bilden.

Wenn als Durchschnittszahl etwa ein Drittel bis die Hälfte der Menschen als an Influenza erkrankt, angegeben wurden, so sind hier nur die Fälle eingerechnet, bei denen sichere Influenzasymptome konstatiert sind. Man darf vielleicht behaupten, daß fast jeder Einzelne von dem Influenzahauche berührt wird und, wenn auch nur in dem geringsten Maße und ganz vorübergehend, von ihm zu leiden hat.

Um nun auch Stellung in der Frage zu nehmen, welche bis auf den heutigen Tag nicht endgültig entschieden ist und naturgemäß bei allen Infektionskrankheiten gestellt wird, ob sie rein miasmatisch, miasmatisch-contagiös oder nur contagiös ist, so dürfen wir behaupten, daß ein supponiertes Influenzamiasma alle Erscheinungen der Epidemie erklärt, was bei einer Contagionsannahme nicht der Fall ist, die z. B. das Befallen der Schiffe mitten auf dem Meere nicht interpretieren kann; trotzdem neigten die meisten Ärzte der Epidemie 1889/90 der letzteren Ansicht zu, von denen viele nach ihren eigenen, doch immerhin nur kleinen Wirkungskreisen urteilten; ob die Influenza neben ihrer miasmatischen Natur auch contagiöse Eigenschaften besitzt, ist möglich, aber nicht erwiesen worden; jedenfalls stehen wir diesen Fragen gerade so gegenüber wie die Ärzte des vorigen Jahrhunderts, und es ist vor der Hand besser, sich des bestimmten, abschließenden hier ganz zu enthalten.

Ob die Influenzaerreger auch im Stande sind, sporadische Fälle zu erzeugen, eine Frage, die aufgeworfen werden muß, da ja im Winter 1890/91 vielfach kleinere Endemien und sogar einzelne Fälle als Influenzen aufgefaßt sind, so möchte ich mich auch hier des Urteils enthalten; die große Ähnlichkeit der Influenzaerscheinungen mit den sonst als Erkältungskrankheiten aufgefaßten Affectionen kann hier Täuschungen erzeugt haben; ferner sind diese 1890/91er Influenzen weder genauer beschrieben, noch kritisch analysiert, noch genügend mit den Fällen der Epidemie 1889/90 verglichen worden. Mit der bequemen Bezeichnung Influenza ist hier wohl sicher vielfach gesündigt worden.[189]

Wenn man so schnell mit der Diagnose der Influenza bei der Hand ist, dann kann es sich ereignen, daß für den unbekannten Begriff „Erkältungskrankheit" die noch der Klärung bedürftige Bezeichnung „Influenza" einrückt, zumal die überall Influenza sehenden Ärzte stets einen Ausweg finden, wenn sie behaupten, daß bei den sporadisch auftauchenden Fällen nur eine Verdünnung des Virus eingewirkt habe, und demnach die Erscheinungen nicht so intensiv seien wie bei der Pandemie. Dann freilich kann man überhaupt keine Grenze mehr zwischen Influenza und Erkältungskatarrh ziehen, und man kommt

---

[189] Nachträgl. Anm. Hierbei möchte ich bemerken, daß man vereinzelt Fälle beobachtet, bei denen man nach scrupulösester Eliminierung aller anderen diagnostischen Möglichkeiten eine frappante Ähnlichkeit mit den typischen Fällen der Pandemie 1889/90 sieht; jedenfalls ist der Rat zu geben, die Diagnose Influenza nicht gleich bei dem Beginne des Krankheitsfalles, sondern erst nach dem Ablauf desselben zu fixieren, falls man vor einem Irrtum sicher sein will. Die Franzosen (Maillart) machen sich die Sache sehr leicht, wenn sie grippe saisonniere und pandemique unterscheiden.

somit wieder auf die Seitz'sche Ansicht zurück, daß Influenza nichts weiter als ein durch Intensität seiner Erscheinungen und Extensität seiner Verbreitung ausgezeichneter Katarrh sei, eine Ansicht, welche wir nach den Erfahrungen der letzten Pandemie unbedingt bekämpfen müssen, selbst wenn wir uns bewußt sind, daß auch bei dem genuinen Erkältungskatarrh nervöse Erscheinungen verschiedener Art zum Vorschein gelangen. Der bakteriologischen Forschung muß es vorbehalten bleiben, die Influenza und die Erkältungskrankheiten durch Auffinden der spezifischen Krankheitserreger zu trennen; selbst wenn es sich aber herausstellte, daß Katarrh und Influenza nur graduell, nicht essentiell verschiedene Affectionen sind, dann würde es, was wir natürlich im Augenblicke erst recht annehmen, noch immer rationell sein, die Influenza von dem Katarrh scharf zu trennen und zwar deswegen, weil jene eine nur ihr allein zukommende Erscheinung zeigt, nämlich die pandemische Verbreitung: „being of all epidemics the most extensively diffused and apparently the least liable to essential modification." (Thompsons Annals of influenza p. 9). Selbst wenn dies der einzige Strohhalm wäre, an den sich die klinische Diagnose knüpfte, so müßte man sich daran halten, schon um eine gründliche Analyse der Erscheinungen vornehmen zu können, denen ja die Pandemie ihr einheitliches Gepräge aufdrückt; wenn wir auch sonst die Krankheiten, deren Ätiologie noch nicht klar ist, nach ihren klinischen Typen trennen und vielleicht nur des Verständnisses und der klareren Beobachtung wegen ätiologisch zusammengehörige Affectionen klinisch voneinander scheiden, z. B. Meningitis purulenta und Gehirnabszeß, so müssen wir auch Influenza und Katarrh, letzterer in dem weitesten Sinne genommen, scharf auseinander halten.

Wer dagegen beide nicht zu sondern vermag, darf wenigstens – und das haben manche getan – nicht die Verbreitung der Influenza allein durch Contagion geschehen lassen. Wie sollte es möglich sein, daß 1889/ 90 ein derartiger Fall Tausende erzeugte, und 1890/91 dieselbe Affection nicht einmal für den in demselben Zimmer Schlafenden ansteckungsfähig sein sollte? Hierbei komme man nicht mit der Abschwächungsmöglichkeit der Erreger.

Noch eine Bemerkung möge gestattet sein, die sich auf die Herkunft der Unmasse von Influenzaerregern, die doch bei einer Pandemie als wirksam angenommen werden müssen, bezieht. Gegen die Annahme einer ubiquitären Erzeugung sprechen zwei Umstände; einmal widerspricht es unseren bakteriologischen Anschauungen, daß z. B. ein Bakterienherd in Afrika und ein solcher in dem hohen Norden, bei so eminenten Unterschieden der Temperatur, der atmosphärischen, tellurischen und meteorologischen Verhältnisse zu gleicher Zeit zum Wachstum gebracht werden könnte; ferner kann man mit der Hypothese der ubiquitären Influenzaerzeugung, welche seinerzeit von Biermer aufgestellt wurde, die Nascenz der Krankheit auf den mitten in den

Ozeanen befindlichen Schiffen nicht erklären; es bleibt also die Möglichkeit bestehen, daß die Influenzakeime an einer Stelle der Erdoberfläche, vielleicht in Mittelasien, von wo aus die Pandemien so oft und auch nachweisbar das letzte Mal ihren Ausgang genommen haben, unter noch unbekannten Bedingungen zur Massenentwicklung gelangen und dann in westlicher Richtung weitergetragen werden. Auf diese Weise würden sie freilich bald spurlos in alle Winde zerstreut werden, und wir müssen demnach zur Erklärung der Masseninvasionen annehmen, daß die erkrankten Menschen in sich die Keime selbst vermehren können und durch Übertragung in die Luft das Anwachsen der Influenzaerreger ermöglichen. Ob Keime von einer Epidemie zurückbleiben und sich nachher unter irgendwelchen Bedingungen entwickeln, wie Leyden meint, ist noch zu beweisen, wäre aber immerhin möglich.

Für eine ätiologische Beziehung zwischen Epizootien und Influenza, welche durch alle Jahrhunderte hindurch vergebens aufgesucht wurde. läßt sich auch bei der Pandemie von 1889/90 kein sicherer Anhaltspunkt geben. Ich möchte deswegen auch der Ansicht Ausdruck geben, daß ein derartiger ätiologischer Zusammenhang nicht zu bestehen scheint; aber bevor man überhaupt an die Lösung dieser Frage heran geht, bevor man Beziehungen genetischer Natur zwischen der Influenza der Tiere und des Menschen aufsucht, muß man erst den Begriff und das Wesen dieser Epizootie klären, da man bisher unter Tierinfluenza einen Sammelnamen versteht, unter welchen viele verschiedenartige Tierkrankheiten fallen, die nur die Gemeinsamkeit der Bezeichnung, nicht einmal klinische Ähnlichkeit mit der Menscheninfluenza aufweisen.[190]

---

[190] vergl. Bollinger, Über Influenza bei den Haustieren. Münch. medicin. Wochenschrift 1890. No. 1.

Dieses Buch erschien ursprünglich unter dem Titel:

Die Influenzaim Winter 1889/90
nebst einem Rückblick auf die früheren Influenzapandemien.
Von der Berliner Hufelandschen Gesellschaft preisgekrönte Schrift
von
Dr. J. Ruhemann
pract. Arzt in Berlin.
Leipzig. Verlag von Georg Thieme. 1891.